reinhardt

Elke Stodolka • Christine Ettrich

Psychotherapie mit Kindern und Jugendlichen mit Intelligenzminderung

Ernst Reinhardt Verlag München

Dr. *Elke Stodolka*, Aue/Erzgebirge, ist Kinder- und Jugendlichenpsychotherapeutin, (Heil-)Pädagogin und Lehrerin.

Prof. em. Dr. *Christine Ettrich*, Leipzig, ist Fachärztin für Kinder- und Jugendmedizin und Kinder- und Jugendpsychiatrie/Psychotherapie sowie Verhaltens- und Familientherapeutin.

Hinweis

Die Wiedergabe von Gebrauchsnamen, Handelsnamen, Warenbezeichnungen usw. in diesem Werk berechtigt auch ohne besondere Kennzeichnungen nicht zu der Annahme, dass solche Namen im Sinne der Warenzeichen- und Markenschutz-Gesetzgebung als frei zu betrachten wären und daher von jedermann benutzt werden dürften.

Soweit in diesem Werk eine Dosierung, Applikation oder Behandlungsweise erwähnt wird, darf der Leser zwar darauf vertrauen, dass die Autoren große Sorgfalt darauf verwandt haben, dass diese Angabe dem Wissensstand bei Fertigstellung des Werkes entspricht. Für Angaben über Dosierungsanweisungen und Applikationsformen oder sonstige Behandlungsempfehlungen kann vom Verlag jedoch keine Gewähr übernommen werden.

Bibliografische Information der Deutschen Nationalbibliothek

Die Deutsche Nationalbibliothek verzeichnet diese Publikation in der Deutschen Nationalbibliografie; detaillierte bibliografische Daten sind im Internet über <http://dnb.d-nb.de> abrufbar.

ISBN 978-3-497-02849-8 (Print)
ISBN 978-3-497-61169-0 (PDF-E-Book)
ISBN 978-3-497-61170-6 (EPUB)

Printed in EU

Cover unter Verwendung eines Fotos von © iStock.com/gerenme

Satz: JÖRG KALIES – Satz, Layout, Grafik & Druck, Unterumbach

Ernst Reinhardt Verlag, Kemnatenstr. 46, D-80639 München

Net: www.reinhardt-verlag.de E-Mail: info@reinhardt-verlag.de

Inhalt

Vorwort

„Wer im Vorhinein nicht ausgegrenzt wird, muss hinterher auch nicht eingegliedert werden“ (Richard von Weizsäcker, 1993).

Warum dieses Buch?

Wir haben uns zu diesem Buch entschlossen, weil wir über die jahrelange psychotherapeutische Arbeit auch mit Patienten mit Intelligenzminderung viele Erfahrungen sowohl im stationären als auch im ambulanten Bereich sammeln konnten. Dabei war es für uns durch unsere Erstberufe als Fachärztin für Kinder- und Jugendmedizin bzw. Heilpädagogin selbstverständlich, auch mit Kindern und Jugendlichen mit Intelligenzminderung psychotherapeutisch zu arbeiten.

Wir haben die Entscheidung getroffen, diese gesammelten Erfahrungen in dem vorliegenden Buch niederzuschreiben, damit zu informieren und Mut zu machen, sich dieser Arbeit gegenüber zu öffnen. Wie wichtig dies perspektivisch sein wird, sollen unsere Ausführungen verdeutlichen.

Wir haben in den vergangenen Jahren in multiprofessionellen Teams gearbeitet und sowohl gute als auch weniger gute Erfahrungen gesammelt. So ist es immer möglich, psychotherapeutische Behandlungen einzuleiten und durchzuführen, wenn sich Eltern und Angehörige, Heilpädagogen und Betreuer engagieren. Wenn es jedoch durch Beziehungsabbrüche und/oder personelle Veränderungen zu Defiziten im Engagement kommt, ist die Weiterführung oder die erfolgreiche Beendigung der Therapie oft ungewiss.

Das vorliegende Buch soll Kinder- und Jugendlichenpsychotherapeuten im ambulanten und im stationären Bereich Mut machen, sich die therapeutische Arbeit mit Kindern und Jugendlichen mit Intelligenzminderung trotz der Widrigkeiten zuzutrauen. Wir wollen anhand von Beispielen Lösungen aufzeigen, kooperative Behandlungsansätze zu finden, um seelisches Leid zu minimieren und/oder zu beenden. Wir werden anhand der typischen komorbiden psychischen Störungen bei Patienten mit Intelligenzminderung die Abgrenzung von Symptomen der Intelligenzminderung und der vorliegenden psychischen Erkrankung verdeutlichen. Letztendlich zeigen wir in Fallvignetten aus dem eigenen Berufsalltag im ambulanten und stationären Bereich methodische Arbeit mit einzelnen Patienten auf, die als Bestätigung der psychotherapeutischen Arbeit dienen soll.

Wir sind der Meinung, dass die psychotherapeutische Arbeit mit Kindern und Jugendlichen mit Intelligenzminderung eine erfolgreiche und lohnenswerte Arbeit ist, die uns zu jeder Zeit bereichert hat. Die Rückmeldung dieser Personengruppe zu gelungenen Therapiestunden ist einzigartig, motivierend für Therapeuten und tut einfach gut!
Diese Arbeit hat die uns anvertrauten Kinder und Jugendlichen emotional stabilisiert und damit ihre Lebensqualität verbessert.

Deshalb dieses Buch!

Zur besseren Lesbarkeit wurde auf die Verwendung beider Geschlechter verzichtet. Selbstverständlich sind immer sowohl Frauen als auch Männer gemeint.

Zschorlau, März, 2019

Elke Stodolka
Christine Ettrich

1 Was wir für grundlegend halten

Alle 90 Minuten wird in Deutschland ein Kind geboren, das mit einer geistigen Behinderung leben wird: es entwickelt sich, aber langsamer; es denkt, wenn auch einfacher; es lernt, nur nicht so leicht. Ihr Leben lang werden diese Kinder Hilfen brauchen. Aber: Sie werden sich freuen, andere Menschen liebhaben und gerne leben ... Es sind Kinder wie andere auch! Ähnliche Aussagen wie diese finden wir in mehreren Schriften der Bundesvereinigung Lebenshilfe für Menschen mit geistiger Behinderung e.V. Dabei wird gleichzeitig auf das umfangreiche Netz interdisziplinärer Frühförderstellen in Deutschland verwiesen.

Im Folgenden soll es aber gar nicht ausschließlich um Kinder und Jugendliche mit geistiger Behinderung gehen, sondern um ein viel weiteres Spektrum, nämlich die Gesamtheit von Kindern und Jugendlichen mit Intelligenzminderung.

Diese haben ein bis zu vierfach höheres Risiko, an psychischen Störungen zu erkranken. Die psychotherapeutische Versorgungssituation in Deutschland wird als unzureichend eingeschätzt (Metaxas et al., 2014). So zeigt z. B. die Erhebung der Versorgungssituation in Baden-Württemberg von 2013, dass nur 61% der Kinder- und Jugendlichenpsychotherapeuten überhaupt Kinder und Jugendliche mit Intelligenzminderung behandeln. Die Mehrheit von ihnen behandelt ein bis zwei Kinder mit Lernbehinderung oder leichter geistiger Behinderung im Monat (Metaxas et al., 2014). Schwerer geistig Behinderte bleiben oft unversorgt.

Ähnliche Erhebungen liegen für andere Bundesländer leider noch nicht in ausreichendem Maße vor. In den letzten Jahren hat aber die Beschäftigung mit und ohne Forschungen zu diesem Thema in Wissenschaft und Praxis zugenommen (Ocker, 2013).

Das jahrzehntelange zögerliche Vorgehen auf diesem Gebiet impliziert natürlich einen enormen Nachholbedarf. Schließlich wurde bereits in den „Rodewischer Thesen“ (Rodewisch = Standort einer Psychiatrischen Klinik in Sachsen) von 1963 ein besserer Umgang mit Patienten mit Intelligenzminderung angemahnt.

„Es müssen folgende Punkte erarbeitet werden:

1. *System einer gut organisierten Früherfassung aller intellektuell und charakterlich auffällig werdenden Kinder.*

2. *Einrichtung von Beobachtungskliniken: Teamarbeit: zwischen Pädiater, Psychiater, Neurologen, HNO- und Augenarzt, Orthopäden, Psychologen und Pädagogen mit folgenden Aufgaben:*
   a) umfassende klinische Diagnostik
   b) Festlegung eines Ausbildungs- und Förderungsplanes
   c) vorschläge zu einer guten Organisation einer Neuropsychiatrischen oder einer neurologisch und psychiatrischen Beobachtungsklinik" (Rodewischer Thesen, 1963, S. 7).

Daraus ist ersichtlich, dass die Probleme in diesem Arbeitsfeld seit langem bekannt sind und es auch nicht an Überlegungen zu ihrer Behebung mangelte. Anfang der 1970er Jahre kam ein neues Leitbild über Skandinavien und die USA zu uns: das **Normalisierungsprinzip.** Es wurden Frühförderstellen, Sonderkindergärten, Schulen für geistig Behinderte eingerichtet. Damit sollte den Behinderten ein Leben ermöglicht werden, das dem des Nichtbehinderten möglichst nahekommt. Außer Acht wurde dabei gelassen, dass man dem Behinderten durch eine „Erziehung zur Unauffälligkeit", durch eine falsch verstandene „Normalisierung" zum einen nicht gerecht wird und zum anderen u.U. sein Leiden verstärkt.

1975 wurde der Ergebnisbericht der Psychiatrie-Enquête vorgelegt, der den Anlass zu umfassenden Reformen der Psychiatrie in Deutschland betonte (Deutscher Bundestag 1975).

Seit Anfang der 1990er Jahre hat sich das Leitbild für den Umgang mit geistig Behinderten erneut gewandelt, indem nunmehr diese Menschen auf ihrem Weg zur Selbstbestimmung und Eigenständigkeit ermutigt und befähigt werden sollen. Auf der Weltkonferenz über die „Pädagogik für besondere Bedürfnisse", die 1994 von der UNESCO organisiert wurde, wurde eine „Bildung für alle" gefordert. Die daraus resultierende Salamanca-Erklärung, die immerhin von 77 Ländern unterzeichnet wurde, betont:

„Wir glauben und erklären:
- *dass jedes Kind ein grundsätzliches Recht auf Bildung hat und dass ihm die Möglichkeit gegeben werden muss, ein akzeptables Lernniveau zu erreichen und zu erhalten,*
- *dass jedes Kind einmalige Eigenschaften, Interessen, Fähigkeiten und Lernbedürfnisse hat,*
- *dass Schulsysteme entworfen und Lernprogramme eingerichtet werden sollten, die dieser Vielfalt an Eigenschaften und Bedürfnissen Rechnung tragen,*

- *dass jene mit besonderen Bedürfnissen Zugang zu regulären Schulen haben müssen, die sie mit einer Kind zentrierten Pädagogik, die ihren Bedürfnissen gerecht werden kann, aufnehmen sollten,*
- *dass Regelschulen mit dieser integrativen Orientierung das beste Mittel sind, um diskriminierende Haltungen zu bekämpfen, um Gemeinschaften zu schaffen, die alle willkommen heißen, um eine integrierende Gesellschaft aufzubauen und um Bildung für Alle zu erreichen; darüber hinaus gewährleisten integrative Schulen eine effektive Bildung für den Großteil aller Kinder und erhöhen die Effizienz sowie schließlich das Kosten-Nutzen-Verhältnis des gesamten Schulsystems" (UNESCO, 1994, S. 2).*

Hatte im letzten Viertel des 20. Jahrhunderts die Anzahl der verschiedenen „Sonderschulen" zugenommen (ca. ein Dutzend), sprach man später nicht mehr von „Sonderschulbedarf", sondern von „sonderpädagogischem Förderbedarf", aber auch diesbezüglich gab es Befürworter und Gegner, wie die folgende Zeilen belegen.

Wenn das Verfahren der Feststellung sonderpädagogischen Förderbedarfs lediglich als Legitimation einer stigmatisierenden sonderpädagogischen Feststellungspraxis zu verstehen sein kann, hat sich seit der Gründung der ersten Hilfsschulen in der Art und Funktion der institutionellen Zuweisung nichts geändert (Albers, 2010).

Seit einigen Jahren wird zunehmend eine sogenannte „inklusive Pädagogik" gefordert. In der UN-Behindertenrechtskonvention 2009 wird ebenfalls die **Inklusion** von Menschen mit Intelligenzminderung in die Gesellschaft und die Ausbildungseinrichtungen gefordert.

DEFINITION

Inklusion bedeutet dabei mehr als die reine **Integration:** der Behinderte soll als vollwertiges Mitglied einer Gemeinschaft unterschiedlichster Personen angenommen werden.

Dies ist ein selbstverständlicher und dennoch in seiner praktischen Umsetzung hoher Anspruch.

Wenn man meint, deshalb alle besonderen Fördereinrichtungen erst einmal „wegrationalisieren" zu können und dann käme es schon zur Inklusion, so wird hierdurch „das Pferd von hinten aufgezäumt".

Aus der Medizin kommend, vergleichen wir dies mit dem Versuch, die Krankenhäuser zu schließen und Schwerkranke mit Gesunden zusammenleben zu

lassen. Medizinische Behandlung müsste dann dort erfolgen, wo die kranken Menschen leben, und dies gelte auch für die sogenannte „Apparatemedizin". Diese meint eine Form der medizinischen Versorgung, die durch den Einsatz technischer Apparate zur Diagnostik und Therapie gekennzeichnet ist und bei der die Betreuung durch den Arzt selbst zurücktritt. Das mag im Idealfall funktionieren, wird gerade im Kinderbereich auch an einigen sehr wenigen Stellen modellhaft und mit hohem Aufwand erprobt, kann aber unter Umständen für alle Beteiligten zu nicht zu bewältigenden Belastungen führen. Sicher steht bei vielen noch die Idee des „Wegsperrens" im Vordergrund, aber es sollte nicht vergessen werden, dass Sondereinrichtungen auch einen Schutzraum für Betroffene darstellen.
Wirkliche Inklusion ist ressourcenintensiv sowohl in personeller als auch finanzieller Hinsicht und solange von Inklusion nur geredet wird, sollte man auch in der Pädagogik Sondereinrichtungen tunlichst belassen.

Wichtig und realitätsorientiert finden wir allerdings folgendes Statement:

> *„Die Zeit der ‚Grenzstreitigkeiten' zwischen den Disziplinen und Berufsgruppen (der für die betroffenen Menschen Verantwortlichen – Anmerkung d. Autoren) sollte endlich vorbei sein. Solche Konflikte tragen nur dazu bei, die Versorgungssituation zu verschlechtern. Die UN-Konvention für die Rechte von Menschen mit Behinderungen fordert in Artikel 25 eine bedarfsgerechte, über die üblichen Leistungen hinausgehende gesundheitliche Versorgung von Menschen mit Behinderungen. Dem sollten sich alle in diesem Bereich Tätigen verpflichtet fühlen" (Seidel, 2011b, S. 4).*

Nachdem nach jahrelangem Kampf im Dezember 2016 die Würfel für das künftige **Bundesteilhabegesetz** gefallen sind, trat es am 30.12.2016 in seinen ersten Teilen in Kraft. Das Bundesteilhabegesetz ist ein Gesetz zur Stärkung der Teilhabe und Selbstbestimmung von Menschen mit Behinderungen. Es basiert auf der UN-Behindertenrechtskonvention (UN-BRK) und soll schrittweise in vier Stufen (2017, 2018, 2020 und 2023) umgesetzt werden.

Es ist jedoch in vielen Punkten strittig, so wird noch immer oder schon wieder von vielen Behinderten, deren Angehörigen und Vertretern gegen die Inhalte protestiert. Dringend nötige Nachbesserungen werden angemahnt, viele Betroffene und ihre Verbände fühlen sich missverstanden und/oder nicht ausreichend berücksichtigt, empfinden sogar eine Verschlechterung der bisherigen Leistungen.

Eingliederungshilfe soll aus der Sozialhilfe herausgenommen und ein eigenes entsprechendes Leistungsrecht im SGB IX begründet werden.

Warum ist es so schwer, all die guten Gedanken und Vorsätze der vergangenen Jahrzehnte in praktisches Handeln umzusetzen?

Die aktuellen Ergebnisse sind immer wieder Erhebungen unzureichender Bedingungen und Möglichkeiten. Allein schon die Tatsache, dass bereits in der Ausbildung zum Kinder- und Jugendlichenpsychotherapeuten (KJP) das Thema zu wenig Berücksichtigung findet, zeigt die bestehende Problematik auf. Eine Analyse von Ausbildungscurricula von 87 anerkannten Ausbildungsinstituten in Deutschland verdeutlicht, dass ca. nur ein Viertel der Ausbildungsinstitute entsprechende Inhalte verankert hat und darüber hinaus keine einheitlichen Standards bestehen (Simon & Jäckel, 2014).

Aber die oben erwähnte Erhebung brachte auch deutlich hervor, dass innerhalb der bestehenden rechtlichen Therapiebedingungen kaum Möglichkeiten von Therapeuten gesehen werden, den hohen Bedarf an Zusammenarbeit mit Bezugspersonen und Fachdiensten zu realisieren.

Fachkräfte der Behindertenhilfe wie Sonderpädagogen, Heilpädagogen und Heilerziehungspfleger arbeiten interdisziplinär und sind als Spezialisten für die Bildung, pädagogische Unterstützung, Begleitung und Beratung von Menschen mit langjährigen, oft dauerhaften Behinderungen zuständig. Dabei geht es ihnen darum, die Beziehungen dialogisch zu gestalten. Sie sollen sowohl in der Lage sein, emanzipatorische Prozesse anzuregen (Empowerment), als auch verantwortlich und fürsorglich in Abhängigkeitsbeziehungen zu handeln (Dieckmann, 2011). Menschen mit Behinderungen sollen also befähigt werden, Probleme und Krisen zunehmend aus eigener Kraft zu bewältigen.

Heilpädagogik stellt eine unverzichtbare Ergänzung der psychotherapeutischen Arbeit mit Menschen mit Intelligenzminderung und mit psychischen Auffälligkeiten und Störungen dar. Trotzdem haben die einzelnen Bereiche ihre Spezifika.

Heilpädagogik hat den Anspruch, alle Lebensbereiche und sozialen Beziehungen eines Klienten, seine gesamte Ökologie in den Blick zu nehmen. D.h. Heilpädagogik hat es meistens mit komplexen Problemlagen im Alltag zu tun. Insofern gehören zu den Aufgaben der klinischen Heilpädagogik durchaus Therapieverfahren wie sie ähnlich der psychotherapeutischen Behandlung auf Alltagssituationen in der Gruppe angewandt werden. Ein Beispiel wäre die positive Verhaltensunterstützung mit ihrem lerntheoretischen Ausgangspunkt (Theunissen, 2011).

Die S2k-Leitlinien 028-042 von Dezember 2014 betonen hierzu:

„Psychotherapie und Heilpädagogik haben eine Vielzahl von Überschneidungen und ergänzen sich in der Regel. Dies gilt umso mehr, wenn eine zuneh-

mende Zahl von Heilpädagogen die Ausbildung zu Kinder- und Jugendlichenpsychotherapeuten absolviert" (Häßler, 2014, S. 62).

Die fachliche und personelle Voraussetzung für eine kooperative Zusammenarbeit von Psychotherapeuten und Fachkräften der Behindertenhilfe ist somit gegeben und bedarf der Umsetzung im Alltag zum Wohl des Menschen mit Intelligenzminderung. Voraussetzungen für eine gelingende Zusammenarbeit sind einheitliche Herangehensweisen, gemeinsame Zielsetzungen und gegenseitige Anerkennung der unterschiedlichen Fachlichkeit, die unterschiedlicher Kompetenzen bedarf. Es muss Hinweise und Absprachen geben, die die Arbeit in den unterschiedlichen Lebensbereichen transparent machen, um einheitliches Handeln zu ermöglichen.

„Eine Vision ist, dass Psychiater, Psychologen und Heilpädagogen mit ihren je unterschiedlichen Kompetenzen auf Augenhöhe zusammenarbeiten", sowohl im stationären als auch im ambulanten Setting" (Theunissen, 2011, S.73).

Muss es eine Vision bleiben?

Derzeit fehlen auch einfach die zeitlichen und finanziellen Ressourcen, und es sind letztendlich jetzt bereits Leistungen, die auf der Basis des guten Willens erbracht werden („Good-will-Leistungen"), die in der Therapie mit Patienten, die intelligenzgemindert sind, aufgebracht werden. Dazu gehören z. B. konkrete Anleitung von Fachkräften oder Angehörigen vor Ort, Besuche zu Hause und/oder in der Schule oder in der Werkstatt für behinderte Menschen (WfbM).

Nicht vergessen werden sollte auch, dass es gerade in der Anfangsphase einer ambulanten Therapie mitunter Sinn macht, den betreffenden Patienten in kürzeren als den üblichen wöchentlichen Intervallen zu sehen, zum einen, weil er vielleicht keine volle Therapiestunde durchhält und zum anderen, um kurzfristige Wiederholungen des Erarbeiteten zu ermöglichen und gleichzeitig möglichst rasch eine tragfähige Beziehung aufzubauen. Die meisten Therapeuten helfen sich und dem Patienten ohnehin dadurch, dass ein Teil der Stunde zum Lernen durch „Arbeiten" und ein zweiter Teil zum Lernen durch „Spielen" genutzt wird, wie z. B. auch in unseren Fallvignetten deutlich wird.

Es war auch die Meinung von Therapeuten in der Erhebung in Baden-Württemberg, dass das ambulante Setting unpassend sei, bzw. nicht ausreiche. Konkret würden bereits erste Psychotherapiegespräche häufig an organisatorischen Problemen wie zum Beispiel aufsuchende Psychotherapie vor Ort, am Transfer oder den Transportkosten zur Praxis scheitern.

Das ist zweifellos schwierig, aber wenn das ambulante Setting unpassend ist, was bleibt dann? Soll das bedeuten, dass Kinder und Jugendliche mit Intelligenzminderung besser im stationären Setting aufgehoben sind? Leider erlebten wir dies immer wieder. Aber anders gedacht wird es richtig:

Wenn Therapeuten es sich zutrauen und fachlich in der Lage sind, ambulant mit Kindern und Jugendlichen mit Intelligenzminderung zu arbeiten, ersparen wir ihnen Kontaktabbrüche und Heimweh in den Kliniken!

Darüber hinaus fehlt oftmals auch aus den unterschiedlichsten Gründen die **Bereitschaft**, mit Kindern und Jugendlichen mit Intelligenzminderung zu arbeiten, worauf in den folgenden Ausführungen noch näher eingegangen wird (Metaxas et al., 2014).

Ein großer Teil der befragten Therapeuten sieht außerdem in der eingeschränkten bzw. mangelhaften Introspektions- und Reflexionsfähigkeit der Patienten besonders große Schwierigkeiten. Eingeschränkte Kommunikationsmöglichkeiten der Patienten erschweren die Arbeit noch zusätzlich (Metaxas et al., 2014).

Anhand dieser angeführten Argumente wird besonders deutlich, wie groß die Unsicherheit, auch durch Nichtwissen, bei Kinder- und Jugendlichenpsychotherapeuten ist, Patienten mit Intelligenzminderungen individuell zu behandeln. Logisch, wenn sie es nie ausreichend gelernt haben und somit auch im Umgang mit diesen Patienten unsicher sind oder Ängste haben. Weiterbildungen zur Nachqualifizierung werden nur punktuell und noch nicht ausreichend angeboten.

Aber natürlich gibt es wie in jeder Berufsgruppe, die mit Menschen arbeitet, Skeptiker, die sich trotz vorliegender positiver Erfahrungen nicht vorstellen können, mit Kindern, Jugendlichen und Erwachsenen mit Intelligenzminderung zu arbeiten. Einfach, weil ihnen das fachliche Wissen der psychotherapeutischen Arbeit unmöglich anwendbar erscheint.

Auch diesen Skeptikern wollen wir mit unseren Ausführungen und insbesondere mit den Fallvignetten helfen, eventuell eine veränderte Betrachtung vorzunehmen und ihnen Mut machen.

Die psychotherapeutische Arbeit mit Kindern und Jugendlichen mit Intelligenzminderung erfordert, wie vorher bereits beschrieben, eine enge Vernetzung von unterschiedlichen Einrichtungen, Fachdiensten und Berufsgruppen, die für und an einer angemessenen Versorgung und Betreuung eben dieser Patienten arbeiten.

Bisher kann jedoch von einer flächendeckenden regionalisierten Versorgung dieser Patientengruppe keine Rede sein (Ocker, 2013). Eine Ursache ist auch in der fehlenden Vernetzung der unterschiedlichen Bereiche zu suchen, denn Angebote der Betreuung und Versorgung gibt es vielfältige. Oft ist es aber dem Engagement von Eltern und einzelnen Mitarbeitern in Einrichtungen zu verdanken, dass tatsächlich eine psychotherapeutische Behandlung zustande kommt.

Unsere Erfahrungen auf diesem Weg sind positiv, wenn es gelingt, sich zu respektieren, kollegial eng zusammenzuarbeiten, sich gegenseitig zu informieren und vor allem zu klären, wer woran arbeitet. Diese vorgeschalteten Helferkonferenzen sind insgesamt in der psychotherapeutischen Arbeit mit Kindern und Jugendlichen empfehlenswert. In der Arbeit mit Kindern und Jugendlichen mit Intelligenzminderung sind sie jedoch unerlässlich!

Die im März 2017 stattgefundene Jahrestagung der Deutschen Gesellschaft für Kinder- und Jugendpsychiatrie, Psychosomatik und Psychotherapie e.V. (DGKJP) in Ulm hatte unter dem Motto „Dazugehören“ Fragen und Aspekte der Inklusion als ein zentrales Thema.

Studien haben ergeben, dass bei ca. 30 – 50% aller Menschen mit Behinderung zusätzlich eine psychische Störung diagnostizierbar ist.

> *„Geht es um Verhaltensauffälligkeiten, steigt die Prävalenz sogar auf 70% an. Bei Kindern und Jugendlichen geht man davon aus, dass 15–20% der Kinder und Jugendlichen mit Intelligenzminderung als behandlungsbedürftig eingeschätzt werden“ (Hennicke, 2011, S.26).*

Zwischen diesem eingeschätzten Bedarf und den vorhandenen Möglichkeiten klafft eine deutliche Lücke, die es in den nächsten Jahren zumindest zu verringern, besser noch zu schließen gilt.

Nachhaltige Maßnahmen sollten ergriffen werden, um Kindern und Jugendlichen mit Intelligenzminderung gleiche Chancen auf psychische Gesundung zu verschaffen.

Dazu gilt es, die Ausbildungscurricula zu überarbeiten, bereits tätigen Kinder- und Jugendlichenpsychotherapeuten umfassende Weiterbildungen anzubieten, um sie mit den notwendigen Grundkenntnissen und Fachinhalten auszustatten. Und, genauso wichtig, mit den Kostenträgern notwendige Abrechnungsmodalitäten zu vereinbaren. Hier hält sich unser Optimismus allerdings in Grenzen, denn wenn Kostenträger nicht einmal verstehen, dass die Arbeit mit Kindern und Jugendlichen mehr Bezugspersonenstunden ohne Patienten erfordert, wie sollen sie sich in dieses schwierige Arbeitsfeld hineinversetzen können?

Trotzdem sind wir der Meinung, dass sich etwas verändern muss, um emotionale Gesundung von Kindern und Jugendlichen mit Intelligenzminderung als Chance für diese Patienten anzustreben.

Was verstehen wir unter Intelligenzminderung?

Beginnen wir den Versuch einer möglichst verständlichen Definition mit einem Rekurs auf bekanntes, in der modernen Diskussion aber leider zu selten beachtetes Wissen:

DEFINITION

„**Intelligenzminderung** wird verstanden als wesentliche Entwicklungsbedingung und nicht als primär konstituierendes, d.h. auch pathologisierendes Persönlichkeitsmerkmal, das sämtliche weitere Eigenschaften eines Menschen bestimmt" (Hennicke et al. 2009).

Luria (1976 in Eggers et al., 2004) hat mit der Herausarbeitung von grundlegenden funktionellen Systemen oder Einheiten des Zentralnervösen Nervensystems (ZNS) die Basis für das Verständnis der Entstehung von hirnorganischen Störungen und somit auch Intelligenzminderungen, aber auch der zumindest teilweisen „Reparatur" derselben, unter anderem durch therapeutische Einflussnahme, geschaffen (Ettrich & Ettrich, 2006a).

Spätestens seit Spitzer (1996) ist bekannt, dass durch komplexe neuronale Verschaltungen im menschlichen Gehirn sogenannte „neuronale Landkarten" entstehen, die bis ins Alter hochgradig flexibel sind und durch ständige Adaptation und Reorganisation das Gehirn zu höheren kognitiven Leistungen befähigen. Im Umkehrschluss bedeutet das, bei einer Intelligenzminderung ist im weitesten Sinne von einer suboptimalen neuronalen Verschaltung auszugehen, aus welchem Grund auch immer. Auch Petermann et al. (1998) favorisieren das Konzept der „neuronalen Plastizität". Sie bezeichnet die Eigenschaft des Gehirns, durch Training veränderbar zu sein. Dies ist die Grundvoraussetzung für jede Form des Lernens.

Die moderne Auffassung von Intelligenzminderung stützt sich auf das Vulnerabilitätskonzept und geht konform mit dem Konzept der WHO (Internationale Klassifikation der Funktionsfähigkeit, Behinderung und Gesundheit (ICF); DIMDI, 2002), das „Behinderung als Resultat einer Wechselwirkung von biologischen, psychischen und sozialen Faktoren versteht" (Berger, 2006, S. 1).

Die folgenden Ausführungen sind geeignet, das Geschehen, um welches es bei jeder Art der Entwicklung, auch der Intelligenz geht, nochmals zu verdeutlichen:

Menschliches Verhalten wird durch Interaktionsprozesse zwischen biologischen, psychologischen und Umweltfaktoren determiniert.

*„Damit nicht genug. Es wird schließlich auch determiniert durch die vorangegangene Entwicklung bis zum Zeitpunkt X. Sinnbildlich ausgedrückt: Das bereits Entwickelte ist die Bühne, auf welcher sich das Zwei-Personen-Stück zwischen Anlage und Umwelt abspielt. Dabei ist es wie im Theater: Nicht auf jeder Bühne kann alles gespielt werden. Allerdings verwandelt sich – anders als im Theater – durch dieses Spiel die Bühne selbst, sodass es unmöglich wird, mehrmals hintereinander dasselbe Stück aufzuführen. Das heißt, jede Sequenz ist gültig, ist gestaltend wirksam – es ist eben **kein** Spiel!"*
(Ettrich & Ettrich, 2006b, S. 6).

Dies kann sowohl Fluch als auch Segen für die künftige Entwicklung sein.

„Die Entwicklungspsychopathologie beruht auf einem biopsychosozialen Ansatz, d.h. sie versteht die angepasste und fehlangepasste Entwicklung als Ergebnis der Wechselwirkung zwischen biologischen Mechanismen, psychischen Prozessen und sozialen Einflüssen" (Petermann et al., 2004, S. 3). „Das menschliche Gehirn bildet eine dynamische Einheit, die durch die Ereignisse einer individuellen Lebensgeschichte geformt wird und diese beeinflusst" (Petermann et al., 2004, S. 259).

Laucht (2001) konnte zeigen, dass der Anteil schwerer Entwicklungsbeeinträchtigungen bei schwer organisch **und** psychosozial belasteten Kindern sprunghaft von durchschnittlich 4,4% auf 26,2% ansteigt.

Aber zurück zur Intelligenzminderung: Biologische Grundlage intellektueller Behinderung sind zerebrale Funktionsstörungen unterschiedlicher Ätiologie:

- genetisch-chromosomal (etwa 10%)
- prä- und perinatale Läsionen (etwa 60%)
- postnatale Läsionen (etwa 6%)
- unbekannte Ätiologie (etwa 24%)

Zu beachten ist aber, dass nicht jede zerebrale Läsion auch eine intellektuelle Behinderung zur Folge hat (Berger, 2006).

Eine umfassende Darstellung möglicher Ursachen von geistiger Behinderung findet sich bei Esser (2003).

Die Internationale statistische Klassifikation der Krankheiten und verwandter Gesundheitsprobleme (ICD-10, englisch: International Statistical Classification of Diseases and Related Health Problems) der WHO versteht unter einer Intelligenzminderung eine sich in der Entwicklung manifestierende, stehengebliebene oder unvollständige Entwicklung der geistigen Fähigkeiten, wobei insbesondere Beeinträchtigungen von Fertigkeiten vorliegen. Diese Fertigkeiten tragen zum Intelligenzniveau bei, wie Kognition, Sprache, motorische und soziale Fähigkeiten.

Dabei unterscheiden wir nach der ICD-10 die Kategorie der niedrigen Intelligenz mit einem Intelligenz-Quotienten (IQ) zwischen 85 und 70. Es ist hier angeraten, den Begriff der Lernbehinderung zu verwenden.

Weiterhin unterscheidet die ICD-10 bei den weiteren Intelligenzminderungen zwischen leichter, mittelgradiger und schwerer Ausprägung:

DEFINITION

Bei einer **leichten Intelligenzminderung** liegt der IQ zwischen 50–69, d.h. der Spracherwerb ist verzögert, alltägliche Konversation ist möglich. Die meisten Patienten erreichen eine volle Unabhängigkeit in der Selbstversorgung und in praktischer häuslicher Tätigkeit. Schwierigkeiten treten beim Erlernen schulischer Fertigkeiten wie Lesen, Schreiben und Rechnen auf. Auch bei sozialen und interaktiven Fähigkeiten treten Schwierigkeiten auf (Hennicke et al., 2009, S. 10).

Gustav Peter Hahn (1995) bezeichnet diese Gruppe als sozial handlungsfähig, erkenntnisfähig geistig Behinderte.

DEFINITION

Bei einer **mittelgradigen Ausprägung der Intelligenzminderung** liegt der IQ nach der ICD-10 im Bereich zwischen 49–35. Die Leistungsprofile dieser Patientengruppe können sehr unterschiedlich sein. Die Sprachentwicklung reicht von der Fähigkeit, an einfachen Unterhaltungen teilzunehmen bis dahin, sich nur nonverbal verständigen zu können. Die Fähigkeiten der Selbstversorgung entwickeln sich verzögert, einige Personen benötigen ein Leben lang Aufsicht. Sie sind aber in der Lage, aus Erfahrungen zu lernen. Schulisch erwerben sie einige grundlegende Fertigkeiten beim Lesen, Schreiben und Zählen.

Diese Personengruppe nennt Hahn (1995) erfahrungsfähig geistig Behinderte.

DEFINITION

Eine schwere Intelligenzminderung wird in der ICD-10 bei der Personengruppe vorgefunden, die einen IQ zwischen 34–20 aufweist. Neben den intellektuellen Problemen, die in der vorher beschriebenen Gruppe genannt sind, weisen diese Personen außerdem motorische Beeinträchtigungen auf.

Sie lernen überwiegend durch Gewöhnung, weshalb Hahn (1995) diese Gruppe als gewöhnungsfähig geistig Behinderte bezeichnet.

DEFINITION

Eine weitere Klassifikationsgruppe ist die Gruppe der Personen mit schwerster Intelligenzminderung. Dies sind in der Regel schwerstmehrfachbehinderte Menschen. Der IQ wird auf unter 20 eingeschätzt. Das bedeutet, dass diese Personen unfähig sind, Aufforderungen oder Anweisungen zu verstehen oder sich danach zu richten. Meistens sind sie immobil oder sehr bewegungseingeschränkt. Sie sind auch nonverbal nur begrenzt kommunikationsfähig und auf ständige Versorgung und Hilfe angewiesen.

Hahn (1995) bezeichnet diese Gruppe als ein- und ausdrucksfähig geistig Behinderte. Sie können Eindrücke aufnehmen und sich und ihre Befindlichkeiten ausdrücken.

Wie vorher bereits beschrieben, haben Kinder und Jugendliche mit Intelligenzminderung ein vielfach höheres Risiko, an psychischen Störungen zu erkranken. Dabei sind alle Arten von Störungen möglich, die sie aufweisen können.

> *„Die Prävalenzraten für psychische Störungen bei Menschen mit Intelligenzminderung sind drei bis vier Mal so hoch wie in der allgemeinen Bevölkerung. Der Schweregrad einer Intelligenzminderung sowie begleitender somatischer Störungen haben aber zweifelsfrei Auswirkungen auf die Ausprägung einer Psychopathologie und damit auf die Prävalenz psychischer Störungen" (Hennicke et al., 2009, S.4).*

Und bei Warnke (2006) finden wir, dass in Deutschland schätzungsweise 150.000 Menschen leben, die neben einer Intelligenzminderung aufgrund einer psychischen Störung behandlungsbedürftig sind.
Es kann beim Verständnis des Zusammenhanges zwischen intellektueller Behinderung und psychischer Störung von folgenden Grundlagen ausgegangen werden:

- Intellektuelle Behinderung allein ist keine psychische Krankheit.
- Menschen mit Intelligenzminderung können, wie alle anderen Menschen auch, psychisch erkranken.
- Menschen mit Intelligenzminderung sind den belastenden Einflüssen des Alltagslebens häufig relativ schutzlos ausgeliefert, da ihre Möglichkeiten, diese Bedingungen zu kontrollieren, eingeschränkt sind. Deshalb müssen bei der Diagnostik die spezifischen Lebensbedingungen stärker mit einbezogen werden.
  - Für eine eventuelle Therapie ist das allgemeine Inventar psychiatrischer/psychotherapeutischer Interventionsformen anzuwenden (Psychotherapie, soziale Therapie, Psychopharmakotherapie). Psychotherapie erfordert allerdings spezielle Voraussetzungen, um anwendbar zu sein. Dies sind besondere Kompetenzen der Therapeuten:
  - spezifische methodische Kompetenzen im Bereich nonverbaler und verbaler Methoden,
  - spezifische Strukturen und Ressourcen und
  - die Therapie muss, bei Wahrung des Vertrauensverhältnisses, in das Netz der Helfer eingebunden sein (Berger, 2006).

Eine grundlegende Frage, die sich Betreuer, Heilpädagogen, Lehrer, Bezugspersonen und natürlich auch Psychotherapeuten in der praktischen Arbeit stellen ist, wie Intelligenzminderung und Verhaltensauffälligkeiten zusammenhängen. Oft wird in der alltäglichen Auffassung oberflächlich davon ausgegangen, dass ein kausaler Zusammenhang besteht.

Dazu bedarf es aber einer wissenschaftlichen grundlegenden Betrachtung, um im Herangehen an Kinder und Jugendliche mit Intelligenzminderung Ängste abzubauen und den Weg für eine genaue Diagnostik zu öffnen.

Dies ist eine Besonderheit der psychotherapeutischen Arbeit und ergibt sich auch aus dem Umstand, dass Kinder und Jugendliche mit Intelligenzminderung ebenso wie Kinder und Jugendliche ohne Intelligenzminderung Verhaltensauffälligkeiten zeigen können. Auf Grund der Unfähigkeit der kognitiven Eigenreflexion ihres Verhaltens zeigen sich diese Auffälligkeiten bei Kindern und Jugendlichen mit Intelligenzminderung oft extremer und länger andauernd.

Deshalb ist es notwendig, sich mit der Frage zu beschäftigen, welche Zusammenhänge sich zwischen Intelligenzminderung und Verhaltensauffälligkeit herstellen lassen (Hennicke et al., 2009).

> *„Bei Menschen mit Intelligenzminderung finden sich Verhaltensauffälligkeiten, z.B. auto- und fremdaggressives Verhalten, häufiger und in der Tendenz auch ausgeprägter als bei Menschen ohne Intelligenzminderung. Die Prävalenzangaben für fremdaggressives Verhalten schwanken zwischen 20–60%, sowie für autoaggressives Verhalten zwischen 20–25%"*
> *(Hennicke et al., 2009, S. 6).*

DEFINITION

„Nach der DSM-V (Diagnostic and Statistical Manual of Mental Disorders, Falkai & Wittchen, 2015a) liegt bei einer **Störung des Sozialverhaltens** „ein repetitives und anhaltendes Verhaltensmuster vor, durch das die grundlegenden Rechte anderer oder wichtige altersentsprechende gesellschaftliche Normen oder Regeln verletzt werden" (Falkai & Wittchen, 2015b, S. 252). Dies manifestiert sich im Auftreten von aggressiven Verhalten gegenüber Menschen und Tieren, Zerstören von Eigentum, Betrug oder Diebstahl und schweren Regelverletzungen.

Es werden hier vier Kategorien unterschieden:

- aggressives Verhalten gegenüber Menschen und Tieren (z.B. Bedrohung anderer, Schlägereien, Waffenbenutzung, körperliche Grausamkeiten, Tierquälereien)
- Zerstörung von Eigentum
- Diebstahl oder Betrug
- schwere Regelverstöße

DEFINITION

Die ICD-10 (1991) geht ebenfalls davon aus, dass eine **Störung des Sozialverhaltens** (SSV, F91) dann vorliegt, wenn die Symptome des DSM-IV vorliegen, ergänzt durch solche Verhaltensweisen wie Tyrannisieren anderer, exzessives Streiten, extreme Ausmaße an Ungehorsam, Widerstand gegen Autoritäten, fehlende Kooperationsbereitschaft und ausgeprägte Wut- und Zornausbrüche. (Dilling et al., 1991)

Einteilung:

- auf den Bereich der Familie beschränkt (F91.0)
- Störung des Sozialverhaltens bei fehlenden sozialen Bindungen (F91.1)
- Störung des Sozialverhaltens bei vorhandenen sozialen Bindungen (F91.2)
- bei jüngeren Kindern: Störung des Sozialverhaltens mit aufsässigem, oppositionellem Trotzverhalten (SOT, F91.3)
- kombinierte Störung des Sozialverhaltens und der Emotionen (F92)

Für die Diagnosestellung ist keine Häufung der Symptome erforderlich, sondern dass das Verhalten als überdauerndes Muster gezeigt wird.

Wenn man sich diese Listen anschaut, wird das folgende Zitat zunächst verwundern. Wir geben es dennoch wieder, weil wir glauben, dass das Dilemma der in ihrem Sozialverhalten gestörten, auch intelligenzgeminderten jungen Menschen und die möglichen Entstehungswege der Störung nicht besser beschrieben werden kann:

> *„Als verhaltensgestört werden Kinder und Jugendliche bezeichnet, die in ihren sozialen Beziehungen erhöht auffällig werden. Sie erscheinen entweder als stark gehemmte Personen, die schüchtern und unsicher wirken, oder als „ausagierende" Personen, deren aggressive Konfliktbewältigung als bedrohlich empfunden wird. Die gestörten Beziehungen dieser jungen Menschen führen sie zunehmend in eine Isolation, aus der sie sich nur durch ein sozial nicht statthaftes Verhalten glauben befreien zu können (z.B. durch aggressive Reaktionsbereitschaft, delinquentes Verhalten, Vermeiden von Leistungsanforderungen). Diesen Kreislauf zu durchbrechen ist Aufgabe sonderpädagogischer Bemühungen" (Neukäter, 1996, S. 3).*

Uns ist es wichtig, nochmals besonders darauf zu verweisen, dass **Verstehen** eines Verhaltens nicht gleich **Akzeptieren** desselben ist, diesen Kreislauf also wirksam zu durchbrechen, wie Neukäter es sagt. Aber der Versuch zu verstehen, ist die Grundlage aller erzieherischen und therapeutischen Bemühungen in diesem Feld.

Hier geht es besonders um das Sozialverhalten der Kinder und Jugendlichen. Verhalten meint aber die Gesamtheit unserer motorischen, kognitiven, emotionalen und sozialen Handlungsmöglichkeiten. Wir sollten dabei immer bedenken, dass der wie auch immer behinderte Patient über ein anderes, oft eingeschränktes, Wahrnehmungs- und Verhaltensrepertoire im Vergleich zum nicht behinderten Kind oder Jugendlichen verfügt. Grundlage für das Verhalten bildet die Wahrnehmung.

> *„Weil Wahrnehmungen als* **wahr** *akzeptiert werden (ich habe es doch selbst gesehen, selbst gehört, selbst erlebt), bilden diese Wahrnehmungen ungeprüft die Grundlage des weiteren eigenen Verhaltens, wodurch das Entwicklungsgeschehen beeinflusst und trotz der Bemühungen von Eltern, Lehrern, Erziehern geprägt wird. Ob eine Wahrnehmung aber „richtig", die darauffolgende Handlung nützlich und zweckmäßig ist, hängt nicht so sehr vom subjektiven Empfinden des Wahrnehmenden ab, sondern von der sozialen Konvergenz (wie sehen, erleben Andere die Situation) und im Erziehungs- und Entwicklungsgeschehen von der Übereinstimmung mit gesellschaftlich akzeptierten Normen und Werten"*
> *(Ettrich & Ettrich, 2011, S. 12).*

In anderen Worten: Der wie auch immer Behinderte verfügt aufgrund seiner anderen Wahrnehmung auch über ein anderes Verhaltensrepertoire, das für ihn logisch und stimmig sein mag, aber die Umgebung hat Schwierigkeiten damit.

Kinder mit besonderem Verhalten, mit deutlich sichtbaren Merkmalen und/oder selten zu beobachtenden Eigenschaften haben es in Gruppen schwerer als andere Kinder, Kontakte herzustellen oder Freundschaften zu schließen. Oft werden Sie ausgeschlossen oder sogar abgelehnt (vgl. Albers et al., 2009; Sarimski & Schaumburg, 2010; Schirmer, 2015).

Auch der Terminus „Herausforderndes Verhalten" (engl. challenging behaviour) verweist übrigens darauf, dass es sich weniger um eine individuelle „Pathologie" der betroffenen Person als um eine bestimmte Interaktion mit der Umwelt und deren Zuschreibungen oder Interpretationen handelt. Die Verwendung des Begriffes Herausforderung kann dazu beitragen, unsere Aufmerksamkeit auf die Prozesse zu lenken, durch die die sozialen Probleme geschaffen werden. Dies kann dafür sorgen, die individuelle Pathologie in den sozialen und zwischenmenschlichen Kontext zu stellen (Emerson & Einfeld, 2011).

> *„Die Entstehung und Entwicklung psychischer Störungen und Verhaltensauffälligkeiten bei Kindern und Jugendlichen mit Intelligenzminderung folgen grundsätzlich gleichen Prozessen wie bei Nichtbehinderten […] Der wesentliche Unterschied liegt darin, dass die Intelligenzminderung selbst […] wie auch die speziellen Lebensbedingungen intellektuell behinderter Menschen in der modernen Gesellschaft besondere, zusätzliche Risikobedingungen darstellen als auch typische, bekannte Risikofaktoren verstärken können"*
> *(Hennicke, 2009, S.6).*

Solche zusätzlichen Risikofaktoren können z. B. sein:

- biologische Faktoren, wie genetische Dispositionen, erhöhte Vulnerabilität, führen zu Folgebehinderungen. Diese können in Sprache, Wahrnehmung, Motorik eine permanente ärztliche und psychiatrische Behandlung nach sich ziehen.
- Psychologische Faktoren, wie dysfunktionale Problemlösestrategien, unreife Abwehrmechanismen in Konfliktsituationen, ungewöhnliche Copingstrategien, Bindungsstörungen, Selbstwertprobleme und unangemessene Selbstwirksamkeitseinschätzungen führen zu Problemen, z.B. soziale Kontakte angemessen einzugehen.
- Soziale Faktoren, wie über- oder unterforderndes Milieu, wechselnde Bezugspersonen, soziale und psychische Isolation, Missbrauch und Misshandlungen, fehlende Integration und Stigmatisierung (Hennicke, 2009, S. 6).

„Es wird angenommen, dass die beeinträchtigten kognitiven Fähigkeiten (Intelligenzminderung) als direkte Folge einer wie auch immer entstandenen und sich manifestierenden Beeinträchtigung der globalen Hirnfunktion im Wesentlichen alle Lebensäußerungen dieser Menschen bestimmen“ (Hennicke, 2009, S. 6).

Leiden Kinder und Jugendliche an psychischen Störungen, so haben auch sie ein Recht auf Psychotherapie, demzufolge auch Kinder und Jugendliche mit Intelligenzminderung!

Die häufig beklagte aggressive oder herausfordernde Verhaltensstörung finden wir bei intelligenzgeminderten Personen häufig aus Unsicherheiten, Bedrohungserleben und Ängstlichkeit als verzweifelten Versuch, sich selbst zu behaupten, sich Respekt zu verschaffen. Wenn dies erst einmal gelingt, wird dadurch zunächst Angst abgebaut und in der Folge wird dieser Weg öfter genutzt, was zu einer „Bahnung“ dieses Weges, langfristig aber auch zu vermehrter sozialer Ablehnung führt.

Kinder und Jugendliche nehmen soziale Ablehnung von Seiten des sozialen Umfeldes als Bedrohung wahr und reagieren nicht selten mit aggressiven Verhaltensweisen. Oft erleben wir, dass hinter der Fassade eine total verängstigte kindliche oder jugendliche Persönlichkeit zu finden ist. Unsere Aufgabe besteht darin, diese „coolen“ Kinder und Jugendlichen zu erkennen und diesen emotionalen Störungen in der Therapie zu begegnen.

Wir finden hier aber auch die „aktive Variante“ in allen Abstufungen: den Patienten, der plötzlich aufspringt und dem „selbstgefällig“ auf ihn einredenden Therapeuten den Papierkorb über den Kopf stülpt bis hin zum jugendlichen

Mörder, welcher der Gutachterin die Motivation zu seiner Straftat mit den Worten erklärt: „Den musste ich umbringen, weil der mich sonst immer so komisch angeguckt hätte". Oder die jugendliche Delinquentin, die in der Hauptverhandlung auf die Frage, warum sie die alte Frau zu Boden geworfen und ihr die Handtasche entrissen habe, ohne Zögern erklärt: „Na, ich hatte keine Kippen mehr und Geld hatte ich auch nicht. Da musste ich doch so handeln, oder was hätten Sie denn gemacht, Frau Richterin?"

In letzteren Fällen sind Justiz, Therapie und Pädagogik gleichermaßen zum Handeln aufgefordert.

Diagnostik und Differenzialdiagnostik richten sich bei der hier beschriebenen Klientel nach denselben Verfahren und Gesetzmäßigkeiten wie bei psychisch gestörten, aber nicht intelligenzgeminderten Kindern.

Zur umfassenden und nachvollziehbaren Beschreibung eines Patienten und seiner Störungssymptomatik dient in der ICD-10 das sogenannte **Multiaxiale Klassifikationssystem (MAS) oder das Multiaxiale Klassifikationssystem im Kindes- und Jugendalter (MAK).**

Dieses beschreibt den Patienten auf folgenden sechs Achsen:

Die klinisch-psychiatrischen Syndrome werden auf der MAS-Achse I erfasst (einschließlich der tiefgreifenden Entwicklungsstörungen F84), umschriebene Entwicklungsrückstände auf der Achse II, körperliche Störungen (einschließlich der sogenannten Verhaltensphänotypen) auf Achse IV, die begleitenden abnormen psychosozialen Bedingungen auf Achse V und die Beurteilung der psychosozialen Anpassung auf Achse VI.

Bei Skeptikern der psychotherapeutischen Behandlung mit Kindern und Jugendlichen mit Intelligenzminderung sind neben methodischen Unsicherheiten auch oft gezeigtes herausforderndes Verhalten Gründe für Unsicherheiten und Ablehnungen.

Herausforderndes Verhalten macht die Arbeit mit allen Kindern und Jugendlichen schwer, aber bei Kindern mit Intelligenzminderung ist eine weit verbreitete Annahme, dass sie sich so verhalten, weil sie intelligenzgemindert sind.

Im Folgenden sollen verschiedene Modellvorstellungen die Betrachtungsweisen differenzieren. Klaus Hennicke führt vier grundlegende Konzepte an:

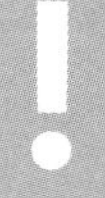

1. Verhaltensauffälligkeiten sind Ausdruck der Intelligenzminderung.
2. Verhaltensauffälligkeiten sind Reaktion auf/Bewältigung von unpassenden Umweltbedingungen, daher sinnvoll und deuten Lösungen an.
3. Verhaltensauffälligkeiten sind Ausdruck sozialer Isolation.
4. Verhaltensauffälligkeiten sind Ausdruck (Symptomatik) von innen liegenden krankhaften seelischen Prozessen" (Hennicke, 2009, S. 6f.).

Alle diese Erklärungsmodelle erfassen wesentliche Teilaspekte des eigentlichen Problems. Dabei ist jedes Konzept für sich betrachtet sicher einleuchtend, kann aber nicht für sich allein das Problem erklären (Hennicke, 2009). Dazu bedarf es einer allumfassenden Betrachtungsweise, wie wir auch in den Fallvignetten in den folgenden Kapiteln verdeutlichen werden.

Aber bereits an dieser Stelle wird deutlich, dass es einer umfangreichen und möglichst genauen Diagnostik bedarf, um verursachende Faktoren zu identifizieren und sinnvolle und erfolgreiche Behandlungsansätze zu finden.

Für Kinder und Jugendliche mit leichten Intelligenzminderungen können nach der ICD-10 zusätzlich zur Diagnostik der F81 (umschriebene Entwicklungsstörungen der schulischen Fertigkeiten) Verhaltensauffälligkeiten mit der Codierung der F91 (Störungen des Sozialverhaltens, Dilling et al., 2015) vorgenommen werden.

„Für Kinder und Jugendliche mit geistiger Behinderung, wofür die Codierungen F70–F79 verwendet werden, können Zusatzkodierungen für zusätzlich auftretende Verhaltensstörungen angewandt werden.
Es sind die folgenden vierten Stellen möglich, wenn das Ausmaß der Verhaltensstörung angegeben werden soll:

- *.1 keine oder nur geringfügige Verhaltensstörung*
- *.2 deutliche Verhaltensstörung, die Beobachtung oder Behandlung erfordert*
- *.8 sonstige Verhaltensstörung*
- *.9 ohne Angabe einer Verhaltensstörung" (Hennicke, 2009, S.4).*

Dabei sei noch der Hinweis gestattet, dass diese Zusatzkodierung keinen Zusammenhang der Verhaltensauffälligkeiten mit der Intelligenzminderung impliziert.

Wir wissen aus eigener Erfahrung, wie problematisch herausforderndes Verhalten im Behandlungskontext sein kann. Vor allem, wenn herausforderndes

Verhalten als Reaktion auf die Bewältigung von unpassenden Umweltbedingungen gezeigt wird oder als Ausdruck sozialer Isolation zu bewerten ist.

Es wird dem Leser an dieser Stelle deutlich, dass dabei die psychotherapeutischen Behandlungsansätze differenziert zu wählen sind. Demzufolge brauchen Diagnostik und Behandlung Zeit und interdisziplinäre Arbeit, wie wir in Kapitel 3.2 darstellen und anhand praktischer Fallvignetten belegen werden.

Verhaltenstherapie als anerkanntes evidenzbasiertes und abrechnungsfähiges Therapiesystem eignet sich mit seinem weitreichenden und gut erprobten Methodeninventar für die Behandlung vieler emotionaler Störungen von Krankheitswert. Psychische Störungen bei Kindern und Jugendlichen sind immer auch Ausdruck eines Entwicklungsgeschehens. D.h., es stellt sich nicht die Frage nach der Beseitigung der Störung, sondern wie angesichts der Störung neue konstruktive Entwicklungen eingeleitet werden können (Lauth et al., 2008).

Bei Kindern mit Intelligenzminderung, ob mit Lernbehinderung oder geistiger Behinderung und bei Kindern mit Entwicklungsstörungen eignen sich also verhaltenstherapeutische Behandlungsansätze, die wie vorher angeführt, neue Entwicklungschancen geben können. Hier verweisen wir auf die vertiefende Darstellung in Kapitel 3.2.

Wie bereits in der Begründung für dieses Buch angeführt, ist das Risiko für Kinder und Jugendliche mit Intelligenzminderung, an psychischen Störungen zu erkranken, deutlich höher als bei Kindern und Jugendlichen ohne Intelligenzminderung. Die genannten Risikofaktoren sprechen dabei für sich.

Aber auch nicht erkannte Schmerzen, die Unfähigkeit, diese zu kommunizieren, chronische Erkrankungen, Nichtverstanden werden, Schlafstörungen und traumatische Erlebnisse, die nicht kommuniziert werden oder nicht kommuniziert werden können, dürfen für psychische Auffälligkeiten nicht außer Acht gelassen werden (Sarimski & Steinhausen, 2008).

Das vorliegende Buch wird, auf der Basis der Besonderheiten der Patientengruppe (Kinder und Jugendliche mit Intelligenzminderung), für die psychotherapeutische Arbeit

- Behandlungsvoraussetzungen,
- Behandlungssetting,
- Behandlungsziele und
- Methoden der Arbeit,

untersetzt mit und demonstriert an Fallvignetten, darstellen.

2 Ausgewählte psychische Störungen und spezifische Syndrome

Da bei manchen der hier aufgelisteten Störungen die Intelligenzminderung ein Symptom der zugrunde liegenden Schädigung ist, sie bei anderen psychiatrischen Krankheitsbildern jeweils „nur" die Grundlage für das gehäufte Auftreten der Störung bildet, möchten wir eingangs darauf verweisen, dass die nachfolgend dargestellten Syndrome und psychiatrischen Störungsbilder in alphabetischer Reihenfolge geordnet sind, aber bei den psychiatrischen Störungsbildern vordergründig auf die Besonderheiten bei Kindern und Jugendlichen mit Intelligenzminderung eingegangen wird. Außerdem machen wir darauf aufmerksam, dass die hier dargestellten Störungen eine Auswahl darstellen, die sich besonders an den im Text vorgestellten Fallvignetten orientiert.

AD(H)S: Aufmerksamkeits-Defizit-(Hyperaktivitäts-) Syndrom

Die Vorkommenshäufigkeit dieser Störung liegt bei intelligenzgeminderten Kindern und Jugendlichen zwei- bis dreimal höher als in der Allgemeinbevölkerung (Emerson, 2003).

Allerdings herrscht Uneinigkeit darüber, ob die bei ADHS zu findenden Auffälligkeiten charakteristisch für Kinder mit Intelligenzminderung sind oder ob sie tatsächlich als eigene komorbide Störung auftreten.

„Für diese Kinder wird die Bezeichnung „verhaltensauffällig" oder „verhaltensgestört" verwendet, obwohl sie unter einem definierten Krankheitsbild leiden, der Aufmerksamkeitsdefizit-/ Hyperaktivitätsstörung (ADHS). [...] Wenn wir uns die ADHS in der frühen Kindheit anschauen, so kann sich eine Störung des Sozialverhaltens mit oppositionellem Trotzverhalten entwickeln, ein bis ins Jugendalter reichendes aggressiv-dissoziales Verhalten resultieren,. Sich aus dem oppositionellen Verhalten eine Depression entwickeln, aus dem oppositionellen Verhalten auch ein aggressiv dissoziales Verhalten folgen, aus welchem sich schließlich im jungen Erwachsenenalter eine antisoziale Persönlichkeitsstörung entwickeln kann, aus aggressiv-dissozialem Ver-

halten und Depression, die sich auch gegenseitig bedingen können, kann ein Substanzmissbrauch entstehen" (Ettrich & Ettrich, 2006b, S. 51).

Fest steht, dass mit abnehmendem IQ das Risiko für ADHS steigt. So kann eine medikamentöse Behandlung mit Methylphenidat oberhalb eines IQ von 50 zwar versucht werden, wird aber häufig nicht erfolgreich sein.

Angelman-Syndrom

Das Angelman-Syndrom ist die Folge einer seltenen genetischen Veränderung auf dem Chromosom 15. Sie geht oft einher mit psychischen und motorischen Entwicklungsverzögerungen, kognitiven Behinderungen, Hyperaktivität und einer stark reduzierten Lautsprachentwicklung. Diese ist zurückzuführen auf eine kraniofaziale Dysmorphie. Das ist eine von der Norm abweichende Fehlbildung von Kopf und Gesicht. Beim Angelman-Syndrom ist die Fehlbildung oft in der Mundregion zu finden (Waldschmidt, 2015).

Angststörungen

Es handelt sich hier um eine große Gruppe psychischer Störungen, bei denen entweder eine übertriebene unspezifische Angst oder eine konkrete Furcht vor einem Objekt bzw. einer Situation besteht. Bei Personen mit Intelligenzminderung treten alle denkbaren Formen von Ängsten auf, häufig wird aber ein darauffolgendes Verhalten nicht als angstmotiviert erkannt und deshalb an der eigentlichen Störung „vorbeitherapiert". Auch bei diesen Patienten ist der Therapeut gut beraten, sich immer am spezifischen Entwicklungsstand des Patienten zu orientieren.

Eine Angststörung liegt vor, wenn bei Menschen die Furcht ein übersteigertes Ausmaß annimmt. Die wichtigsten Formen sind Panikstörung mit und ohne Agoraphobie, die generalisierte Angststörung, die soziale Angststörung und die spezifische Phobie. (F40.0, F40.1, F40.2, F40.8, ICD-10, Dilling et al., 2015).

Bei einer Panikstörung leidet man unter wiederkehrenden schweren Angstanfällen mit heftigen körperlichen und psychischen Symptomen, z. B. Herzrasen, Atemnot, Zittern, Schweißausbrüchen, Unwohlsein, Übelkeit usw.

Eine generalisierte Angststörung liegt vor, wenn anhaltende Sorgen und Ängste viele Lebensbereiche umfassen und nicht auf eine bestimmte Situation beschränkt sind. Die Angst kann ohne Grund auftreten.

Soziale Angststörung, auch soziale Phobie genannt, ist eine extreme Form von Schüchternheit. Menschen mit einer Sozialphobie haben in Situationen Angst, in denen sie sich von ihren Mitmenschen kritisch betrachtet oder beobachtet fühlen. Sie vermeiden Situationen, in denen sie anderen Menschen begegnen müssen.

Bei spezifischen Phobien wird die Furcht durch einzelne Objekte oder Situationen hervorgerufen, die in der Regel ungefährlich oder harmlos sind. Dazu gehört die Furcht vor Tieren wie Hunde, Pferde, Vögeln oder Insekten, die Höhenphobie oder auch die Schulangst bei Kindern.

Anorexia nervosa

Die Anorexia nervosa ist durch einen absichtlich selbst herbeigeführten Gewichtsverlust gekennzeichnet. Weitere Kardinalsymptome der Störung sind die Amenorrhoe (ein Ausbleiben der Menstruation), ein gestörtes Essverhalten und eine Störung der eigenen Körperwahrnehmung (Körperschemastörung) sowie die Leugnung des Krankheitswertes der Störung. Die Patienten (meist Mädchen) versuchen über die Instrumentalisierung des eigenen Körpers ihre psychischen Probleme wie mangelndes Selbstwerterleben, Ängste vor Zurückweisung und Ablehnung, Perfektionszwänge usw. zu lösen bzw. zumindest zu mildern. Sie geraten dabei in einen Teufelskreis, aus welchem sie sich aus eigener Kraft nicht mehr befreien können, sondern therapeutischer Hilfe bedürfen. Das Störungsbild tritt zwar gehäuft bei Patienten mit normaler oder sogar hoher Intelligenz auf, ist aber durchaus auch bei solchen mit niedriger Intelligenz zu finden (vgl. Bsp. Josepha im Kap. 5.2 in diesem Buch).

Autismus

Der frühkindliche Autismus gehört zu den tiefgreifenden Entwicklungsstörungen und zeigt folgende Hauptsymptome:

- eine qualitative Abweichung der sozialen Kommunikation mit gestörtem nonverbalen Verhalten und ohne (oder zumindest sehr seltenen) Blickkontakten;
- einem Mangel an sozialem Lächeln;
- eine Unfähigkeit, sich in andere hineinzuversetzen (Theory of Mind)

Dies führt zu mangelnden Freundschaften und überhaupt zu mangelnder sozialer Interaktion, die diese Kinder aber auch nicht zu brauchen und zu wollen scheinen, da sie „in ihrer eigenen Welt leben“, in der andere nur stören oder allenfalls wie Gegenstände „benutzt“ werden. Sie beschäftigen sich ausdauernd mit immer denselben Aktivitäten und Ritualen und beharren auf einer möglichst unveränderten äußeren Umgebung. Ihre Sprache ist, wenn vorhanden, von Stereotypien und Echolalie geprägt und dient nicht dem verbalen Informationsaustausch.

Zu den Autismus-Spektrum-Störungen werden in erster Linie der frühkindliche Autismus, das Asperger Syndrom und der Atypische Autismus gezählt.

Die Mehrzahl der Kinder mit Morbus Kanner hat eine deutliche Intelligenzminderung. Personen mit Asperger Syndrom haben in der Regel keine oder allenfalls geringfügige kognitive Defizite. Der Atypische Autismus findet sich am häufigsten bei schwerst intelligenzgeminderten Personen, deren sehr niedriges Funktionsniveau kaum spezifisch abweichendes Verhalten zulässt.

Der sogenannte High Functioning Autism" (HFA) wird als Autismus mit hohem Entwicklungsniveau bezeichnet und weist keine geistige Behinderung auf (Domes, 2008).

Therapeutische Programme, wie das TEACCH-Programm (Schopler, 1972; s. auch Kap. 3.2.2), wurden ursprünglich für autistische Patienten entwickelt, eignen sich aber auch zur Nutzung bei aus anderer Ursache intelligenzgeminderten Patienten.

Bewegungsstörungen mit hirnorganischer Ursache

Hierunter zählen:

- umschriebene Entwicklungsstörungen motorischer Funktionen
- Choreatiforme Syndrome (unregelmäßige, abrupte, drehende, schraubende, zufällig verteilte Bewegungen, schneller als Tics, langsamer als Dystonien)
- Myokloniforme Syndrome (plötzliche, sehr kurz dauernde Muskelzuckungen)
- Tics und Tourette-Syndrom (Tic: kurze, unwillkürliche, aber unterdrückbare Bewegungen; Tourette: Kombination mit vokalen Äußerungen)
- Dystone Syndrome wie Athetosen (länger andauernde, komplexe Bewegungen und Haltungen)
- Spastisch-dystone Syndrome (anhaltende Muskelkontraktionen, die häufig zu bizarren Haltungen führen)
- Tremor (Muskelzittern)
- Faszikulationen (Zittern einzelner Muskelfaserbündel, z.B. an der Zunge)
- Spasmen (Muskelverkrampfungen)
- Spastische Zerebralparese (hohe, eher starr wirkende Muskelspannung)
- Dyskinetische Zerebralparese (eingeschränkte motorische Fähigkeiten infolge von Kleinhirnstörungen)
- Ataktische Zerebralparese: kongenitale zerebelläre Ataxie (kleinhirnbedingte Gang- und Standunsicherheit)

Wir haben diese somatisch-neurologischen Störungsbilder hier mit aufgelistet, weil sie bei vielen, besonders schwerer intelligenzgeminderten Kindern und Jugendlichen vorkommen und die Entwicklung nachhaltig beeinträchtigen können.

Bindungsstörungen

Bindung gilt als entscheidende Grundlage im menschlichen Leben schlechthin. Bindung meint dabei eine langdauernde und nicht auswechselbare Beziehung zwischen Individuen. Die Entwicklung eines Kindes hängt in hohem Maße davon ab, ob es über stabile Bindungen verfügt oder nicht.

In der ICD-10 wird unterschieden in **„reaktive Bindungsstörung des Kindesalters (F94.1)** und **Bindungsstörung im Kindesalter mit Enthemmung" (F94.2).** Die Bindungsorganisation hat Auswirkungen auf Selbstwertempfinden, Emotionsregulation und Vulnerabilität gegenüber Störfaktoren.

Da die Bindungsqualität eine so entscheidende Voraussetzung auch für therapeutische Maßnahmen darstellt, ist eine zumindest orientierende Beurteilung der Bindungsrepräsentation für die Therapieplanung unerlässlich. Allerdings betrachten modernere Konzeptionen die Bindungsorganisation nicht mehr als ausschließlich frühkindlich determiniert, sondern als ein prozesshaftes Geschehen, wofür auch therapeutische Erfolge bei bindungsgestörten Personen sprechen würden.

Borderline-Persönlichkeitsstörung

Emotional instabile Persönlichkeit mit Neigung zu intensiven, aber unbeständigen Beziehungen (im Erwachsenenalter).

Obgleich es kaum objektivierte Untersuchungen zum kombinierten Auftreten von Intelligenzminderung und Persönlichkeitsstörungen gibt, besteht aus klinischer Sicht kein Zweifel daran, dass zumindest Menschen mit leichtgradiger Intelligenzminderung durchaus in der Lage sind, eine Persönlichkeitsstörung zu entwickeln. Da es im vorliegenden Buch jedoch um Kinder und Jugendliche geht und von einer Persönlichkeitsstörung erst im Erwachsenenalter gesprochen wird, haben wir es hier allenfalls mit Verhaltensauffälligkeiten im Sinne von Vorläufern einer Persönlichkeitsstörung zu tun.

Bulimia nervosa

Die Bulimia nervosa ist durch wiederholte Anfälle von Heißhunger (Essattacken) und eine übertriebene Beschäftigung mit der Kontrolle des Körpergewichts und der Figur charakterisiert. Symptome sind: Wiederholte Episoden von Essanfällen (mindestens zwei Essanfälle pro Woche im Verlauf von drei Monaten), Kontrollverlust während der Essanfälle, Gewicht reduzierende Maßnahmen, wie zwischenzeitliches Fasten, selbstinduziertes Erbrechen, Diuretika- und Laxantiengebrauch oder -missbrauch, übermäßige körperliche Belastung.

Bei lernbehinderten oder leicht intelligenzgeminderten Jugendlichen kann diese Form der Störung durchaus eine Rolle spielen, da sie ebenso wie Anorexie-Patienten versuchen, ihren Körper zu instrumentalisieren, um (wenigstens) auf diese Weise die Anerkennung ihres Umfeldes zu gewinnen und damit ihr Selbstwerterleben zu steigern. Im stationären Setting entwickeln Patientinnen mit niedriger Intelligenz mitunter eine Bulimie, weil sie das Verhalten einer anderen Patientin nachahmen im Sinne von „Modelllernen“ (Kapitel 3.1).

Depressionen

Um von einer Depression zu sprechen, müssen nach ICD-10 (Dilling et al., 2015) mehrere Krankheitszeichen (Hauptsymptome und Zusatzsymptome) mindestens zwei Wochen oder länger vorliegen. Dazu gehören eine gedrückte Stimmung, Interessen- und Freudlosigkeit, verminderter Antrieb und erhöhte Ermüdung (Hauptsymptome) sowie Schuldgefühle und Wertlosigkeit, verminderter Selbstwert und Selbstvertrauen, verminderte Konzentration und Aufmerksamkeit, negative und pessimistische Zukunftsperspektive, hartnäckige Schlaf- und Appetitstörung und Suizidgedanken und -handlungen (Zusatzsymptome).

Liegen über zwei Wochen oder länger mindestens zwei der drei Hauptsymptome vor, wird die Diagnose Depression gestellt. Je nach Anzahl und Ausprägung der Symptome wird zwischen leichter, mittelgradiger oder schwerer Depression unterschieden.

Die Depression ist die am häufigsten nicht erkannte oder aber als Aggression verkannte psychische Störung beim Menschen.

Auch bei Intelligenzgeminderten stellt die Depression die häufigste komorbide Störung dar. Die „Therapie-Tools Depression bei Menschen mit geistiger Behinderung“ (Erretkamps et al., 2017) stellen zum ersten Mal Arbeitsblätter zur Psychotherapie depressiver geistig Behinderter vor. Themen sind z. B.: Tagesstrukturierung, Aktivitätenaufbau, Arbeit mit Emotionen, Selbstwirksamkeitserleben usw.

Das wiederholte Erfahren von Hilflosigkeit, also das Erleben, bestimmte persönlich bedeutsame negative Ereignisse nicht aus eigener Kraft ins Positive verändern zu können, kann bei den Betroffenen zu Hoffnungslosigkeit und Depression führen, vor allem, wenn sie sich selbst dafür die Schuld geben. Im vorliegenden Buch finden sich mehrere Beispiele für auf diese Weise entstehende depressive Symptome, z. B. wenn das Kind in der Schule oder auch zu Hause täglich das Gefühl hat, den Anforderungen der Bezugspersonen nicht zu genügen.

Auf eine Besonderheit bei den hier zu besprechenden Patienten, die den Umgang mit ihnen und ihren depressiven Störungen nicht leichter macht, sei noch verwiesen: Die Symptome der Depression zeigen beim nicht intelligenzgeminderten Kind häufig eine gewisse entwicklungsbedingte chronologische Abfolge, welche die Diagnostik erleichterten kann. Dies finden wir beim intelligenzgeminderten Kind und Jugendlichen in wesentlich geringerer Ausprägung bzw. eben auch entwicklungsabhängig, sodass der intelligenzgeminderte 16-Jährige durchaus depressive Symptome des 4–5-Jährigen aufweisen kann. Diese müssen sich dann nicht in gedrückter Stimmung und Freudlosigkeit äußern, sondern es können durchaus kleinkindhafte aggressive Verhaltensweisen auftreten, die von der Umgebung als „herausforderndes oder bösartiges, zumindest aber uneinfühlbares Verhalten“ gedeutet werden, sodass es häufig zu Fehldiagnosen kommen kann. Werden diesen Patienten dann sedierende Medikamente verabreicht, können diese wiederum die zugrunde liegende Depression verstärken und der „Teufelskreis“ ist geschlossen.

Down-Syndrom

Dieses Störungsbild wurde bereits 1866 erstmals von dem Kinderarzt John Langdon Down beschrieben. Es beruht auf einer Chromosomenanomalie, und zwar ist das Chromosom 21 dreimal statt zweimal vorhanden, man spricht deshalb auch von der Trisomie 21. Es handelt sich hierbei um die häufigste Chromosomenanomalie mit 1:700–1000 Neugeborenen. Bei einem Alter der Mutter über 40 Jahren ist das Risiko, ein Kind mit Down-Syndrom zu gebären, 50-fach erhöht. Diese Kinder machen 15–25% der geistig Behinderten aus. Allerdings gibt es auch sogenannte Mosaik-Typen, bei denen die Probleme in abgeschwächter Form auftreten.

Neben den äußerlich sichtbaren Auffälligkeiten, wie kraniofaziale Dysmorphie, Klinodaktylie und 4-Finger-Furche, finden sich häufig Fehlbildungen am Herzen, an der Speiseröhre und am Darm. Der IQ liegt nach Statistiken zwischen 30 und 70. Im Gegensatz zu den Autisten zeigen jedoch Patienten mit Down-Syndrom eine gute soziale Integrationsfähigkeit, die durch gezielte frühzeitige Förderung deutlich positiv beeinflusst werden kann.

Patienten mit Down-Syndrom zeigen ein freundliches, liebenswertes Wesen. Sie sind meist fröhlich und musisch interessiert, können allerdings auch sehr beharrlich („stur“) und mitunter antriebsgemindert sein. Etwa die Hälfte der Erkrankten, vor allem Männer, entwickelt bis zum 60. Lebensjahr eine Demenz vom Alzheimer-Typ.

Enuresis / Enkopresis

Hierbei handelt es sich um eine Störung mit unwillkürlichem Urin- bzw. Kotabgang bei Tag und / oder bei Nacht. Während diese Störungen bei lernbehinderten Kindern und Jugendlichen etwas häufiger als in der normalintelligenten Population auftreten und oft entweder auf eine Entwicklungsretardierung oder auf kognitive Überforderung hinweisen, treten sie mit zunehmendem Schweregrad der geistigen- und Mehrfachbehinderung immer häufiger auf und sind entsprechend schwieriger zu behandeln. Kane und Kane haben bereits 1976 ein Programm zur Sauberkeitserziehung geistig schwer Behinderter vorgelegt, da die Sauberkeitsentwicklung einen elementaren Bestandteil von Alltagsfertigkeiten darstellt (Kane & Kane, 1976).

Epilepsie

Die Vorkommenshäufigkeit von Epilepsie liegt bei Kindern und Jugendlichen mit Intelligenzminderung bei 20 – 40% (Huber, 2005) und steigt mit dem Schweregrad der Intelligenzminderung an. Es erfolgt eine grundsätzliche Unterteilung in generalisierte und fokale Anfälle, wobei in jeder der beiden Gruppen wiederum verschiedenste Anfallstypen anzutreffen sind, auf welche an dieser Stelle nicht näher eingegangen werden kann. Während Epileptiker mit normaler Intelligenz bei optimaler medikamentöser Einstellung, bis zu 60 – 75% anfallsfrei werden können, ist dies bei intelligenzgeminderten Kindern und Jugendlichen leider nicht der Fall. Hinzu kommt, dass Intelligenzgeminderte häufig ein breites Spektrum an unterschiedlichen Anfallstypen aufweisen, was die antiepileptische Therapie deutlich erschwert. Hier ist besonders das Lennox-Gastaut-Syndrom (LGS) als ausgesprochen schwer zu behandelnde Form der Epilepsie im Kindes- und Jugendalter zu nennen.

Therapie-Optionen der kindlichen Epilepsien sind neben der medikamentösen Therapie die Vagusnerv-Stimulation und die epilepsiechirurgische Behandlung, welche mit unterschiedlichem Erfolg auch bei Kindern mit Intelligenzminderung eingesetzt werden können.

Einen Beitrag zum Umgang mit Empowerment bei Epilepsie kann bei Menschen mit Intelligenzminderung auch das „Psycho-Edukative Programm Epilepsie“ (PEPE) leisten, allerdings richtet es sich an Jugendliche und junge Erwachsene (www.bethel-regional.de / psycho-edukatives-programm-epilepsie.html).

Fetales Alkoholsyndrom (FAS)

Bei diesen Personen finden wir auf der Grundlage einer intrauterinen Alkoholintoxikation neben Kleinwuchs, kraniofazialen Dysmorphien, motorischer

Unruhe, Schlaf- und Essstörungen und verschiedenen Verhaltensauffälligkeiten auch Intelligenzminderungen unterschiedlicher Ausprägung.

Sie haben häufig emotionale Probleme, schwierige individuelle Entwicklungsverläufe und sind oft in ihrer Lebensführung unselbstständig und dies unabhängig von den postpartalen Entwicklungsmöglichkeiten.

Fragiles-X-Syndrom

Dieses Syndrom beruht auf einer genetischen Mutation. Das äußere Erscheinungsbild ist bei Jungen charakteristischer als bei Mädchen, die aber ebenfalls betroffen sein können. Die Jungen fallen besonders durch großen Kopfumfang, große Ohren, prominentes Kinn und Hodenvergrößerung auf.

Patienten mit einer Vollmutation weisen häufig Epilepsien mit verschiedenen Anfallsformen sowie ADHS auf. Außerdem finden sich Entwicklungs- und Verhaltensstörungen neben mehr oder weniger charakteristischen neurologischen Störungen wie Stand- und Gangstörungen und kognitiven Störungen. Bei eingehender Diagnostik zeigt sich im Magnetresonanztomographen (MRT) eine Läsion der mittleren Kleinhirnstiele. Eine frühzeitige Förderung ist notwendig, da es keine kausale Therapie gibt.

Frühkindliche Hirnfunktionsstörung

Diese Störung wird im Wesentlichen durch einen Sauerstoffmangel vor, während oder nach der Geburt hervorgerufen und zeigt klinisch verschiedenartige Ausprägungen, da unterschiedliche Gehirnareale in unterschiedlicher Stärke betroffen sein können.

Eine gute Übersicht über mögliche prä-, peri- und postnatale Risiken einer solchen Störung findet sich u. a. bei Neuhäuser und Steinhausen (2003) und bei Ettrich und Ettrich (2006b). Die Vielfalt der möglichen schädigenden Einflüsse unterstreicht die Wichtigkeit einer subtil erhobenen Anamnese, denn viele Fakten werden nicht genannt, wenn man nicht gezielt danach fragt (Ettrich & Ettrich, 2009). Dabei ist zu beachten, dass wir es bei der Frühkindlichen Hirnfunktionsstörung mit einem Residualzustand und nicht mit einem fortschreitenden Prozess zu tun haben.

Die Frühkindliche Hirnschädigung muss gar keine belastenden Folgen für das Leben des Kindes hinterlassen, aber wenn sie welche hinterlässt, können diese in Art (motorisch, kognitiv, emotional, sozial oder kombiniert) und Ausprägung (Mikroformen bis schwerste Schädigung) außerordentlich vielgestaltig sein, je nachdem, wie gut das resultierende Gehirn seine Funktionen trotz dieser Störung organisieren kann, und diesbezüglich weist unser Gehirn ja eine erstaunliche Flexibilität auf.

Wir verweisen hier auf die von Luria (1970) beschriebenen „funktionellen Systeme“, die bei einer Störung ihrer Herausbildung anders „verschaltet“ werden als bei einer gesunden Hirnentwicklung. Spiel und Spiel (1987) sprechen in diesen Fällen von einer sogenannten „Surrogatbildung“, was die leichtere Störbarkeit dieser Systeme erklären kann und meint die gestörte Verhaltung des Gehirns, die einen Ersatz zum gesunden Gehirn darstellt.

Klinefelter-Syndrom

Darunter verstehen wir eine zahlenmäßige Veränderung der Chromosomen (numerische Chromosomenaberration) der Geschlechtschromosomen (XXY), die bei männlichen Personen auftritt. Dies kann bereits pränatal erkannt werden, bleibt jedoch in über der Hälfte der Fälle unentdeckt. Körperliche Zeichen muskuläre Schwäche, mangelnde Körperbehaarung und Verzögerung der motorischen Entwicklung. Der in diesem Zusammenhang auftretende Hypogonadismus (endokrine Funktionsstörung der Keimdrüsen) führt außerdem zu Unfruchtbarkeit.

Eine Intelligenzminderung ist nicht zwingend, doch leiden die Betroffenen häufig unter Antriebsarmut, geringem Selbstvertrauen und Depressionen. Auch sprachliche Probleme treten auf. Das Risiko für die Entwicklung einer ADS, aber auch eines Atypischen Autismus oder einer Schizophrenie, ist erhöht.

Konversionsstörung

Als Konversionsstörungen bezeichnet man nicht näher bezeichnete dissoziative Störungen. Es entwickeln sich körperliche Symptome, die denen einer neurologischen Erkrankung des Nervensystems ähneln. Ausgelöst werden diese Symptome durch psychische Faktoren wie Konflikte oder durch andere Arten von Stress.

Hier kommen bei Kindern und Jugendlichen mit Intelligenzminderung mehr symptom- als einsichtsorientierte Elemente zum Tragen (Brunner, 2013). Dasselbe gilt für die weiter unten dargestellte Posttraumatische Belastungsstörung (PTBS).

Neurofibromatosen

Die Neurofibromatose des Typs 1 (Morbus Recklinghausen) ist eine chromosomal (autosomal) vererbte Erkrankung, deren Symptome das ZNS und die Haut betreffen. Das Erscheinungsbild ist gekennzeichnet durch Neurofibrome (entstellende Nervenschwellungen), multiple Café-au-lait-Flecken (Milchkaffeeflecken) auf der Haut, Makrozephalie und häufige Intelligenzminderungen unterschiedlichen Ausmaßes.

Phenylketonurie

Hierbei handelt es sich um eine angeborene Stoffwechselstörung, die unbehandelt zu schwerer geistiger Behinderung führt. Das mit der Nahrung aufgenommene Eiweiß Phenylalanin kann hierbei nicht in Tyrosin umgewandelt werden, sodass die Phenylalaninkonzentration im Blut steigt. Eine phenylalaninarme Diät kann hier entscheidend helfen und die intellektuelle Entwicklung der Kinder deutlich verbessern.

Posttraumatische Belastungsstörung

Eine posttraumatischen Belastungsstörung entsteht als eine verzögerte Reaktion auf ein oder mehrere belastende Ereignisse oder Situationen außergewöhnlicher Bedrohung oder katastrophenartigen Ausmaßes. Hierzu gehören Naturereignisse oder von Menschen verursachte Katastrophen, eine Kampfhandlung, ein schwerer Unfall oder Zeuge eines gewaltsamen Todes anderer oder selbst Opfer von Folter oder Terror oder Vergewaltigung zu sein.

Typische Symptome dieser Störung sind sich aufdrängende Erinnerungen (Flashbacks), Intrusionen, Alpträume und komorbide Symptome. Traumafolgestörungen werden bei Kindern und Jugendlichen mit Intelligenzminderung häufig Verhaltensstörungen zugeschrieben und nicht oder viel zu spät erkannt. Ein hoher Prozentsatz von Kindern und Jugendlichen mit Intelligenzminderung erlebt im Verlauf des Lebens traumatische Ereignisse. Daher sind die „Risiken für traumatisierende Lebenserfahrungen bei Menschen mit geistiger Behinderung […] also offensichtlich signifikant erhöht“ (Hennicke, 2012, S.7).

Prader-Willi-Syndrom (PWS)

Darunter versteht man eine komplexe genetisch verursachte Störung, die in drei Viertel der Fälle durch väterliche Gene verursacht wird. Sie äußert sich durch eine schwere muskuläre Hypotonie von Geburt an, frühzeitig auftretenden Heißhunger mit konsekutiver Adipositas, Dysmorphiezeichen wie kurze Hände und Füße, mandelförmige Augen, eine schmale Unterlippe, Kleinwuchs, Hypogonadismus, Lernbehinderung bis leichte Intelligenzminderung und unterschiedliche Verhaltensauffälligkeiten. Frühförderung auf verschiedenen Ebenen ist das Mittel der Wahl, Gabe von Wachstumshormonen ab dem ersten Lebensjahr ist möglich, aber nicht ohne Nebenwirkungen.

Rett-Syndrom

Dieses Syndrom wird zu den tiefgreifenden Entwicklungsstörungen gezählt und weist gewisse Überschneidungen mit Autismus auf. Es betrifft hauptsächlich Mädchen, die durch einen Entwicklungsrückschritt im Alter von 6 bis 30 Monaten, verringerten Kopfumfang, zunehmende Spastik, Skoliose und Epilepsien auffällig werden. Im Verhalten fallen sie durch stereotype (Wasch-)Bewegungen, auffällige Atmung, Schlafstörungen, nächtliches Schreien oder Lachen, rasche Stimmungsschwankungen, Grimassieren und autistische Verhaltensmuster auf. Mit zunehmendem Alter nehmen die nächtlichen Anfälle zu.

Schizophrenie

Schizophrene Störungen sind im Allgemeinen durch grundlegende und charakteristische Störungen von Denken und Wahrnehmungen sowie inadäquate oder verflachte Affektivität gekennzeichnet. Die ICD-10 (Dilling et al., 2015) differenziert die Unterformen paranoide Schizophrenie, hebephrene Schizophrenie, katatone Schizophrenie und undifferenzierte Schizophrenie.

Wir finden eine tiefgreifende Störung des Realitätsbezugs und die Herausbildung zusätzlicher kognitiver Defizite. Das macht das Störungsbild bei ohnehin schon intelligenzgeminderten Patienten noch schwerer. Dabei ist bei geistiger Behinderung, speziell beim Prader-Willi-Syndrom, ein erhöhtes Risiko, an Schizophrenie zu erkranken, zu verzeichnen.

In der Diagnostik, aber auch in der Therapie ist den individuellen kognitiven Möglichkeiten des jeweiligen Patienten Rechnung zu tragen.

Bei schwerer akuter Symptomatik und der Gefahr einer Selbst- oder Fremdgefährdung ist die stationäre Psychopharmakotherapie nicht zu umgehen, ggf. auch gegen den Willen des Patienten, der ja bekanntermaßen ausgerechnet bei dieser schweren Störung anfangs kaum eine Krankheitseinsicht hat. Auch in dieser Phase geht es grundsätzlich um eine Atmosphäre der Wertschätzung, da der Patient in der Remissionsphase sehr wohl erinnert, wie in der akuten Phase mit ihm umgegangen wurde und damit der Erfolg jeder späteren therapeutischen Maßnahme davon abhängig ist.

In der weiteren Behandlung, die als Langzeittherapie zu planen ist, kommt es sehr auf eine gute Vernetzung verschiedener, am konkreten „Fall" beteiligten Helfersysteme an, um eine gelingende Rehabilitation zu ermöglichen.

Störungen des Sozialverhaltens

Störungen des Sozialverhaltens sind durch ein sich wiederholendes und andauerndes Muster dissozialen, aggressiven oder aufsässigen Verhaltens charakterisiert.

Auch hier ist bei Kindern und Jugendlichen mit Intelligenzminderung immer auf die Entwicklungsbesonderheiten des jeweiligen Patienten zu achten und die vielfältigen Verhaltensstörungen vor diesem Hintergrund zu bewerten.

Eine besondere Rolle, das wird an mehreren Stellen unseres Buches deutlich, spielt das sogenannte herausfordernde Verhalten, ein scheint uns unglücklich gewählter Begriff, zum einen, weil auch der nicht Intelligenzgeminderte mitunter bewusst oder unbewusst mit seinem Verhalten herausfordert, zum anderen aber auch, da ja schließlich jedes Verhalten ein „Antwortverhalten" der Umgebung herausfordert.

Störungen des Sozialverhaltens und der Emotionen, kombiniert: Diese Störungen sind durch ein sich wiederholendes und andauerndes Muster dissozialen, aggressiven oder aufsässigen Verhaltens charakterisiert, kombiniert mit anhaltenden, eindeutigen Symptomen wie Angst, Furcht, Zwängen usw.

Störungen des Sozialverhaltens mit oppositionellem Trotzverhalten: Tritt charakteristischerweise bei Kindern unter 9-10 Jahren auf und ist gekennzeichnet durch deutlich aufsässiges, ungehorsames und trotziges Verhalten bei Fehlen schwerer dissozialer oder aggressiver Handlungen.

Suizidalität

Hierbei wird das Leben vom Patienten als so belastend wahrgenommen, dass er es durch Selbsttötung beenden möchte.

Suizidalität spielt auch bei Intelligenzgeminderten eine große Rolle und stellt einen dysfunktionalen Versuch der Problemlösung dar (Schanze, 2013). Im Erregungszustand kann ein Patient mit Intelligenzminderung diese dysfunktionale Problemlösung deutlich schneller anvisieren!

Es kann Sinn machen, mit dem Betroffenen einen sogenannten „Nonsuizid-Vertrag" abzuschließen, insbesondere bei emotionaler Instabilität.

Tic-Störungen

Ein Tic ist eine unwillkürliche, rasche, wiederholte, nichtrhythmische, motorische Bewegung umschriebener Muskelgruppen oder eine Lautproduktion, die plötzlich einsetzt und keinem offensichtlichen Zweck dient.

Bei Menschen mit Intelligenzminderung ist die Diagnostik einer Tic-Störung oft schon durch die kognitive Einschränkung (mangelnde Introspektionsfähigkeit) und die verbale Mitteilungsfähigkeit der Patienten beeinträchtigt. Dasselbe gilt auch für die nachfolgend dargestellte Zwangsstörung.

Zwangsstörungen

Es handelt sich um wiederkehrende Gedanken, Ideen und/oder Handlungen, die der Patient, obwohl er sie in ihrer ständigen Wiederholung als unsinnig erkennt, immer wieder (und immer häufiger und intensiver) durchführt, sodass seine Teilnahme am normalen Leben zunehmend beeinträchtigt wird. Sehr oft sind im Kindes- und Jugendalter Zwänge Versuche, um mit manifestierten Ängsten umgehen zu können.

3 Bausteine für eine erfolgreiche Psychotherapie mit Kindern und Jugendlichen mit Intelligenzminderung

3.1 Was kann Psychotherapie mit Blick auf unsere Klientel?

In den genannten S2k-Leitlinien lesen wir hierzu Folgendes: „In der psychotherapeutischen Behandlung müssen relevante Therapieinhalte prägnant, möglichst konkret und bei Bedarf vereinfacht vermittelt werden" (Häßler, 2014, S. 56). Das bedeutet, der Therapeut hat seinen Sprachstil und seine Ausdrucksform dem intellektuellen Vermögen seines Patienten anzupassen, ein Umstand, der nicht einfach ist und der deshalb vielen Therapeuten schlichtweg nicht gelingt. Auch deshalb ist die Psychotherapie mit intelligenzgeminderten Patienten ein von vielen Therapeuten gemiedenes Feld.

Auch muss sich der Therapeut hüten, durch eine zwar notwendige direktivere Vorgehensweise den Patienten zu „manipulieren", denn intelligenzgeminderte Patienten sind oft sehr suggestibel. Das therapeutische Vorgehen ist aus diesem Grund eine echte Gratwanderung. Andere Patienten wiederum sind sehr misstrauisch bzw. verstehen nicht, welchen Vorteil eine Psychotherapie für sie bedeuten kann, warum sie z. B. mitarbeiten sollen, wenn es darum geht, unangemessene, aber liebgeworden Verhaltensweisen durch angemessenere zu ersetzen. Hier ist es notwendig, dass der Therapeut sehr intensiv und feinfühlig am Motivationsaufbau seines Patienten arbeitet und nicht zu vieles zu schnell ändern will.

Je schwerer intelligenzgemindert der Patient ist, desto mehr ähnelt das psychotherapeutische Vorgehen der Heilpädagogik im Sinne der „ganzheitlichen Kommunikation".

Allerdings wird der Sinn der klassischen verhaltenstherapeutischen Intervention, wie der Umgang mit Tokens, um von einer extrinsischen Motivation des

Patienten zu einer intrinsischen Motivation zu gelangen(s. Methoden der Verhaltenstherapie), vom Patienten häufig nicht nachvollzogen werden können.

Psychotherapie ist „ein bewusster und geplanter interaktioneller Prozess zwecks positiver Beeinflussung von Leidenszuständen und/oder Verhaltensstörungen [...]" (Mattejat et al., 2006, S. 3).
Sie ist also die Behandlung einer psychischen oder psychosomatischen Störung mit wissenschaftlich anerkannten Methoden meist verbaler, manchmal auch nonverbaler Art durch einen ausgebildeten „Fachmann" auf der Grundlage einer Arbeitsbeziehung zwischen Psychotherapeut und Patient und Bezugsperson(en). Ihr Ziel ist die positive, nach Möglichkeit heilende Beeinflussung der emotionalen Beschwerden des Patienten und seiner Bezugspersonen, wobei Letzteres im Kindes- und Jugendalter ebenso wie Förderung einer möglichst gesunden Entwicklung eine besondere Bedeutung hat.

DEFINITION

Unter **Kinderpsychotherapie** verstehen wir die psychologische Behandlung psychisch und psychosomatisch gestörter Kinder und Jugendlicher mit dem Ziel von Heilung, Entwicklungskorrektur und Entwicklungsförderung.
Sie beinhaltet die qualifizierte und planvolle Anwendung von Verfahren

- der Störungsdiagnostik,
- der Therapiezielbildung,
- der speziellen psychotherapeutischen Behandlung und
- der Therapieerfolgskontrolle.

Kinderpsychotherapie ist keine in sich geschlossene psychologische Schule und keine spezielle Psychotherapietechnik, sondern der Oberbegriff für alle Behandlungsformen (Schulen) und Therapietechniken, die sich mit deren spezieller Anwendung für Kinder bzw. Jugendliche befassen. Aus diesem Grunde schließt die Ausbildung in Kinderpsychotherapie neben der Erweiterung des psychologischen und medizinischen Grundwissens die Beschäftigung mit unterschiedlichen psychologischen Schulen, deren Theorien und Modellen ebenso ein wie das Kennenlernen von kindertherapeutischen Breitbandverfahren und störungsspezifischen Behandlungstechniken.

Die Therapie basiert auf einer Theorie des normalen und des pathologischen Verhaltens und greift auf lehrbare Techniken zurück.

Dabei arbeiten ambulante und stationäre Psychotherapie mit denselben diagnostischen und therapeutischen Methoden, während das jeweilige Setting und die Rahmenbedingungen different sind.

Von **Kinderpsychotherapie** sprechen wir dann, wenn im Mittelpunkt des therapeutischen Geschehens die Behandlung des Kindes bzw. des Jugendlichen steht. Diese Sichtweise schließt keineswegs die Eingebundenheit des Kindes bzw. des Jugendlichen in spezifische soziale Systeme wie Familie, Kindergruppe, Schulklasse usw. aus den therapeutischen Überlegungen aus.

Bereits in unserem 2014 erschienenen Buch verweisen wir auf folgende, hier zu wiederholende und besonders zu betonende Prämisse:

> *„Ganz wichtig ist, dass sich die Therapieziele aus einer Konsensbildung aller für das Kind verantwortlichen Personen ergeben und den Aufbau von störungsersetzenden und entwicklungs- und reifungsfördernden Verhaltensweisen betreffen" (Ettrich & Stodolka, 2014, S. 54).*

An dieser Stelle sollen noch einmal die wichtigsten Therapiemethoden und Settings aufgeführt werden.

3.1.1 Verhaltenstherapie

Die Verhaltenstherapie basiert auf der Grundannahme, dass sich psychische und/oder Verhaltensstörungen durch ein fehlerhaftes Lernen des Patienten herausbilden. Diese können durch ein Neu- oder Umlernen und Neubewerten therapeutisch im positiven Sinne beeinflusst und damit behoben werden. Das neu oder anders Gelernte bedarf dabei eines gründlichen Trainings, damit der Patient nicht in alte, pathologische Verhaltensmuster zurückfällt.

Wir unterscheiden verschiedene Arten des Lernens:
Da ist zum einen das **Klassische Konditionieren** (die reflektorische Reiz-Reaktions-Verbindung), welches auf Pawlow (1973) zurückgeht, zum anderen das **Instrumentelle oder Operante Konditionieren** (die Verknüpfung von Situationsgegebenheiten mit neuen Verhaltensweisen, die Folgen nach sich ziehen [Belohnung, Bestrafung]) im Sinne von Skinner (1974), das **Beobachtungslernen** (Beobachtung des Handelns und der Handlungsfolgen bei einem anderen, auch stellvertretendes oder Nachahmungslernen genannt) nach Bandura (1976) sowie das **Strukturierende Lernen,** die Ausdifferenzierung von Handlungsstruktu-

ren (Erwerb von Metakognitionen, situationsunspezifischen Handlungsweisen) nach Piaget (1990). In der Verhaltenstherapie geht man von folgenden Prämissen aus:

1. Entwicklung geschieht wesentlich durch Lernen.
2. Entwicklung vollzieht sich in kleinen Schritten.
3. Die Ontogenese ist eine Folge von Versuchen (Trials) und Irrtümern (Errors) und Erfolgen (Successes).
4. Durch Lernen werden interne Strukturen herausgebildet, die das Abbild der Realität repräsentieren.
5. Das erlernte Wissen ist spezifisch für den Kontext, in dem es erlernt wurde.
6. Der Transfer (Übertragung, Verallgemeinerung) des Gelernten auf andere Situationen ist eine aktive Leistung des Individuums.

Dies sind die Grundannahmen exogenistischer Entwicklungstheorien. Unter diesen Theorien werden also alle Faktoren erfasst, die die Entwicklung eines Menschen von außen beeinflussen, also seine Umwelt mit den ihr lebenden Personen.

Unter endogenistischen Entwicklungstheorien verstehen wir hingegen solche, die die Anlagen des Menschen betonen, also von einem genetischen Bauplan des Individuums ausgehen, aber auch vorgeburtlich Erworbenes berücksichtigen. Hinzu kommen Selbstgestaltungs- und interaktionistische Entwicklungstheorien.

In der Entwicklung eines Menschen spielen hierbei alle drei Arten von Entwicklungstheorien eine Rolle, etwa in der Art:

Die Wirkung von Umwelteinflüssen hängt von den vorliegenden Anlagen und vorgeburtlichen Einflüssen ab, die hieraus sich ergebende Entwicklung wird jedoch vom Individuum in dem Maße mitgestaltet, in welchem das Ergebnis von Anlage- und Umweltverschmelzung dies gestattet, aber umgekehrt ist das Individuum auch in der Lage, diejenigen Umwelteinflüsse einwirken zu lassen, welche seine Anlagen in die eine oder andere Richtung wirksam werden lassen. Diese Prozesse bedingen sich gegenseitig und sind in jedem Abschnitt der menschlichen Entwicklung wirksam, jedoch jeweils in unterschiedlicher Ausprägung. Das macht die Einmaligkeit unserer lebenslangen Entwicklung aus.

BEISPIEL

Christoph

Christophs Vater ist Alkoholiker und gewalttätig, die Mutter schwach und emotional vom Vater abhängig. Christoph ist leicht intelligenzgemindert (während der Geburt kam es zu einem Sauerstoffmangel) und hat die Anlagen beider Eltern in sich.

Fast folgerichtig gerät er in der Pubertät in eine Gruppe von Jugendlichen, die Alkohol und auch Drogen konsumiert. Er will immer wieder aussteigen, aber er schafft es nicht, bis er mit dem Gesetz in Konflikt gerät und eine Jugendstrafe absitzen muss. Dort lernt er eine Psychologin kennen, mit der er seine Kindheit und Jugend aufarbeitet und dabei erkennt, dass er kein „Spielball" seiner Gene und auch nicht seiner Umwelt ist, sondern dass er über Möglichkeiten der Selbststeuerung verfügt, die ihn davor schützen können, den Weg des Vaters oder der Mutter einzuschlagen. Nach seiner Haftentlassung, als er sich besonders allein und schwach fühlt, weil die alten Kumpels ihn natürlich sofort wieder in ihr Clique zurückholen wollen, sucht er sich eine ambulante Therapie, widersetzt sich den Werbungen und Forderungen seiner alten Freunde, was schwer genug ist, bleibt aber sowohl abstinent als auch gesetzeskonform, macht eine Ausbildung, findet neue Freunde, schließlich auch eine Frau und gründet eine eigene Familie. Sein Weg hat ihn so überzeugt, dass er mit dem eigenen Sohn, als dieser in der 2. Klasse Verhaltensprobleme zeigt, sofort in eine ambulante Psychotherapie geht, wo er vertrauensvoll seine eigene Geschichte erzählt und seine Befürchtungen bzgl. des Sohnes anspricht, sodass diesem geholfen werden kann.

BEISPIEL

Roman

Roman ist der erstgeborene Sohn einer leicht geistig behinderten und psychisch kranken Mutter und eines lernbehinderten Vaters. Als beide Eltern Roman wegen extremer Verhaltensauffälligkeiten im vierten Lebensjahr in meiner Praxis vorstellten, waren sie von dem Gedanken erfüllt, dass Roman wenig lernen kann und sicher ebenfalls eine so problematische Entwicklung wie Mutter und Vater zeigen wird. Durch langjährige therapeutische Begleitung, durch sozialpädagogische Familienhilfe und durch die richtige Wahl der Beschulung (Regelschule mit Erziehungshilfe) konnte Roman einen qualifizierten Hauptschulabschluss erlangen und ein gesetzes- und regelkonformes Verhalten erlernen. Er ist durch seine gute Entwicklung eine Stütze im Alltag für seine Eltern und den jüngeren Bruder.

In der Therapie mit intelligenzgeminderten Patienten spielt die Verhaltenstherapie mit ihrem Facettenreichtum eine entscheidende Rolle. Wir unterscheiden hier zunächst einmal zwischen **operanten** und **kognitiven** Methoden, wobei im Kindes- und Jugendalter und zumal bei intelligenzgeminderten Patienten die operanten Methoden, die gezielt lerntheoretische Grundlagen nutzen, deutlich häufiger als die kognitiven angewendet werden.

Zur Erklärung der Entstehung eines erwünschten, aber ebenso eines unerwünschten Verhaltens eignet sich die Zwei-Faktoren-Theorie des Lernens nach Mowrer (1939):

DEFINITION

Die Zwei-Faktoren-Theorie des Lernens vereint klassisches und operantes Konditionieren und besagt, dass auf einen unkonditionierten Stimulus eine unkonditionierte Reaktion erfolgt, hingegen ein konditionierter Stimulus dem Geschehen eine andere Richtung gibt.

Ein negatives Beispiel wäre die Entstehung von Ängsten, wenn z. B. jemand seit Jahren täglich mit dem Fahrstuhl fährt und immer gut am Ziel ankommt. Eines Tages bleibt der Fahrstuhl plötzlich zwischen zwei Stockwerken stecken, worauf der Benutzer des Fahrstuhls in Panik gerät. Aufgrund dieses Ereignisses (zufälliges Zusammentreffen eines unkonditionierten mit einem konditionierten Stimulus) fährt als Reaktion auf dieses Geschehen die betreffende Person u.U. künftig nicht mehr mit dem Fahrstuhl, denn er hat die Erfahrung gemacht, dass er steckenbleiben kann. Diese Ängste sind verhaltenstherapeutisch relativ gut behandelbar.

BEISPIEL

Eric

Bei Eric, einem 10-jährigen intelligenzgeminderten Jungen mit einer primären Enuresis wurde die Zwei-Faktoren-Theorie folgendermaßen gezielt therapeutisch genutzt: Unkonditionierter Stimulus: zunehmende Blasenfüllung in der zweiten Nachthälfte, konditionierter Stimulus: Blasenentleerung ins Bett.

Dies wurde durch Einsatz eines Weckreizes (Klingelhose im Sinne eines konditionierten Stimulus) in eine konditionierte Reaktion im Sinne von Aufwachen und Toilettenbesuch therapeutisch verändert. Hier haben wir ein Beispiel für einen therapeutisch „gewollten" Verhaltensaufbau.

Die Zwei-Faktoren-Theorie ist zur Erklärung bestimmter Störungen gut geeignet und weitgehen anerkannt, wurde in den vergangenen Jahren jedoch auch zunehmend kritisiert und als nicht weitreichend genug beurteilt.

Gerade das Training erwünschter Verhaltensweisen und damit das allmähliche Abrücken von unerwünschten, häufig störenden Verhaltensweisen ist ein mitunter zwar langwieriger und kräftezehrender Prozess, aber er ist häufig sehr erfolgreich, wie verschiedene Beispiele aus der Praxis in diesem Buch belegen.

Als Besonderheiten der Kinder- und Jugendlichen-Verhaltenstherapie müssen wir berücksichtigen (Mattejat, 2006):

- Kinder und Jugendliche sind „in Entwicklung"
- Umwelt-und Kontextabhängigkeit: Damit ist gemeint, dass sich Kinder und Jugendliche während ihres Lebens unter verschiedensten Rahmenbedingungen entwickeln, die natürlich diese Entwicklungsprozesse direkt beeinflussen. Sind diese ungünstig, so können Störungen der Entwicklung eintreten. Verändern sich diese, so können sich auch Entwicklungsprozesse verändern.
- Therapiemotivation und Verantwortlichkeit: Eine wichtige Besonderheit der Kinder- und Jugendlichen Verhaltenstherapie ist die Tatsache, dass oft nicht die Patienten die Therapie wünschen, sondern die Eltern. So entsteht möglicherweise erst im Prozess der Therapie oder gar nicht eine Therapiemotivation.
- Therapiebeziehung: Therapeutenrolle vs. Erwachsenenrolle: In der Arbeit mit Kindern und Jugendlichen gilt es ebenso wie in der Arbeit mit Erwachsenen, dass eine tragfähige Therapeuten-Patient-Beziehung hergestellt werden muss, um ein effektives Arbeitsbündnis zu erreichen. Das ist mit Kindern oftmals nicht so schwierig, aber auch oft nicht einfach, denn es hängt sehr von emotionalen Faktoren wie Zuneigung, Sympathie, aktuelle Befindlichkeit und Eingehen auf das Kind ab Dabei geraten wir auch oft in Widerspruch mit

den Eltern, vor allem dann, wenn sie erst psychoedukativ verstehen müssen, dass wir nicht die Rolle von Erziehern übernehmen können.

- Kommunikations- und Reflexionsfähigkeit und Krankheitsverständnis: Bei Kindern und Jugendlichen entwickeln sich diese Kompetenzen erst. Sie sind bei kleineren Kindern und auch bei entwicklungsverzögerten Kindern und Jugendlichen noch gar nicht oder bruchstückhaft vorhanden. Das muss in der Arbeit mit Kindern und Jugendlichen unbedingt Beachtung finden, um die Kinder und Jugendlichen nicht zu überfordern oder „über ihre Köpfe hinweg" zu arbeiten.

Rahmenkonzeption für die Verhaltenstherapie mit Kindern, Jugendlichen und Familien ist die Entwicklungspsychopathologie.

Methoden der Verhaltenstherapie

Im Folgenden wollen wir einige in der Verhaltenstherapie gebräuchliche Methoden vorstellen:

Verhaltenstherapie arbeitet oft und erfolgreich mit sogenannten **Tokens oder „Eintauschverstärkern".** Das heißt, ein gewünschtes Verhalten wird belohnt, ein unterdrücktes unerwünschtes Verhalten ebenso, ein gezeigtes unerwünschtes Verhalten wird, solange das sinnvoll und möglich ist, nicht beachtet (und damit **„negativ verstärkt").** Dies hat sich im Kindes- und Jugendalter besonders bewährt, hat aber durchaus auch im Erwachsenenalter Vorzüge, wobei im Kindes- und Jugendalter die Belohnung oder Verstärkung durch Personen des sozialen Umfeldes (Eltern, Lehrer, Ausbilder) geschieht, während der Erwachsene sich sein eigenes Belohnungssystem aufbaut (was jeder Mensch ja übrigens von Natur aus selbst tut, wenn er gesund bleiben will, es nur meistens nicht explizit so benennt).

Jede Verstärkung eines erwünschten Verhaltens „bahnt" die gezeigte Verhaltensweise, das heißt, diese Verhaltensweise wird in Zukunft öfter gezeigt. An Arten von Verstärkern unterscheiden wir **materielle** und **immaterielle** sowie **soziale** Verstärker. Hier ist besonders darauf hinzuweisen, dass der Therapeut gemeinsam mit dem Patienten diejenigen Verstärker identifiziert, die vom Patienten auch als solche erlebt werden. (Es macht wenig Sinn, zur Belohnung mit einem Kind Eis essen zu gehen, welches gar nicht gern Eis isst).

Liste der Erfassung von Verstärkern für Kinder (LEV-K)

Die Verstärkerliste für Kinder (LEV-K) wurde von Petermann und Petermann (1994) auf Grundlage der **L**iste zur **E**rfassung von **V**erstärkern (LEV) von Windheuser und Niketta (1972) entwickelt. Diese Liste basiert wiederum auf einer „Reinforcement Survey Schedule" von Cautela und Kastenbaum (1967). Die LEV-K besteht aus 90 Items, gegenüber 217 von Windheuser und Niketta, die speziell für Kinder ausgewählt und ergänzt wurden. Die Instruktionen mussten ebenfalls kindgerecht umformuliert werden. Im Einzelnen erfasst die Liste in Anlehnung an Windheuser und Niketta (1972) folgende drei Bereiche:

a. Verstärker für den Einsatz in der Therapiesituation,
b. Verstärker, die auch außerhalb der Therapie erreichbar sind und
c. soziale und verbale Verstärker.

Die Verstärkerliste wird jeweils dem Kind vorgelesen und den Eltern vorgelegt und von ihnen getrennt ausgefüllt, um so ein umfangreiches Bild zu bekommen. Die Urteile werden anhand von Fünfer-Abstufungen abgegeben, die von „ungern" bis „sehr gern" reichen. Den Eltern wird die Liste mit den von Windheuser und Niketta (1972) vorgeschlagenen Instruktionen zum Ausfüllen gegeben. Für die Kinder unserer Altersgruppe erscheint es günstig, die Instruktionen den Kindern mündlich mitzuteilen. Dazu werden den Kindern die Abstufungen auf der Skala beispielsweise durch verschieden große Quadrate dargestellt, d.h. ungern ist das kleinste Quadrat und sehr gern ist das größte. Die Kinder bekommen die Quadrate in die Hand, um schnell eine Einschätzung für die entsprechende Frage abgeben zu können. Die Einschätzung soll mit den Kindern kurz spielerisch geübt werden.

Bei der vergleichenden Auswertung der Listen der Eltern-Kinder-Urteile darf es nicht verwundern, wenn Eltern und Kinder unterschiedliche Einschätzungen abgeben. Dies spiegelt nicht unbedingt die Unzuverlässigkeit der Verstärkerliste wider, sondern kann für die unterschiedliche Sichtweise der Eltern und Kinder sprechen. Die Auswertung dieser diskrepanten Urteile stellt eine nicht uninteressante Information dar, die im Kontext der Elterngespräche interpretiert werden kann.

Der vierte Teil des Fragebogens von Windheuser und Niketta (1972), der nach häufig auftretenden Gedanken und ausgeführten Tätigkeiten fragt, muss für Kinder ausgeklammert werden, da die Einschätzung dieser offen gestellten Fragen für Kinder der angesprochenen Altersstufe nicht möglich ist. So ist es für einen Achtjährigen sicherlich schwierig, sich einen Tagesablauf vorzustellen und diesen hinsichtlich der Häufigkeit bestimmter Ereignisklassen (z.B. Radio hören, Kaffee trinken, etc.) zu beurteilen.

Verhaltensbeobachtung

Es liegen zwei unterschiedliche, leicht handhabbare Verfahren zur Verhaltensbeobachtung vor. Einmal ein Verfahren zur Beobachtung aggressiven Verhaltens (BAV) (Mees & Selg, 1977) und andererseits ein Verfahren zur Abschätzung der Therapiemitarbeit des Kindes (TMK) (Volkmann-Raue, 1977). Bei beiden Verfahren handelt es sich um Einschätzlisten, die es gestatten, das Ausmaß der Aktivitäten des Kindes global auf einer Abstufungsskala von 1 bis 5 zu beurteilen. Beide Beobachtungsverfahren sind kaum geeignet, Detailbetrachtungen von Interaktionsfolgen darzustellen. Dies ist nach unserer Erfahrung für den praxisorientierten Einsatz kaum machbar, da solche Verfahren, wie sie z. B. von Mees und Selg (1977) entwickelt wurden, sehr aufwendig in der Auswertung sind. Zweifellos steht damit eine pragmatische Sicht bei diesen Verfahren im Vordergrund, wobei Beurteilungsübereinstimmungen von mindestens 80%, die in Studien mit Erziehern, Psychologiestudenten und Psychologen gewonnen wurden, für die Aussagekraft des BAV und des TMK sprechen. Dies zeigt zumindest die Zuverlässigkeit der Verfahren.

Im Allgemeinen lieben Kinder soziale Verstärker trotz aller vielleicht vorhandenen materiellen Wünsche mehr als materielle. Das heißt, ein mit der Mutter stattfindender Kinobesuch oder der Besuch eines Fußballspiels mit dem Vater haben meist deutlichen Vorrang vor Geschenken. Das setzt natürlich auch die Bereitschaft der Eltern voraus, solche sozialen Verstärker einzusetzen.

Aber zu solch wertvollen Dingen kommt man natürlich nicht durch ein einmalig gezeigtes erwünschtes Verhalten. Hierfür werden mit Patienten, Eltern oder sonstigen Bezugspersonen und Therapeuten sogenannte Tokenpläne erarbeitet. Ein gezeigtes erwünschtes Verhalten bringt dem Patienten z. B. einen Punkt, so hat er bei zehn Mal gezeigtem erwünschten Verhalten zehn Punkte, die er, je nach Vereinbarung, in ein kleines Geschenk oder eine bestimmte soziale Aktivität eintauschen kann.

BEISPIEL

Janek

Janek ist ein 12-jähriger lernbehinderter Junge, der in der Lernförderschule (LB-Schule) gute Leistungen zeigt, aber immer wieder bei geringen Frustrationen, sei es durch Mitschüler oder Lehrer, überschießende Verhaltensauffälligkeiten zeigt. Er schreit dann Schimpfwörter durch den Raum, ärgert andere Schüler, indem er ihnen Dinge kaputtmacht oder sie boxt usw. Diese Verhaltensexzesse belasten die sonst guten Beziehungen in der Klasse, und alle, auch Janek selbst, möchte sie gern loswerden, denn er will seine Freunde behalten und seinen Eltern und Lehrern keine Sorgen machen.

Mit Janek und seiner alleinerziehenden Mutter wird ein Tokenplan erarbeitet, den auch die Klassenleiterin erhält. Es werden zunächst die tätlichen Auseinandersetzungen in den Blick genommen, die bei Janek ca. einmal pro Woche auftreten. Läuft ein Schultag ohne tätliche Auseinandersetzung, darf Janek sich dafür einen Punkt am Kalender in seinem Zimmer eintragen, die Klassenleiterin tut dasselbe in einem dafür angeschafften Heft. Am Ende der Woche kann Janek also im positiven Fall in der Schule fünf Punkte haben, was mit einem schriftlichen Lob durch die Lehrerin quittiert wird, während die fünf Punkte zu Hause mit einer schriftlichen lobenden Bemerkung der Mutter im Kalender vermerkt werden. Um Janek zu befähigen, diese Verhaltensänderung auch durchzustehen, werden in den Therapiestunden Verhaltensalternativen herausgearbeitet und im Rollenspiel erprobt. Außerdem darf er einen von ihm gewählten „Mutmacher" immer in der Hosentasche mit sich tragen, den er, kurz bevor eine Situation eskaliert, in der Hosentasche fest umschließen kann. In Janeks Fall war dies ein Stein, auf welchen er mit weißer Farbe das Wort „Stopp!" geschrieben hatte.

Nach einem Monat ohne tätliche Auseinandersetzung durfte Janek sich eine Aktivität mit der Mutter wünschen, z.B. Besuch des Schwimmbads, des Zoos oder der Kleinmesse (ein jährlich stattfindender Rummel in Leipzig). Da alle Beteiligten gut mitarbeiteten, gehörten nach drei Monaten die tätlichen Auseinandersetzungen der Vergangenheit an. Janek, der wirklich motiviert war, hatte bereits während dieser Zeit begonnen, auch seine verbalen Attacken zu reduzieren. Mit Hilfe der Therapeutin konnte er ein größeres verbales Verhaltensrepertoire aufbauen, sodass der zweite Tokenplan, in dem es um Verbalverhalten ging, von allen schnell verstanden und umgesetzt werden konnte. Dennoch gab es hier immer wieder Rückfälle, sodass Janek häufig am Ende der Woche nicht die volle Punktzahl erreichte. Eine Untergliederung in kleinere Einheiten half schließlich, auch dieses Ziel zu erreichen, was für den Schüler der Lernförderschule (LB- Schüler) eine große Herausforderung in seinem Milieu darstellte, vieler Übungen und Festigungen bedurfte, dem Jungen aber am Ende auch eine deutliche Selbstwertsteigerung und eine bessere Zeugnisnote im Betragen brachte.

Mithilfe dieser Eintauschverstärker oder Tokens wird ein sehr wichtiger Weg im ZNS des Kindes gebahnt. Es begreift, dass es Sinn macht, sich für eine Sache anzustrengen, weil das Erreichen eines Zieles belohnt wird. Wir sprechen hier von sogenannter **extrinsischer Motivation**. Ist dies oft genug erlebt worden, wird das Kind sich in seinem Sozialgefüge besser integriert fühlen und von selbst, auch ohne jedesmalige Belohnung, ein bestimmtes Ziel erreichen wollen, das heißt, die Zielerreichung ist dann bereits die Belohnung, wir sprechen von **intrinsischer Motivation**. Auf diesem oft langen und steinigen Weg von extrinsischer zu intrinsischer Motivation wollen wir unsere Patienten gern therapeutisch begleiten. Nie vergessen sollten wir jedoch, dass die beste und preiswerteste Belohnung ein ehrlich gemeintes Lob ist im Sinne von „Gut gemacht! Du kannst das!"

Es sei an dieser Stelle darauf hingewiesen (weil wir es in der Praxis leider oft erleben, dass dieser erfolgreiche Weg von den Patienten und ihren Familien häufig nicht geradlinig gegangen werden kann, weil sie nicht wissen oder nicht wissen wollen oder nicht ausreichend stringent vermittelt bekommen), wie wichtig es ist, Tokenpläne „machbar" zu gestalten, sie dann aber auch allen Zufällen und Widerständen und Unlustgefühlen zum Trotz durchzuhalten. Deshalb unsere dringende Mahnung, konkrete, aber nicht zu viele Dinge in einen Tokenplan aufzunehmen und diesen dann nicht nur „halbherzig", also ab und zu anzuwenden (in der Verhaltenstherapie spricht man von **intermittierender Verstärkung**), weil dann der gewünschte Erfolg von vornherein in Frage gestellt wird und der Frust bei allen Beteiligten vorprogrammiert ist. Leider erleben wir im Alltag immer wieder, dass Eltern dies schwerfällt: Sie beginnen hochmotiviert mit dem Kind den Verstärkerplan täglich auszuwerten, vergessen das immer mal und schließlich wird es für alle Beteiligten zur Makulatur. Wenn Eltern die früheren Pläne in die Therapiestunde mitbringen, sieht man den Kindern bereits an der Mimik an, was sie im Nachhinein davon halten.

Ein Tokenplan ist ganz individuell mit dem Patienten und seinen Bezugspersonen zu erstellen und sollte jeweils nur den oder die Punkt(e) enthalten, die für alle erfüllbar sind und erst, wenn diese Punkte stabil erfüllt werden, können weitere hinzukommen. Aus langjähriger, auch supervisorischer Erfahrung wissen wir, wie viele gut gemeinte Verhaltenstherapien an dem genannten unzureichenden Durchhaltevermögen gescheitert sind und immer wieder scheitern.

Wir hatten bereits von sogenannter „negativer Verstärkung" durch Nichtbeachten einer unerwünschten Verhaltensweise gesprochen. Durch konsequente negative Verstärkung ist es möglich, über einen längeren Zeitraum schließlich solche unerwünschten Reaktionen zu **„löschen"**, wie es die Verhaltenstherapie nennt, d. h., nicht positiv verstärkte Reaktionen treten dann nicht mehr auf.

Inzwischen diskutieren Neurowissenschaftler, ob einmal Erlerntes überhaupt gelöscht werden kann. „Denn im Gehirn wird nichts gelöscht, sondern allenfalls überschrieben, verändert und modifiziert“ (Birbaumer, 2015, S. 40).

Das Gegenteil von Token-Systemen ist **response cost**, das heißt, bereits erworbene Token müssen bei Auftreten eines nicht tolerier- und ignorierbaren und damit unerwünschten Verhaltens wieder abgegeben werden. Auch dabei handelt es sich um eine Form der operanten Konditionierung, wie bei den Token-Systemen, deren Voraussetzung natürlich, im Vergleich zur Bestrafung, darin besteht, dass gewisse Token erst einmal vom Patienten erworben wurden.

BEISPIEL

Matthias

Der 10-jährige Matthias, ebenfalls Schüler einer LB-Schule, Bruder weiterer sechs Geschwister, war bis vor knapp einem Jahr Enuretiker und hat es durch eine Verhaltenstherapie geschafft, trocken zu werden. Da die Mutter mit sieben Kindern und wechselnden Partnerschaften überfordert ist, war sie nur sehr schwer in der Lage, die vereinbarten Tokenpläne durchzuhalten und soziale Verstärker für Matthias umzusetzen. Es gab immer wieder Rückfälle und Frust auf allen Seiten (Kind, Mutter, Therapeut). Matthias wurde schließlich doch trocken und erhielt von der Mutter die Erlaubnis, eine bestimmte Vorabendserie im Fernsehen regelmäßig zu gucken, wenn er trocken bleibt. Seit ca. vier Monaten zeigt der Junge in der Schule erhebliche Verhaltensauffälligkeiten. Mit Hilfe von Therapeutin und Lehrerin wurde auch hier ein Tokenplan entwickelt, der Matthias an Tagen mit angemessenem Sozialverhalten erlaubt, Punkte in Form von Stickern zu sammeln, die aber an Tagen mit unangemessenem Sozialverhalten zum Teil wieder abgegeben werden müssen. Da Matthias‘ großes Ziel darin besteht, an der Ende des Schuljahres stattfindenden Klassenfahrt teilzunehmen, was er ja aufgrund seiner Enuresis bisher nicht konnte, ist dies eine starke Motivation, angemessene Verhaltensweisen in der Schule zu praktizieren und somit am Ende sein Ziel mithilfe einer vorab vereinbarten Anzahl von Stickern zu erreichen. Die Mutter wird diesmal in das Regelsystem nicht mit eingebunden, die Lehrerin arbeitet konsequent mit, und am Ende hat Matthias sein Ziel erreicht und ist mächtig stolz auf sich. Sicher hätte er mehr Wert auf die Unterstützung durch seine Mutter gelegt, aber die war nun einmal nicht zu haben und so konnte er sich externe Unterstützer suchen und hat es schließlich selbst geschafft.

Die direkte **Bestrafung** eines unerwünschten Verhaltens wird im Kindes- und Jugendalter als therapeutische Methode im Allgemeinen abgelehnt. Es ist verblüffend, in wie vielen Familien dieses „Erziehungsmittel" (oft in allerbester Absicht) benutzt wird, häufig sogar mit dem Hinweis, es hätte in der eigenen Erziehung der Eltern ja nicht geschadet. Gegen diese Methode spricht (nicht nur lerntheoretisch, sondern vor allem auch therapeutisch), dass wir die Grundannahme haben, dass das Kind sich so verhält, weil es so und nicht anders gelernt hat, sich zu verhalten. Also muss das Wissen über das Verhalten in den Situationen überprüft und alternative Lerninhalte angeboten werden. Das ist die Aufgabe der Verhaltenstherapie. Ein Abstrafen des bisher gezeigten Verhaltens würde nichts verändern. Allerdings kann mittels negativer Verstärker das bisherige Verhalten im Verlauf des Lernprozesses sanktioniert werden.

Eine weitere verhaltenstherapeutische Methode ist das sogenannte **Prompting**. Hierunter verstehen wir in der Verhaltenstherapie eine operante Technik, eine Hilfe zum Aufbau eines erwünschten Verhaltens durch Anregung, Aufforderung, Vormachen. Prompting ist eine verbale oder verhaltensmäßige Hilfestellung des Therapeuten, welche die Aufmerksamkeit des Patienten auf ein bestimmtes Zielverhalten lenken und damit dem Patienten die Erreichung eines bestimmten Zieles erleichtern soll. Es unterstützt den Lernprozess und wird oft im Zusammenhang mit Modelllernen eingesetzt.

BEISPIEL

Lino

Lino hat zusätzlich zu seiner Intelligenzminderung starke Konzentrationsprobleme. Er absolviert innerhalb einer Verhaltenstherapie ein Konzentrationstraining, das ihn befähigen soll, die an ihn gestellten Aufgaben genau zu erfassen, sie konsequent und zügig zu erledigen und nach Beendigung das Ergebnis nochmals zu kontrollieren. Dabei gibt die Therapeutin anfangs mehr, später weniger Hilfestellung in Form von konkreten Fragen: Was sollst Du tun? Was brauchst Du dafür? Beginne! Arbeite sorgfältig! Hast Du alles erledigt?

Wenn die Kinder, wie in unserem Beispiel Lino, schließlich dazu übergehen, sich diese Fragen und Anweisungen selbst zu geben, sprechen wir verhaltenstherapeutisch von **Selbstverbalisation und Selbstinstruktion** nach Meichenbaum (1979).

In den von Ettrich herausgegebenen Konzentrationstrainings-Programmen (KTP) für Vorschulkinder, Schüler der 1. und 2. Klassenstufe und Schüler der 3. und

4. Klassenstufe (Ettrich, 2004, 2007a, 2007b) werden diese Schwerpunkte detailliert vorgestellt und anhand einer jeweiligen Folge von Einzelaufgaben geübt. Diese Programme erfreuen sich noch heute einer großen Beliebtheit und können auch bei intelligenzgeminderten Kindern eingesetzt werden, wenn man darauf achtet, dass die Aufgaben nicht als kognitive, sondern als konzentrative Herausforderung vom Kind erlebt werden sollen, also bei einem lernbehinderten Schüler der 4. Klasse durchaus das Programm für die 1. und 2. Klassenstufe eingesetzt werden kann.

Modelllernen bezeichnet eine kognitive Methode. Es wird auch als Beobachtungs- oder Nachahmungslernen bezeichnet. Modelllernen spielt in der Therapie intelligenzgeminderter Kinder und Jugendlicher eine große Rolle, da unsere Patienten bei einer positiven emotionalen Beziehung zu ihrem Therapeuten in aller Regel bestrebt sind, diesen nachzuahmen, sich auch so zu verhalten wie er und sie ohnehin durch Erfahrung und Gewöhnung am Modell besser lernen (vgl. Fallbeispiel Luca). Darin besteht natürlich auch eine große Verantwortung des Therapeuten, da den Patienten das Nachahmen mitunter schon gelingt, wenn sie kognitiv noch nicht verstanden haben, weshalb eine bestimmte Verhaltensweise vom Therapeuten gezeigt wird und auch von ihnen künftig gezeigt werden soll. Das bedeutet, der Therapeut muss dem Patienten die Sinnhaftigkeit des gezeigten Verhaltens vermitteln und das Verhalten damit zum aus eigenem Antrieb gezeigten Verhalten des Patienten werden lassen.

BEISPIEL

Luca

Der 6-jährige Luca wuchs im familiären Umfeld ohne Regeln und Normen auf, da die Kindsmutter die Meinung vertrat, sie könne ihr Kind doch nicht zu angemessenem Verhalten zwingen. Als Luca in die Schule kam, eskalierte die Situation im Unterricht und so wurde Luca in der Praxis von ihr ambulant vorgestellt. Er rannte immer sofort ins Spielzimmer und wollte spielen. Alle Aufforderungen zur gemeinsamen Arbeit ignorierte er. Ziel der Arbeit war, die von mir aufgestellten Regeln zu befolgen. Schnell wurde klar, dass er sich durch Aufforderungen nicht regulieren konnte, da dieses Verhalten bisher gänzlich ohne Konsequenzen blieb. Zuerst spielerisch, später im therapeutischen Prozess durch Lernen am Modell, war Luca bereit, mein Verhalten nachzuahmen. Wir begrüßten uns, setzten uns an den Tisch und besprachen, was wir heute machen würden. In der Anfangsphase musste ich dieses Verhalten konsequent vormachen, wirkte also als Modell. Dann bezog ich die Kindsmutter mit ein und wir erreichten schließlich, dass Luca mitmachte.

Fading (besser: fading out) meint in der Verhaltenstherapie eine Form der operanten Konditionierung, die durch Gabe von zusätzlichen Prompts, also Hilfestellungen durch den Therapeuten die Auftretenswahrscheinlichkeit eines bestimmten erwünschten Verhaltens erhöht, um dann durch schrittweises Ausblenden oder Rücknahme dieser Prompts die Eigenleistung des Patienten zu fördern. Dies erfordert Geduld und Fingerspitzengefühl, ist aber gerade im Umgang mit intelligenzgeminderten Patienten recht hilfreich.

BEISPIEL

Josy

Josy, eine 17-jährige, schwerer intelligenzgeminderte Patientin, wird von ihrer Mutter vorgestellt, weil sie sich, nachdem die Eltern sich vor drei Jahren getrennt haben und sie nur noch alle zwei Wochen Umgang mit dem Vater in dessen neuer Familie hat, in der Straßenbahn und im Bus seit einigen Monaten gern neben fremde Männer setzt, ab und zu auch ihren Kopf an deren Schulter legt und fragt: Willst Du mein Papa sein? Dies alles im Beisein der Mutter, die sie nicht mehr aus den Augen lässt, seitdem sie einmal gesehen hat, wie Josy ihren Nachbarn auf diese Weise ansprach. Josy besucht eine Werkstatt für behinderte Menschen (WfbM), sie wird mit dem Fahrdienst geholt und gebracht, ging aber ab und zu auch schon mal zum Bäcker an der Ecke oder zum Gemüseladen im Nachbarhaus allein. Nun nicht mehr, worüber sie sehr traurig ist, denn im Gemüseladen gab es auch süße Gummischlangen, und wenn Josy allein kam und einkaufte, gab ihr die Verkäuferin immer eine davon. Die Mutter ist in höchster Aufregung, Josy ist ein großes, körperlich gut entwickeltes, hübsches Mädchen, der man ihre Behinderung wenig ansieht. Die Mutter fürchtet einen Missbrauch der Tochter, Eile tut also Not.

Wir nehmen Josy zunächst einmal stationär auf, um der Mutter wieder etwas Entspannung zu verschaffen, Josys Diagnostik zu aktualisieren und vor allem, um Josy im täglichen Umgang mit verschiedenen männlichen Bezugspersonen immer wieder die Erfahrung machen zu lassen: „Josy, ich mag Dich, aber ich möchte nicht Dein Papa sein. Du hast einen Papa, und der hat Dich lieb, auch wenn er nicht mehr mit Euch zusammenwohnt“. Im verhaltenstherapeutischen Sprachgebrauch wäre das Kontingenz, mit der auf eine bestimmte Frage immer eine bestimmte Antwort des Gegenübers folgt. Da Josy das über ca. zwei Wochen von jedem männlichen Ansprechpartner auf Station im selben Wortlaut mehrmals täglich hörte (die hatten das geübt!), legte sie eines Tages bei einem netten Pfleger nach: „Willst Du mein Papa sein? ... Oder vielleicht mein Freund?“

Wir mussten unsere Strategie ändern. Josy lernte nun in den Therapie-Einheiten: „Ich darf einen fremden Mann nicht fragen, ob er mein Papa sein will und schon gar nicht, ob er mein Freund sein will". Das übten wir durch häufiges Wiederholen dieses Satzes, auch vor der Kamera, was Josy besonders gut fand.

Als der Vorstand unseres Klinikums eines Tages unsere Klinik besuchte, empfing Josy ihn mit denselben Worten: „Ich darf …", was ihn sprachlos und ziemlich verwirrt dreinschauen ließ. Wir konnten grade noch verhindern, dass er „zugab", doch ihr Freund sein zu wollen.

Nach der Entlassung von der Station übte ihre ambulante Verhaltenstherapeutin mit ihr, dass man diese Sätze auch leise vor sich hinsagen kann und später, dass man sie nur denken und gar nicht sagen muss (Selbstverbalisation, Selbstinstruktion).

Schließlich klappte auch das, die Mutter war glücklich, die Therapeutin zufrieden mit dem Ergebnis ihrer Bemühungen und Josy? Die wollte jetzt öfter ihren Vater sehen, was ihr auch gewährt wurde.

Shaping bedeutet Gestaltung, in der Verhaltenstherapie Verhaltensformung, um falsch erlerntes Verhalten schrittweise zu verändern. Dazu werden bestimmte fehlerhafte Verhaltensweisen in Einzelteile zerlegt und ein schrittweises Neuverhalten gelernt und geübt. Dieses Vorgehen ist bei Patienten mit Intelligenzminderung besonders fruchtbar. Alle bisher dargelegten Beispiele enthalten einen gewissen Anteil an den verschiedenen Techniken.

Chaining oder Verhaltensverkettung ist ein Begriff der instrumentellen Konditionierung und meint das schrittweise Erlernen einer komplexen neuen Verhaltensweise durch Verkettung einzelner Teile. In der Verhaltenstherapie bedeutet chaining im engeren Sinne ein sogenanntes backward chaining, also vom letzten zum ersten Schritt. Der Verhaltensaufbau vom ersten zum letzten Schritt wäre forward chaining, wird in der Verhaltenstherapie aber unter shaping subsummiert.

Gedankenstopp, eine heute eher seltener gebrauchte Methode, bedeutet, dass der Patient es lernt, immer wiederkehrende quälende Gedanke oder zwanghaftes Grübeln auf eine für ihn passende verbale oder nonverbale Weise zu unterbrechen. Dies wird im geschützten Therapiesetting begonnen und vom Patienten sehr oft geübt, mitunter auch modifiziert, sodass es für ihn „passt" und er damit wirksam seine Gedankenketten unterbrechen kann. Diese Methode lässt sich bei Kindern und Jugendlichen mit Intelligenzminderung nur punktuell in einigen konkreten Situationen anwenden und ist nur dann sinnvoll, wenn der Gedankenstopp spielerisch erfolgt.

Zu erwähnen wäre an dieser Stelle noch das therapeutische **time out,** die „Auszeit" oder der kurzzeitige Ausschluss aus der Gruppe. Dies ist, wie wir aus vielfältigen Erfahrungen mit verhaltensgestörten Kindern wissen, durchaus nicht nur eine negative Sanktion, wie viele Therapeuten meinen. Es gibt immer wieder Kinder und Jugendliche, die eine kurze Auszeit als durchaus hilfreich empfinden und diese sogar einfordern. Wichtig ist dabei immer, dass der Therapeut glaubhaft vermittelt: „Bevor es ganz schlimm wird und Du Dich danach ärgerst, muss und kann ich Dich (und andere) vor Dir selbst schützen, solange Du das noch nicht aus eigener Kraft kannst". Viele Patienten beruhigen sich im Time-out-Raum oder in ihrem Zimmer, in der Auszeit auf dem Stuhl oder der Treppe innerhalb von Minuten, kommen wieder zu sich und signalisieren dann, dass sie sich wieder selbst regulieren können.

BEISPIEL

Bella

Bella, ein geistig behindertes Kind von 10 Jahren lebt im Wohnheim. Ihr Verhalten wird oftmals am Abend nach dem Abendessen auf der Gruppe sehr schwierig, sie beginnt Kinder zu provozieren, verletzt bewusst die Regeln der Gruppe und sorgt durch ihr Verhalten in der Gruppe für Nachahmer. Nachdem wir das in der ambulanten Verhaltenstherapie mit der Bezugserzieherin besprochen haben, räumten wir Bella nach dem Abendessen eine „Zeit nur für sich" ein, die sie in ihrem Zimmer nutzen konnte, Musik zu hören und zu tanzen. Beschäftigungen, die sie leidenschaftlich gern tut. Diese besondere Auszeit konnte Bella von Anfang an annehmen und das Verhaltensproblem war nicht mehr vorhanden.

Auch die **Systematische Desensibilisierung (SD)**, eine bewährte Methode der Verhaltenstherapie, ist auf Grund der oft nicht ausreichenden kognitiven Fähigkeiten bei Patienten mit Intelligenzminderung nur in abgewandelter Form anwendbar. Die systematische Desensibilisierung ist eine vielfach erprobte verhaltenstherapeutische Technik zur Beseitigung von Ängsten. Sie wurde in den 1950er Jahren von Wolpe (1977) entwickelt. Nach seinen Vorstellungen basiert sie auf dem Prinzip der „reziproken Hemmung". Es besagt, dass die autonome Wirkung, die von einer Entspannungsreaktion hervorgerufen wird, den autonomen Wirkungen, die für die Angst charakteristisch sind, diametral entgegengesetzt ist. Eine Schwächung der Angst ist also durch ihre Kopplung mit einer angstinkompatiblen Reaktion (z. B. Entspannung) zu erreichen. Dabei werden angstschwächere Situationen leichter als angststärkere desensibilisiert, sodass durch sukzessive Approximation der Angstsituation schließlich die Angst endgültig beseitigt werden kann. Den theoretischen Grundannahmen Wolpes (1977) wurde mehrfach widersprochen. Nach Lader und Mathews (1973 nach Maercker & Weike 2009) liegt der SD ein Habituationsvorgang zugrunde. Desensibilisierung wird danach durch Löschung erklärt. Nach diesem Erklärungsmodell wird auch verständlich, warum die SD auch ohne ihre tragenden Elemente Entspannung und Hierarchisierung durchführbar ist. Ein weitergehendes Erklärungsmodell, das die physiologische und die kognitive Ebene berücksichtigt, stammt von Birbaumer (1973). Danach sind sowohl Löschungs- und Hemmungsprozesse als auch Verstärkungsprozesse in der SD wirksam.

Das **Rollenspiel** gehört als Verfahren der Operanten Konditionierung zu den klassischen Methoden der Verhaltenstherapie (Eggers et al., 2004). Therapeutische Rollenspiele sind ein bewährtes Mittel, um im geschützten therapeutischen Setting so zu tun, als ob, sie sind eine spannende Herausforderung (und auch eine Vorbereitung/Übung) für den „Ernstfall". Entscheidend ist wie bei jeder Therapie, dass der Therapeut an die Wirksamkeit der Methode glaubt und dies dem Patienten vermitteln kann.

Die Methode spielt zum Beispiel beim Training sozialer Kompetenzen in zwischenmenschlichen Beziehungen eine große Rolle. Sie wird sowohl in der Gruppen- als auch in der Einzeltherapie eingesetzt. Sie dient neben dem Kennenlernen der eigenen Grenzen und sozialen Möglichkeiten der Entwicklung von Empathie, der Veränderung von Verhaltensmustern, der Überwindung von Ängsten, dem Erwerb von Kenntnissen im Zusammenhang mit sozialen Situationen und deren Veranschaulichung. Von großer Wichtigkeit für den Patienten (auch von diagnostischer Wichtigkeit für den Therapeuten) ist die Möglichkeit des Rollentauschs. Das therapeutische Rollenspiel bietet durch die vielfältigen Möglichkeiten seiner Gestaltung eine Fülle von therapeutischen Ansatzpunkten. Inhaltlich können Rollenspiele unterschiedlichen Bereichen entstammen:

- dem öffentlichen Leben (z. B. Einkauf)
- dem Arbeitsalltag
- Freundesbeziehungen
- familiären Beziehungen

Auf der Verhaltensebene können Rollenspiele folgende Prämissen verfolgen:

- Kontakt
- Abgrenzung
- Äußerung von Wünschen
- Missverständnisse klären, Empathie zeigen

Emotionale Ziele des Rollenspiels:

- Verbesserung der Selbstwahrnehmung
- Akzeptieren eigener Gefühle und Bedürfnisse
- übermäßig starke Reaktionen reduzieren
- Üben von Perspektivwechsel: die Gefühle des Gegenübers wahrnehmen

Kognitive Ziele des Rollenspiels:

- Situationen realistisch einschätzen
- negative Gefühle akzeptieren
- Fehler anderer tolerieren
- Vertrauen in alte und neue Möglichkeiten schöpfen
- Ziele realistisch gestalten
- Unterschiede der inneren Reaktionen bei sich selbst und dem Gegenüber akzeptieren

Einsatzmöglichkeiten und Indikationsbereiche für Rollenspiele:

- Störungen des Sozialverhaltens (SSV)
- Störungen mit aufsässigem, oppositionellem Trotzverhalten (SOT)
- Aufmerksamkeitsdefizit-/Hyperaktivitätsstörung (ADHS)
- Angststörungen
- Depressionen
- Andere emotionale Störungen
- Geistige Behinderung
- Chronische Erkrankungen
- Präventionsprogramme

Im Folgenden sind Rollenspielregeln sowie die Abfolge der Reflexionsschritte einmal detailliert dargestellt (Hungerige & Borg-Laufs, 2001, 2006)

Rollenspielregeln

- Wir spielen die Rollen so, wie es vereinbart wurde.
- Wir spielen konzentriert.
- Wir sprechen deutlich.

- Es werden weder von den Spielern noch von den Beobachtern Witze gemacht.
- Wer zuschaut, beobachtet genau, was passiert.
- Wer zuschaut, redet nicht dazwischen und lacht nicht.

Abfolge der Reflexionsschritte

1. Klären der Befindlichkeit der Spieler nach dem Rollenspiel.
2. Genaue Beschreibung des beobachteten Verhaltens (und nicht etwa der zugrunde liegenden Motive für eine Handlung).
3. Erörterung, wie hilfreich das gezeigte Verhalten zur Veränderung der Symptomatik ist bzw. wie gut damit die Ziele der Protagonisten des Rollenspiels erreicht werden können.
4. Erarbeiten konkreter Verhaltensvorschläge für die revidierte Rollenspielphase.
5. Revidierte Rollenspielphase.

Es hat sich bewährt, gerade bei Rollenspielen mit intelligenzgeminderten Patienten Videoaufzeichnungen anzufertigen. Diese gemeinsam mit dem Patienten und den Bezugspersonen auszuwerten, hilft dabei, die gezeigten Verhaltensweisen zu beobachten und zu verstehen. Dazu gibt es sowohl in der Klinik als auch in der Praxis in der Regel ein Formblatt für die Einverständniserklärung zur Aufzeichnung und zur ausschließlichen Verwendung für die Auswertung. Dieses Einverständnis kann widerrufen werden. Ein Exemplar davon bekommen die Patienten oder die Bezugspersonen ausgehändigt.

BEISPIEL

Jessica

Jessica, ein lernbehindertes 14-jähriges Mädchen, wurde von der sozialpädagogischen Familienhelferin in meiner Praxis vorgestellt. Jessica hatte große Schwierigkeiten, in der Schule in Gruppen zu sprechen. Daraus hatte sich in den letzten Jahren eine soziale Phobie mit mutistischen Verhaltensweisen entwickelt. Ihre Körperhaltung hatte sie dieser Verweigerung angepasst. Sie schaute nach unten, zog die Schultern nach vorn und vermied jeglichen Blickkontakt. Trotz aller Appelle an sie konnte sie dies nicht verändern. Wir führten unzählige Rollenspiele durch, in denen sie in meine Rolle schlüpfte. Sie machte das gern und konnte auch dabei mit mir verbal kommunizieren, jedoch schaffte sie es nur ansatzweise, ihre Körperhaltung zu verändern. Als sie zustimmte, dass wir mit Video arbeiten durften (in der 36. Therapiestunde!), spielten wir Situationen aus dem Unterricht in der Schule nach. Sie verdeutlichte mir mit ihrer Rolle eine Lehrerin, mit der sie überhaupt nicht zurechtkam, da diese sie wiederholt aufforderte, im Unterricht etwas zu sagen. Jessica spielte die Rolle voller Hingabe, aber mit deutlich introvertierter Körperhaltung. Ich schlüpfte in ihre Rolle – introvertiert und verweigernd, wegschauend und ängstlich. Als wir das Video zusammen anschauten, sagte sie, dass sie die Lehrerin nicht richtig dargestellt habe, denn so wie sie die Rolle spielte, sei sie ja gar keine Bedrohung für mich gewesen (Selbstkontrolle). Als wir besprachen, was sie verändern müsse, erkannte sie erstmals, bzw. bekam demonstriert, was ich mit anderer Körperhaltung gemeint hatte.

Selbstkontrollverfahren spielen in der Verhaltenstherapie, auch mit intelligenzgeminderten Kindern, eine große Rolle. Hierbei geht es darum, dass bestimmte therapeutische Funktionen vom Patienten selbst übernommen werden, der durch eine gute Selbstbeobachtung, Stimuluskontrolle, Selbstinstruktionen usw. Fehlverhaltensweisen reduziert und seinen Selbstwert erhöht.

Im Rahmen der Verhaltenstherapie spielen selbstverständlich auch **Entspannungsverfahren** eine große Rolle, vor allem bei intelligenzgeminderten und verhaltensgestörten Kindern und Jugendlichen. Die Möglichkeiten sind hierbei vielfältig und individuell wandelbar. Oft wird der Progressiven Muskelrelaxation (PMR) vor dem Autogenen Training (AT) der Vorzug gegeben. Der Grund dafür ist, dass bei der PMR eine Aktivität bei Anspannung und Entspannung als direkte Bewegungsform verlangt wird. Beim AT bleibt alles der Vorstellung des Kindes überlassen (in sensu). Gerade intelligenzgeminderten Kindern fällt dieses Abstrahieren schwer.

Manche Patienten beruhigt auch eine vorgelesene Geschichte oder eine bestimmte Musik. Bei intelligenzgeminderten Kindern und Jugendlichen ist auf einfachen und verständlichen Satzbau zu achten, damit sie den Geschichten folgen können. Es ist aber viel Spielraum für eine individuelle Ausgestaltung der Maßnahmen gegeben. Wichtig ist, dass sie dem Patienten hilft.

Nicht vergessen werden sollte, gerade bei Patienten mit Intelligenzminderung, auch die sogenannte **„formelhafte Vorsatzbildung“**, die häufig im Rahmen des Autogenen Trainings (AT) Anwendung findet. Obwohl diese Methode grundsätzlich auch bei Patienten mit Intelligenzminderung eingesetzt werden kann, gelingt hier die formelhafte Vorsatzbildung mitunter leichter und schneller, vor allem bei entsprechend direktivem Vorgehen des Therapeuten (vgl. Fallbeispiele „Josy“ in diesem Kapitel oder „Ilka“ im Kapitel 3.2). So wird beispielsweise mit dem Patienten erarbeitet: „Ich grüße die Leute aus unserem Haus und schaue sie dabei an.“, „Ich darf andere Menschen nicht im Genitalbereich berühren.“, „Ich darf fremde Leute nicht fragen, ob sie mein Freund sein wollen, mir etwas kaufen, mit mir irgendwo hingehen.“, „Wenn Mama sagt, ich soll mein Zimmer aufräumen, tue ich das.“, „Wenn ich nach Hause komme, ziehe ich zuerst meine Straßenschuhe aus.“, „Ich mache bei der Therapeutin im Spielzimmer nichts kaputt.“, „Ich darf anderen nichts wegnehmen, was mir nicht gehört.“ usw.

Je nach intellektueller Ausstattung des Patienten sind diese Sätze zu modifizieren, bis sie für ihn passend sind und anschließend so zu üben, dass der Patient in jeder der genannten Situationen gar nicht anders kann, als an diesen Satz zu denken (vgl. Fallbeispiel „Josy“). Wenn er dann noch lernt, den Satz nicht jedes Mal laut auszusprechen, sondern bereits bei dem Gedanken an den Satz – die „Formel“ – richtig reagiert, ist er in seinem Sozialverhalten ein gutes Stück vorangekommen (vgl. Fallbeispiele „Josy“ oder „Ilka“). Dabei können Handpuppen oder Kuscheltiere helfen, die Vorsätze vorzusprechen oder zu wiederholen.

Ebenso wie man solche Leitsätze (Formeln) im Gedächtnis der Patienten verankern kann, ist auch das Gegenteil konditionierbar im Sinne des in der Verhaltenstherapie sogenannten „Gedankenstopps“. Diese Methode bezieht sich bei nicht Intelligenzgeminderten meist auf Grübelzwänge, ein ständiges Kreisen der Gedanken um ein bestimmtes Thema oder bestimmte Themen. Bei Intelligenzgeminderten kommt es häufig dazu, dass sie bestimmte Gedanken, Satzteile oder Sätze ständig laut aussprechen und durch diese stereotypen Wiederholungen nicht nur andere stören, sondern auch sich selbst in ihrer kognitiven Flexibilität und Entwicklung behindern. Hier kann die Methode des Gedankenstopps oder des Redestopps mit Erfolg eingesetzt werden, indem der Stopp zuerst laut, dann leiser, dann gestisch vom Therapeuten vorgegeben wird und der Patient diese Anweisungen schließlich an sich selbst richtet, auch zunächst verbal, später nonverbal.

Wie aus all dem bisher zu einzelnen Methoden der Verhaltenstherapie Gesagten sicher klargeworden ist, handelt es sich in der Therapie eines Patienten fast immer um eine Kombination verschiedener Methoden. Therapeut und Patient müssen gemeinsam einen Weg finden, der dem Patienten am besten zum gewünschten Erfolg verhilft.

Einen hohen Stellenwert innerhalb der Verhaltenstherapie auch intelligenzgeminderter Kinder und Jugendlicher hat schließlich das **Soziale Kompetenztraining.** Es gehört zu den kognitiven Verfahren und beinhaltet unterschiedliche Einzelmethoden, die dem Patienten die Teilhabe am Leben in der Gesellschaft erleichtern sollen. Es richtet sich an Kinder und Jugendliche, die Probleme im Umgang mit anderen haben (zu unsicher und schüchtern oder zu ausagierend und aggressiv sind). Es gibt störungsspezifische und störungsübergreifende Programme (z. B. Petermann & Petermann, 2012 oder „Locker bleiben", ein Projekt der Lebenshilfe Augsburg, www.locker-bleiben-online.de).

Es wird trainiert, Kontakte zu anderen zu knüpfen und zu halten, Gefühle, Wünsche und Bedürfnisse in die Beziehung zu nahestehenden Personen einzubringen und angemessen auszudrücken sowie eigene Rechte durchzusetzen.

BEISPIEL

Vin

Der 7-jährige Vin wurde mir von der Kindsmutter in meiner Praxis vorgestellt. Sie beschrieb ein extremes aggressives Verhalten von Vin in allen Lebensbereichen. Sowohl zu Hause in der Familie als auch in der Förderschule für geistig Behinderte (GB-Schule), die Vin seit Schuljahresbeginn besucht, könne er sich in Gruppen nicht verträglich verhalten. Ständige Provokationen und Eskalationen führen immer wieder zu Suspendierungen von der Schule. Die Mutter, die weitere vier Kinder hat, alleinerziehend ist und einer regelmäßigen beruflichen Tätigkeit von sechs Stunden am Tag nachgeht, hat Angst, dass sie ihre Arbeit verlieren könnte, da sie ständig Vin aus der Schule abholen muss. Sie stellte Vin in der Hoffnung vor, dass ich schnell sein Verhalten verändern könne.

Sie berichtete, dass sich Vins Verhalten etwa zum gleichen Zeitpunkt, vor ca. zwei Jahren, so dramatisch verändert hat, als sie sich vom Kindsvater trennte. Wir besprachen miteinander, wie die Kinder von der Trennungsabsicht der KE erfahren haben. Sie meinte, dass sie annahm, die Kinder haben ja erlebt, wie sich die Eltern immer stritten und lautstark die Trennung ankündigten. Vin, der das jüngste Kind der Familie ist, hat offensichtlich wegen seiner geistigen Behinderung diese Gedankenverbindung nicht herstellen können und es hat ihm auch keiner erklärt.

In der Arbeit mit ihm stand ganz am Anfang die kindgemäße Psychoedukation zum Thema Trennung der Eltern. Die Mutter war regelrecht erschrocken welche Fragen ihr Vin dazu stellte, z. B. wo sollte denn der Vati schlafen, wenn er sein Bett nicht mehr hat? Was sollte er essen, wenn er nicht mehr in den Kühlschrank greifen darf? usw.

Die Mutter beantwortete Vin seine Fragen und wir übten zu unterscheiden, auf wen Vin Wut hat und wo er sie und wie er sie ausdrücken kann.

Wie ein inneres Mantra formulierte er immer wieder: „Der oder die kann nichts für meine Wut. Ich habe Wut auf …! Zuschlagen darf ich nicht!“ (Selbstinstruktion / Selbstverbalisation)

In dieser Kombination, soziales Kompetenztraining und Selbstinstruktion, konnten wir im Verlauf der Zeit Verhaltensweisen trainieren, die Vin halfen, den Alltag verträglicher zu gestalten. Allerdings ging dies nicht ohne Einzelfallhelfer im ersten Jahr, der ihn ständig an die Selbstinstruktionen erinnerte. Bei Kindern mit Intelligenzminderung, und vor allem bei geistig behinderten Kindern liegt eine deutliche Merkfähigkeitsstörung vor, die oft Lernerfolge stört. Sie denken einfach nicht an Gelerntes und brauchen eine konsequente Erinnerung.

Konfrontationsverfahren dienen dem Ziel der Verhinderung des Flucht- oder Vermeidungsverhaltens. Sie können **in sensu** oder **in vivo** durchgeführt werden (siehe auch Fallbeispiel „Karsten“ im Kapitel 5.2).

Konfrontation in sensu bedeutet, dass nur in der Vorstellung des Kindes mit den Ereignissen, Erlebnissen oder den Erfahrungen des Kindes gearbeitet wird. Diese erzeugen Gefühle und Reaktionen. Das Kind kann lernen, dies auszuhalten und die Erfahrung zu machen, dass es sicher ist und ihm nichts geschieht.

Bei der Konfrontation in vivo wird in der unmittelbaren realen Situation mit den Gegebenheiten oder den Personen konfrontiert. Das heißt, auch hier entstehen heftige Gefühle, jedoch immer im Beisein des Therapeuten, der die Sicherheit gibt, da zu sein, wenn es nicht mehr aushaltbar sein sollte und aus der Situation herausführt. Auch hier ist das Ziel, dass nach dem Ereignis dem Kind vor Ort nichts geschehen kann und es den Ort oder die Personen aushalten kann.

Therapeutische Hausaufgaben

In der Verhaltenstherapie ist es üblich, den Patienten von einer Sitzung bis zur nächsten therapeutische Hausaufgaben mitzugeben, die der Übung und Festigung des in der Therapiestunde Gelernten dienen sollen. Auch bei dieser Methode ist es wichtig, sich an den intellektuellen Fähigkeiten und persönlichen Möglichkeiten des jeweiligen Patienten zu orientieren, um einen wirksamen Erfolg zu gewährleisten. So wie das gesamte therapeutische Vorgehen bei Kindern und Jugendlichen mit Intelligenzminderung langsam und besonders gründlich erfolgen muss, ist vom Therapeuten auch darauf zu achten, dass die therapeutischen Hausaufgaben den Patienten weder über- noch unterfordern. Wichtig ist, dass der Patient seine Aufgaben erledigt und dies in irgendeiner Form (z. B. Protokoll) nachweisen kann und dass sich allmähliche Erfolge im Sinne der vom

Patienten gewünschten und vom Therapeuten unterstützten Verhaltensänderung einstellen.

Es ist auch daran zu denken, dass Kinder, die schlecht in der Schule mitkommen und ohnehin nicht gern Hausaufgaben machen, schon das Wort als ein „Reizwort" empfinden können und diese Art von Aufgaben deshalb von vornherein ablehnen oder einfach nicht erledigen. Hier ist es, je nach Vorlieben des Patienten besser, von „Trainings- oder Übungsaufgaben" zu sprechen, um nicht schon mit der Wortmarke einen Widerstand auszulösen. Auch kann eine schön angelegte und gestaltete Mappe die Ernsthaftigkeit unterstützen und die wöchentliche Erinnerung an die Übung sowohl bei den Eltern und Bezugspersonen als auch beim Kind erleichtern.

3.1.2 Tiefenpsychologisch fundierte Psychotherapie/Psychoanalyse

Die tiefenpsychologisch fundierte und die psychoanalytische Psychotherapie, bei der es um die Be- und Verarbeitung bisher unbewältigter Konflikte und Probleme geht, spielt in der Therapie intelligenzgeminderter Patienten eher eine untergeordnete Rolle, da sie häufig durch die mangelnden intellektuellen Fähigkeiten limitiert wird.

Dennoch seien einige Eckpfeiler dieser Therapiemethode hier angeführt:

Wir unterscheiden die Entwicklungsinstanzen: ES, ICH und ÜBER-ICH als intrapsychische Komponenten von der psychischen und der sozialen Realität als extrapsychische Komponenten.

Das ÜBER-ICH verkörpert das Moralitätsprinzip. Es bildet sich aus den Verboten und Geboten der Eltern und anderer Autoritäten.

> *„Wenn das Gewissen auch etwas „in uns" ist, so ist es doch nicht von Anfang an. Es ist so recht ein Gegensatz zum Sexualleben, das wirklich von Anfang des Lebens da ist und nicht erst später hinzukommt. Aber das kleine Kind ist bekanntlich amoralisch, es besitzt keine inneren Hemmungen gegen seine nach Lust strebenden Impulse" (Freud, 1991, S. 54).*

Dynamischer Aspekt

Die Triebtheorie ist der Auffassung, dass der Mensch wesentlich von einer Anzahl endogener, d. h. angeborener, Triebe und Grundbedürfnissen gesteuert wird.

Freud ging davon aus, dass psychische Störungen lediglich Erweiterungen „normaler" Prozesse von psychischen Konflikten darstellen. Das Wechselspiel von ES, ICH und ÜBER-ICH kommt hierbei zum Tragen. Das Es produziert kontinuierlich Libido, die auf sofortige Entladung drängt. Das ist das Lustprinzip. Das ES ist irrational, unlogisch und hat keine Moral.

Der Spannungsabfall oder die Triebentladung ist lustvoll, die Spannungserhöhung dagegen mit Unlust, Angst und Handlungsverzicht verbunden.

Im ICH geschieht die Auseinandersetzung mit der Realität. Intrapsychische Konflikte entstehen als Widersprüche zwischen den Ansprüchen des ES und den Möglichkeiten des ICH.

Das Über-ICH ist das Produkt der Identifizierung mit Vorbildern und Autoritäten. Das Verhältnis von Über-ICH zu ES und ICH erzeugt als hemmende und orientierende Instanz Spannungen.

Das Über-ICH ist für die intrapsychische Dynamik von positiver Bedeutung, da es einmal das ICH-Ideal verkörpert und zum anderen durch Gebote (seine Funktion als Gewissen) das Verhalten strukturiert.

Es ist Aufgabe der psychoanalytischen Therapie, die verdrängten Gedanken dem Patienten wieder bewusst zu machen.

Dies geschieht durch freie Assoziationen, bei der verdrängte, festgehaltene, unangenehme oder schmerzliche Erinnerungen dem Bewusstsein wieder zugänglich gemacht werden (Mertens, 2014); außerdem durch Katharsis, durch die Analyse von Träumen, von „Gestaltungen" (Zeichnungen, Erzählungen) und deren Deutungen. Dabei muss der Therapeut vor allem auf Phänomene des Widerstandes achten. Widerstand weist auf ein Problem hin.

Die Identifizierung des Therapeuten mit einer Person aus dem Umfeld des Patienten nennt man Übertragung. Eine positive Übertragung liegt vor, wenn dem Therapeuten Gefühle der Liebe und Bewunderung entgegengebracht werden. Eine negative Übertragung ist durch Gefühle der Feindseligkeit oder des Neides gekennzeichnet.

Die Gegenübertragung ist die Reaktion des Therapeuten auf die Übertragung des Patienten.

Mittel der Kinderanalyse

Anna Freud (2010) betont die Bedeutung der positiven Übertragung in der Kinderanalyse. Im Gegensatz zur Erwachsenenanalyse betrachtet sie negative Übertragungen (Hass, Ablehnung) als störend, da der Therapeut mit den Eltern um die Gefühlsbeziehung konkurrieren muss. Er vermeidet auch nicht – im Gegensatz zur Erwachsenentherapie – Lob und Tadel. Er wendet diese Bewertungen allerdings im therapeutischen Sinne an, d.h. Lob und Tadel konzentrieren sich u.U. auf andere Inhalte als bei den Eltern.

Der Therapeut muss deshalb zur Absicherung des positiven Übertragungsgeschehens ständig Informationen vom (über das) Elternhaus erhalten.

Um Zugang zur Krankengeschichte und zum Unbewussten des Kindes zu erlangen, bezieht der Therapeut sowohl die bewussten Erinnerungen des Kindes mit ein als auch Informationen aus:

- Traumdeutung
- Deutung von Tagträumen (Verarbeitung und Deutung der Einfälle aus der freien Assoziation)
- Interpretation von Zeichnungen
- Deutung des Verhaltens

In der Erwachsenenanalyse verhält sich der Analytiker unpersönlich, schattenhaft, wie ein leeres Blatt, auf welches der Patient seine Übertragungsfantasien eintragen kann. Der Kinderanalytiker

- muss für das Kind eine interessante Person sein (imponierende und anziehende Eigenschaften besitzen);
- hat eine erzieherische Aufgabe – das Kind muss lernen, was dem Analytiker erwünscht oder unerwünscht erscheint;
- ist ein schlechtes Übertragungsobjekt (das Kind spielt seine abnormen Verhaltensweisen und Fantasien weiter dort ab, wo sie sich vorher abgespielt haben, nämlich in der häuslichen Umgebung);
- ist Über-ICH (Vertreter der moralischen Forderungen der jeweiligen Gesellschaft);
- ist Durchsetzungsinstanz der gültigen ethischen Forderungen der Gesellschaft (Erzwingen von Triebeinschränkungen);

Das Kind entwickelt keine Übertragungsängste oder -aggressionen gegen den Therapeuten. Trotz aller zärtlichen und feindseligen Regungen gegen den Analytiker lebt es seine abnormen Reaktionen weiter dort aus, wo sie sich vorher abgespielt haben. Erschwerend kommt hinzu, dass eine Kinderanalyse immer auch geteilte Arbeit mit den wirklichen Erziehern des Kindes ist (Aufklärung des Elternhauses über die Analyse).

Das **Menschenbild der analytischen** (tiefenpsychologischen) Theorien ist sehr differenziert zu beurteilen. Freud, selbst befangen im wissenschaftlichen Denken seiner Zeit, vertrat ein mechanistisches Menschenbild. Er dachte ebenfalls in Ursache-Wirkungs-Prinzipien. Der Organismus bringt Triebe hervor, die ihrerseits Wünsche und Bedürfnisse höherer Art entstehen lassen. Das innerpsychische Geschehen sah er dagegen als sehr dynamisch. Die Auseinandersetzung des Menschen mit seiner Umwelt führt über die Instanzen ES, ICH, Über-ICH zu vielfältigen Entwicklungsmöglichkeiten, wobei der Mensch unter dem „Unbehagen in der Kultur" leidet. Freud hat die frühen Erfahrungen des Kindes in ihrer Bedeutung für das spätere Leben herausgearbeitet und damit einen wichtigen Beitrag zum psychotherapeutischen Denken und Handeln geleistet. Erikson (2005) folgt zwar im Wesentlichen den Auffassungen Freuds, sieht aber den Menschen stärker im Wechselspiel mit seiner Geschichte und Kultur. In diesem Sinne betrachtet er Entwicklung in der Darwin´schen Tradition eher historisch-dialektisch.

3.1.3 Systemische Therapie

Eine wesentlich bedeutsamere Rolle kann die Systemische oder Familientherapie spielen, da hier die Familie mit dem intelligenzgeminderten Kind/Jugendlichen als Ganzes wahrgenommen wird i.S. eines Systems. Das bedeutet, dass Veränderungen im Verhalten eines Teils des Systems, einer Person innerhalb der Familie, immer auch Auswirkungen auf die anderen Personen und das Gesamtsystem haben.

Ein in dieser Therapie erfahrener Therapeut wird hier, und vielleicht gerade hier, wenn alle Familienmitglieder anwesend sind (oder abwesende Familienmitglieder gut imaginiert werden), erhebliche Ressourcen für das tägliche Miteinander entdecken, was den Familienalltag sehr erleichtern kann und den Indexpatienten u.U. zum Vermittler zwischen den mitunter „verkopften" sonstigen Familienmitgliedern macht (vgl. Fallbeispiel „Mandy").

Leider ist die Systemische- bzw. Familientherapie, die in der Arbeit mit Kindern und Jugendlichen eine große Bedeutung hat, noch immer nicht in der ambulanten Arbeit abrechenbar, sodass wir uns mit Bezugspersonenstunden behelfen müssen, die jedoch nach Anzahl beschränkt sind, was zu wenig ist!

Im stationären Setting kann auf die Systemische- bzw. Familientherapie uneingeschränkt zurückgegriffen werden, um den Patienten mit Bezugspersonen zu stabilisieren bzw. Rollenverteilungen zu diskutieren und damit Kindern mit Intelligenzminderung in ihren Familien angemessene Aufmerksamkeit zu verschaffen.

BEISPIEL

Mandy

Mandy, das intelligenzgeminderte Adoptivkind einer Akademikerfamilie, das im Kindergarten einen Integrationsplatz hatte, wurde mir in der kinder- und jugendpsychiatrischen Sprechstunde im Jahr vor ihrer Einschulung von der Mutter vorgestellt, da sie angeblich das Familienleben zunehmend belaste und beide Eltern sich fast wieder trennen wollten, da der Vater mit der Andersartigkeit der Tochter überhaupt nicht zurechtkam, auch nicht mit dem erhöhten Betreuungsaufwand, den seine Frau bei Mandy zu leisten hatte.

Nach erfolgter Diagnostik wurden beide Eltern zum Auswertungsgespräch gebeten und erschienen auch zum Termin. Der Vater beschwerte sich über die immer stärker auftretenden Auffälligkeiten der Tochter und darüber, dass seine Frau immer weniger Zeit für ihn und seine gesellschaftlichen Repräsentationspflichten habe, warf ihr vor, „sich hinter den Aufgaben für die Tochter zu verstecken“, ihn nicht mehr zu lieben usw. Die Mutter beklagte das mangelnde Verständnis ihres Mannes, ihre eigene Kraftlosigkeit und Mandys zunehmende Verhaltensprobleme. Sie sprach zum ersten Mal öffentlich aus, dass sie sich scheiden lassen wolle, wenn es so weitergehe (viele Familien mit behinderten Kindern kommen irgendwann einmal an diesen Punkt!).

Aus ihrer Not heraus stimmten die Eltern damals der angebotenen Familientherapie zu, da sie sich ja schließlich beide einmal sehr ein Kind gewünscht hatten, um ihr Glück abzurunden.

Die Familie brauchte vier Sitzungen, um zu verstehen und sich gegenseitig wirklich kennenzulernen, die Eltern bekamen Respekt vor den Leistungen der Tochter, die diese trotz ihrer Intelligenzminderung alltäglich erbrachte, sie lernten auch, an sich selbst wertzuschätzen, auf wie vielfältige Weise sie der Tochter zu dieser Entwicklung verholfen hatten und fassten den Vorsatz, dies auch weiterhin tun zu wollen. Und Mandy lernte einiges über die Probleme der Eltern, die auch mit deren individueller Vorgeschichte zu tun hatten, aber auch, an welchen Stellen sie durch eine Verhaltensänderung das familiäre Zusammenleben erleichtern kann. Bei dieser Aufgabe wollten wir die Patientin noch durch eine anschließende ambulante Verhaltenstherapie unterstützen, was auch geschah.

Mandy arbeitete fleißig mit, genoss aber auch die Spielzeiten mit der Therapeutin (und zu Hause mit beiden Eltern) und war sehr stolz, als sie in der Abschlussstunde vom Vater gesagt bekam, dass sie es war, die für die gesamte Familie „Hilfe geholt" hatte.

Klientzentrierte Spieltherapie (nach Carl Rogers, 1972**)**

Die Übertragung der Auffassungen von Rogers (1972) in die Kinderpsychotherapie begann vor etwa 60 Jahren in den USA.

Hier ist auf Virginia Axline (1947) zu verweisen. Sie veröffentlichte das Buch: „Kinder-Spieltherapie im nicht-direktiven Verfahren". Sie legte als erste ein vollständiges Handlungskonzept zur nondirektiven Spieltherapie vor.

Die klientzentrierte Kinder-Spieltherapie nach Axline ist eine psychotherapeutische Behandlungsmethode, die die Kinder befähigt, mit ihren Schwierigkeiten selbst fertig zu werden. Sie geht davon aus, dass im Menschen Kräfte wirken, die auf Selbstverwirklichung drängen. Diese Tendenz zur Selbstverwirklichung ist dem Menschen angeboren. Selbstverwirklichung wird als dauerhafter Trieb zur Reifung, zur Unabhängigkeit und zur Selbstbestimmung charakterisiert. Jede Erfahrung, jeder Gedanke, jedes Gefühl verändert den Menschen. Der Mensch erkennt, dass er Erfahrungen, Gedanken und Gefühle zulassen oder zurückweisen kann. Damit übernimmt er für seine Selbstverwirklichung eine gewisse Verantwortung. Das Verhalten ist abhängig von früheren und gegenwärtigen Erfahrungen, von Umwelteinflüssen und zwischenmenschlichen Beziehungen, es steht immer im Dienste des lebenslang wirksamen Triebes der Selbstverwirklichung.

Bei psychisch gestörten Kindern wird durch negative Erfahrungen und äußere Barrieren die Tendenz zur Selbstverwirklichung behindert.

> *„Kinder neigen dazu, negative Erfahrungen [mit anderen Menschen] zu vergeben und zu vergessen. Sind ihre Lebensumstände nicht zu schlecht, nehmen sie ihr Leben an, so wie es ist und ebenso die Menschen, mit denen sie zusammenleben. Sie sind durchdrungen und begeistert von einer intensiven Liebe zum Dasein; die einfachsten Vergnügungen erfüllen sie mit ausgesprochenem Lebenswillen, mit Neugierde und Lebenslust" (Axline, 2016, S. 15).*

Die Intelligenz der Kinder sollte für die Anwendung dieser Therapie mindestens durchschnittlich bis besser entwickelt sein. Allerdings wird in der leichten Intelligenzminderung keine absolute Kontraindikation gesehen.

Verhaltensmerkmale eines Spieltherapeuten nach Axline (1947):

- warme und freundschaftliche Beziehung zum Kind
- der Therapeut nimmt das Kind so an, wie es ist
- Atmosphäre des Gewähren-Lassens
- der Therapeut erkennt die Gefühle des Kindes und reflektiert diese
- der Therapeut zeigt Vertrauen in die Fähigkeit des Kindes, seine Probleme zu lösen
- der Therapeut versucht auf keine Weise, die Handlungsfreiheit oder die Gesprächsthematik zu bestimmen
- der Therapeut versucht nicht, den Gang der Therapie zu beschleunigen
- der Therapeut setzt nur Grenzen, die unbedingt notwendig sind

Folgende Verhaltensregeln haben Tausch und Tausch (1990) als Prinzipien des Therapeutenverhaltens formuliert:

1. **Prinzip des Nichtlenkens.** Hierzu gehört, dass der Therapeut dem Kind keine direkten Verhaltensanregungen gibt, auch dann, wenn das Kind ausdrücklich darum bittet.
   Der Therapeut nimmt auch keine Fehlerkorrekturen vor und enthält sich Lob und Kritik.
   Von diesem Prinzip ausgenommen sind:
   - Fragen nach Sachverhalten
   - Begrenzungen im oben genannten Sinn
   - Verbote

   Über diesen Weg sollen die Fähigkeiten zur Selbstentscheidung, zur Selbstständigkeit und Verantwortung entwickelt werden.

2. **Prinzip des Nichtvorantreibens.** Umstrukturierung braucht Zeit. Aus diesem Grunde muss der Therapeut sich bewusst Zurückhaltung bei der Gestaltung des therapeutischen Prozesses auferlegen.

3. **Prinzip des freundlichen Beziehungsverhältnisses.** Hier ist gemeint, dass Mimik, Pantomimik und Gestik neben der Sprache dem Kind eine freundliche Grundeinstellung des Therapeuten zu ihm vermitteln sollen. Das Ausdrucksverhalten muss echt sein und darf nicht als einstudierte Maske (Echtheit des Gefühlsausdruckes) in Erscheinung treten. Ferner gehört auch zur Beziehungsgestaltung, dass der Therapeut Gefühlsausbrüche seiner Klienten ertragen muss.

4. **Prinzip des Akzeptierens und Respektierens.** Der Therapeut muss selbst unangepasstes Verhalten des Kindes akzeptieren, dies bedeutet jedoch nicht, dass er es billigen muss.

   Über diesen Weg kann das Kind z.B. relativ rasch eine Oppositionshaltung aufgeben, den Therapeuten anerkennen, ohne dass dieser um die Anerkennung des Kindes kämpfen muss.

5. **Prinzip des Gewährens und Erlaubens.** Von den Kindern wird dieses Prinzip nahezu regelmäßig ausgetestet. Die Kinder erproben, ob der angebotene Verhaltensfreiraum auch tatsächlich gewährt wird. Das Erleben des tatsächlichen Freiraums führt zum Nachlassen von Spannungen und ermöglicht den Ausdruck positiver Gefühle.

6. **Prinzip des Erlernens und Reflektierens der Gefühle.** In der Therapie kommt es darauf an, dass nicht Verhalten, sondern die dem Verhalten innewohnenden Gefühle reflektiert werden. Das Kind fühlt sich durch die Reflexion seiner Erlebensseite verstanden.

   Das Prinzip der Reflexion von Gefühlen erfordert einmal eine lange Erfahrung des Therapeuten (besonders als Anfänger eher sparsam reflektieren) und kann nur wirksam werden, wenn die anderen Prinzipien realisiert sind.

7. **Prinzip des Begrenzens.** Tausch und Tausch (1990) weisen darauf hin, dass Begrenzungen notwendig sind, um die Therapie in die Realität einzupassen.

   Die anonyme Formulierung von Regeln des Begrenzens wird dem persönlichen Ansprechen der Kinder vorgezogen (Beispiele: Man kann hier kein Spielzeug kaputt machen. Man darf nicht schlagen.)

8. **Prinzip der inneren Sicherheit.** Das Verhalten des Therapeuten darf keine eigenen Probleme enthalten (Unsicherheit, Ungeordnetheit).

   Wichtig ist bei allen Formen der Kinder- und Jugendlichen-Psychotherapie immer auch die Zusammenarbeit mit den Eltern, und dies nicht nur bei Patienten mit Intelligenzminderung (Ettrich & Stodolka, 2014).

Formen der Zusammenarbeit mit Eltern oder kompletten Familien sind neben Elternberatung, Elternanleitung, Elterntraining auch Elterngruppenarbeit, Eltern-Kind-Gruppen, Informationsveranstaltungen, Freizeitveranstaltungen bis hin zu gemeinsamen wissenschaftlichen Tagungen. Manchmal ist auch die Inanspruchnahme eines familienentlastenden Dienstes für kurze Zeit hilfreich für die Eltern (Warnke, 2006).

3.1.4 Komplementäre Therapieangebote

Ergänzend zu den psychotherapeutischen Möglichkeiten kennen wir eine meist breit gefächerte Anzahl sogenannter „komplementärer Therapieangebote", wie z. B. Physiotherapie, Ergotherapie, Kreativtherapie, Kunsttherapie, Körpertherapie, Gestaltungstherapie, Musiktherapie, Ernährungsberatung, therapeutisches Schwimmen, therapeutisches Reiten sowie weitere tiergestützte Therapien, z. B. mit Hunden oder Delfinen. Diese Aufzählung erhebt nicht den Anspruch auf Vollständigkeit und mitunter greifen mehrere Therapieformen ineinander.

Einige Wesentliche seien kurz im Überblick vorgestellt:

Unter **Physiotherapie**, einer sehr basalen Therapieform, verstehen wir eine Form der äußerlichen Anwendung von Heilmitteln. Sie zielt vor allem positiv auf die Bewegungs- und Funktionstüchtigkeit des Körpers ab. Da im Kindes- und Jugendalter die Motorik eine besonders große Rolle spielt und zudem bei Patienten mit Intelligenzminderung häufig schon als Ausdruck der Grunderkrankung oder vorliegender komorbider Störungen mehr oder weniger defizitär entwickelt ist, kommt den verschiedenen Formen der Physiotherapie (Einzel- und Gruppenbehandlung, Übungsbehandlung, Psychomotorik usw.) ein besonders hoher Stellenwert zu, der wiederum deutliche Wechselwirkungen zum kognitiven, emotionalen und sozialen Bereich aufweist.

Über die **Ergotherapie** werden die Patienten befähigt, durch Ausführung konkreter Betätigungen deren Auswirkungen auf sich selbst und ihre Umwelt zu erfahren. Dabei sollte es sich um individuell sinnvolle Beschäftigungen handeln. Auch Ergotherapie fördert, fachgerecht eingesetzt, zum einen den Umgang mit bestimmten Materialien und Methoden, stärkt aber andererseits auch das Selbstwerterleben der Patienten. Beides ist gerade bei intelligenzgeminderten Patienten von hoher Bedeutung. Auch Ergotherapie kann als Einzel- oder Gruppentherapie angeboten werden, wobei die Gruppentherapie neben allen anderen Vorteilen auch eine gute Möglichkeit des Trainings sozialen Verhaltens ist.

Die **Sensorische Integrationstherapie** nach J. Ayres (1984, 2013), die der besseren Verarbeitung von Sinnesreizen im ZNS dient, also der Vernetzung unterschiedlicher Sinnesreize mit dem Ziel einer effizienteren Funktionsausübung, ist bei Patienten mit Intelligenzminderung von immenser Bedeutung.

Bei dieser Therapieform wird gezielt daran gearbeitet, durch die Verknüpfung von motorischen, sensorischen, kognitiven, emotionalen und sozialen Elementen die Gesamtentwicklung des Patienten zu fördern, um immer besser bestimmte komplexe Anforderungen zu bewältigen. Auch diese Therapieform ist für Patienten mit Intelligenzminderung und/oder neurologisch-psychiatrischen Störungen sehr zu empfehlen, da sie den Patienten in seiner Gesamtheit und Einmaligkeit wahrnimmt und fördert. Der Ansatz von Ayres versucht, unterschiedliche motorische Störungen aus der fehlerhaften sensorischen Informationsverarbeitung im Gehirn zu erklären. Da wir alle wissen, dass die Motorik, die Bewegung, unsere elementarste Verhaltensäußerung ist, auf deren Grundlage alle anderen Verhaltensebenen aufbauen, ist es oft wichtig, zuerst oder zumindest gleichzeitig mit anderen Therapien dieses ganz basale Verhalten zu optimieren. Dies ist auch oder gerade bei Patienten mit Intelligenzminderung von enormer Bedeutung, da letztlich ja auch jeder Patient hierdurch sein Selbstwertgefühl steigern und stabilisieren kann.

Musiktherapie kann durch den gezielten Einsatz von Musik therapeutisch wirksam sein. Diese Therapieform wird in eine rezeptive (in welcher der Patient Musik auf sich wirken lässt) und eine aktive Form (in welcher der Patient selbst irgendeine Art von Geräuschen, Tönen, Rhythmen, Melodien erzeugt) unterteilt. Es handelt sich hierbei um eine besonders lustbetonte Therapieform, welche sich gut mit Bewegungstherapie verbinden lässt und für Kinder und Jugendliche mit Intelligenzminderung besonders zu empfehlen ist.

In der Maltherapie, einer Form der **Kunsttherapie**, geht es zum einen auch (rezeptiv) darum, Farben, Bilder, Strukturen auf sich wirken zu lassen und deren Wirkung nachzuspüren, während es bei der aktiven Form um eigenes Produzieren geht. Häufig können sich schwer intelligenzgeminderte, verbal wenig kommunikationsfähige Patienten in dieser Weise besonders gut wahrnehmen und auch ausdrücken. Auch diese Therapieform kann einzeln oder in der Gruppe angeboten werden und hat ebenfalls Auswirkungen auf Selbstwerterleben und psychosoziale Stabilität.

Wie allen weitgehend nonverbalen Therapieangeboten kommt bei Kindern und Jugendlichen mit Intelligenzminderung dem **Therapeutischen Schwimmen und Reiten** eine hohe Bedeutung zu. Beide Formen dienen innerhalb der Therapien weit mehr angestrebten Zielen als der Förderung von Kraft und Geschicklichkeit, es geht neben der motorischen vor allem um die psychosoziale Entwicklung des jungen Menschen. Insbesondere sich im Wasser oder auf dem Rücken des Pferdes zu spüren ist für alle Kinder, aber besonders für Kinder mit schwerer geistiger Behinderung ein großes Erlebnis.

Auch weitere **tiergestützte Therapien** werden heutzutage in vielfältiger Weise angeboten (z. B. Hunde, Kaninchen, Katzen, Delfine), nicht nur bezüglich der Wahl der Tiere, sondern auch in Bezug auf die Vorgehensweise.

Eine Vielzahl von Faktoren, die der Entwicklungsförderung dienen, kann durch tiergestützte Therapien herausgebildet und gefestigt werden, so z. B. Entdeckung der Natur, Verantwortungsbewusstsein, Hilfsbereitschaft, Empathie für das Tier und auch den Mitmenschen, Gruppensinn und Integration in Gruppen, Toleranz, soziale Kompetenz, Freundschaft, Rücksicht auf die Bedürfnisse anderer, Selbstwertstärkung u.v.a.m. (Olbrich & von Otterstädt, 2003; Prothmann, 2007).

Wir möchten an dieser Stelle noch das **Snoezelen** (niederländisch für: kuscheln und dösen) erwähnen, weil es auch bei kindlichen und jugendlichen Patienten mit Intelligenzminderung und anderen Störungen positive Wirkungen zeigt. Hierbei befindet sich der Patient mit oder ohne Begleitperson in einem angenehm warmen, nicht zu hellen Raum mit bequemen Sitz- und Liegemöglichkeiten und lässt angenehme, beruhigende Musik sowie Lichtreize auf sich wirken. Er erhält vielfältige Reize, kann aber auch in diesem Raum entspannen und vor sich hindösen, niemand und nichts stört ihn, und es werden keinerlei Anforderungen an ihn gestellt. Er kann sich die Reize, die er zulassen will, aussuchen. Auf diese Weise können die meisten Menschen, vor allem aber Patienten zur Ruhe kommen und Kraft sammeln für das vor ihnen Liegende. Snoezelenräume sind meist sehr kreativ ausgestattet, sollen aber in jedem Fall eine beruhigende Atmosphäre verbreiten. Der Snoezelenraum unserer Klinik, den wir mit Spendengeldern nach Jahren einrichten konnten, wurde von Patienten aller Couleur, aber sehr gern von Behinderten und ihren jeweiligen Bezugspersonen genutzt.

Viele dieser ergänzenden Therapieangebote haben eine hohe taktil-haptische Komponente, die im wahrsten Sinne des Wortes für diese Kinder das „Begreifen" der eigenen Person und der Umwelt erleichtert.

Bei der Darstellung der Vorzüge nonverbaler Therapieangebote sollte natürlich nicht vergessen werden, dass der **Logopädie** bei der Betreuung und Behandlung intelligenzgeminderter Patienten ein entscheidender Stellenwert zukommt, insbesondere bei allen Formen der leichten Intelligenzminderung.

Wir unterscheiden hier neben der Artikulationsstörung (F80.0) die expressive und die rezeptive Sprachstörung (F80.1 und F80.2). Die beiden letztgenannten Sprachstörungen erfordern eine frühzeitige und gezielte, aber an der intellektuellen Entwicklung des Kindes orientierte Therapie, da sie mit unterschiedlichen komorbiden und Folgestörungen einhergehen können. Die Sprachheilbehandlung folgt dabei dem ontogenetischen Ablauf der Sprachentwicklung, das heißt, dass aktives Sprechen erst nach dem Sprachverständnis trainiert werden kann. Die Zusammenarbeit mit den Eltern und ihre Anleitung zum regelmäßigen Üben mit dem Kind sind unverzichtbarer Bestandteil logopädischer Bemühungen. Psychotherapeuten tun gut daran, in Erfahrung zu bringen, woran die Logopädin mit dem Kind oder Jugendlichen gerade arbeitet, dies in der therapeutischen Arbeit zu berücksichtigen und nicht unabsichtlich die Lernerfolge zu stören!

Einsatz eines Boxsackes
In vielen stationären Einrichtungen gibt es Boxsäcke, an denen die Patienten ihre Wut, ihren Frust, ihre Enttäuschung, ihre Aggressionen herauslassen können, damit sie mit ihrem Verhalten nicht zur Gefahr für ihre Mitmenschen und sich selbst werden. Das ist eine sinnvolle Möglichkeit, wenn sie gezielt und gekonnt eingesetzt wird.

Der Boxsack im Keller unserer Klinik war gut genutzt, besonders an Tagen, an denen die Patienten wenig Zeit mit Sport, Physiotherapie und im Freien verbringen konnten. Die Praxis hat allerdings gezeigt, dass der jeweils begleitende Erzieher die Zeit, die ein Patient am Boxsack verbrachte, nicht von vornherein limitieren sollte nach dem Motto: „10 Minuten Auspowern am Boxsack und Du bist Deine Aggressionen los!“, sondern dass man hier wirklich warten sollte, bis der Patient sich körperlich verausgabt hat. Wir mussten zweimal innerhalb der Jahre erleben, dass Patienten am Boxsack ihre Aggressionen erst richtig aufbauten, und wenn sie dann von dem begleitenden Erzieher zum Aufhören gezwungen wurden, zwar scheinbar „brav“ mit nach oben gingen, dort aber anschließend „die Station zerlegten“. Bei dieser Maßnahme ist also weniger auf die benötigte Zeit als vielmehr darauf zu achten, dass der Patient sich auch wirklich am Boxsack auspowert.

Komplementäre Therapieverfahren haben oft gerade für Patienten mit Intelligenzminderung einen entscheidenden Stellenwert, da diese Patienten über nonverbale Methoden viel besser erreichbar sind als über sprachgebundene. So war und ist es immer unser Bestreben, unseren Patienten mit Intelligenzminderung wenigstens **eine** komplementäre Therapieform anzubieten, was im stationären Setting ja leicht gelingt und außerdem diagnostisch wertvoll ist, weil man dadurch erkennen kann, woran der spezifische Patient am meisten Freude hat und von welcher Therapieform er demzufolge am meisten profitiert.

Im ambulanten Setting ist eine zusätzlich zur Psychotherapie angebotene Therapieform zweifellos auch von hohem Wert, allerdings aus zeitlichen und organisatorischen Gründen mitunter nicht immer parallel durchführbar. Dabei sind ambulant tätige Kinder- und Jugendlichenpsychotherapeuten auf eine gute Zusammenarbeit mit niedergelassenen Kinderärzten angewiesen, die Komplementärtherapien verordnen müssen und mit den Therapeuten, um sich gegenseitig zu informieren. Oder sie brauchen eine gute Vernetzung mit den Therapeuten vor Ort, um andere Finanzierungsmöglichkeiten zu finden.

Aber hier macht durchaus auch ein zeitliches Nacheinander für den Patienten und seine Familie Sinn und sollte in Erwägung gezogen werden.

Wir konnten in der Klinik auf Station auch oft die Beobachtung machen, dass die Patienten von Gruppen gemeinsam mit Patienten ohne Intelligenzminderung in den komplementären Therapiemethoden deutlich profitieren konnten, vor allem im Hinblick auf Selbstwertstärkung und Sozialverhalten. Es kam häufig für alle Patienten zu einer „Win-win-Situation", also zu einer Inklusion im wahrsten Wortsinn.

Therapie für Angehörige

Es ist uns auch ein Bedürfnis, den Angehörigen intelligenzgeminderter Kinder und Jugendlichen immer wieder Mut zu machen, bei Bedarf eine Therapie für sich selbst in Anspruch zu nehmen, um die eigene und die Familienproblematik mit dem behinderten Kind zu bearbeiten. Dies ist umso wichtiger, wenn das betreffende Kind außer der Intelligenzminderung noch weitere körperliche, psychische oder Verhaltensprobleme aufweist. Denn die Familie ist die soziale „Basisstation" der kindlichen Entwicklung. „Die erste und grundlegende Entwicklungsförderung sollte in der Familie geschehen" (Ettrich & Ettrich, 2006b, S. 27).

Aber es ist auch elementar wichtig, dass die gesunden Geschwisterkinder des Kindes mit Intelligenzminderung nicht aus dem Blickfeld des familiären und weiteren Umfeldes geraten, da nachweislich diese Geschwister unter der notwendigen „Bevorzugung" des Indexpatienten leiden, oft früher oder später eigene psychische Störungen ausbilden. Wir nennen diese Kinder aktuell „Schattenkinder", da sie häufig für die Eltern ein Schattendasein neben dem behinderten Kind führen. Sie müssen funktionieren, was sie auch oft durch eine enorm frühe und hohe Selbstständigkeit tun und häufig „belasten" sie die Eltern nicht mit ihren Problemen, da diese ja schon so viele mit dem Geschwisterkind haben! Das führt nicht selten zu schweren seelischen Belastungen, die oft erst viel zu spät erst diagnostiziert werden. Ein Beispiel hierfür ist das Buch von Eva Rehn (1991) „Geschwister zerebralparetischer Kinder".

3.2 Diagnostik bei Intelligenzminderung und verschiedene Behandlungsmethoden

3.2.1 Diagnostikprozess mit Fallvignetten aus dem ambulanten und stationären Bereich

Werden Kinder oder Jugendliche mit Intelligenzminderung psychotherapeutisch vorgestellt, gilt wie bei allen Patienten der Grundsatz, eine umfassende Diagnostik einzuleiten, um Therapieziele abzuleiten und Therapiemethoden auszuwählen.

Diagnostik mit Patienten mit Intelligenzminderung ist ein komplexer Prozess, der als multidimensionale Diagnostik ablaufen muss. In der S1-Leitlinie der Deutschen Gesellschaft für Kinder-und Jugendpsychiatrie, Psychosomatik und Psychotherapie werden notwendige Bestandteile der Diagnostik beschrieben (Hennicke et al., 2009).

Dazu gehören:
- die sorgfältige Erhebung der Anamnese
- Diagnostik des Entwicklungsstandes und des Entwicklungsverlaufes
- Erhebung der relevanten Rahmenbedingungen
- die eigentliche medizinische und psychologische (psychometrische) Diagnostik
- spezielle Fragestellungen unter behindertenpädagogischen und förderdiagnostischen Aspekten
- differenzialdiagnostische psychiatrische Aussagen
- qualifizierte Feststellung des Schweregrades der intellektuellen Einschränkungen
- individuelle Ausprägung der Intelligenzminderung und den damit verbundenen körperlichen, psychologischen und sozialen Beeinträchtigungen

Diese Informationen müssen durch Sammlung und Befragung von mehreren zuverlässigen, unabhängigen Quellen erhoben werden. Im Vordergrund steht dabei die Exploration der Eltern und Bezugspersonen wie Großeltern, Lehrer, Erzieher und andere Verwandte und Freunde. Die Kinder und Jugendlichen können im Rahmen ihrer Möglichkeiten mit einbezogen werden.

Bei der Erhebung des psychopathologischen Befundes von intelligenzgeminderten Kindern und Jugendlichen ist nach Warnke (2006) neben den allgemeinen Befunden wie Orientierung, Antrieb, Stimmung, Affekt, Denken, Konzentration, Kontaktverhalten usw. noch auf eine Reihe spezifischer Befunde zu achten, so z. B.: sprachlicher und motorischer Entwicklungsstand, körperliche und / oder Sinnesbehinderung, Fertigkeiten zur Selbstversorgung und Alltagsfertigkeiten, soziale Fertigkeiten, Sauberkeitsverhalten, Ess- und Schlafverhalten, Stereotypien, selbstschädigendes Verhalten.

Ziele der medizinischen, psychiatrischen, psychologischen und u.U. der genetischen Diagnostik liegen in der Einschätzung des Funktionsniveaus des Patienten und damit in der Einschätzung der Ausprägung der Intelligenzminderung. Sie gibt uns Aufschluss über die Wahl der Methoden für die psychotherapeutische Arbeit. Es ist erforderlich, dass diese Diagnostik von qualifizierten Fachärzten durchgeführt wird und uneingeschränkt zur Verfügung steht (Hennicke et al., 2009).

Die Anamnese (und zwar die biografische Anamnese) bildet den ersten Schritt in die Diagnostik und Therapie einer jeden Störung.

In der Anamnese erhebt der Therapeut alle wichtigen Informationen zur Entwicklungsgeschichte und zur Krankheitsgeschichte des Patienten. Bei psychischen Erkrankungen ist die Anamnese für das Verständnis der psychischen Auffälligkeiten, der psychischen Störungen oder der psychischen Erkrankung unerlässlich. Das Anamnesegespräch dient auch dem Beziehungsaufbau zum Patienten und zu seinen Bezugspersonen. Beim gemeinsamen Erinnern kann der Therapeut nachfragen, es entsteht ein Erzählbericht, der auch viele Details hervorbringt. So kann sich der Therapeut ein umfassendes Bild für die Diagnostik erarbeiten. (Ettrich & Ettrich, 2009)

Nach der Anamnese muss eine medizinische Diagnostik erfolgen. Diese beinhaltet die körperliche (internistische und entwicklungsneurologische) Untersuchung, eine Seh-, Hör- und Sprachprüfung sowie ggf. apparative Untersuchungen (Elektroenzephalographie, Elektromyographie, Computertomographie, Magnetresonanztomographie) und die genetische Untersuchung.

Für die körperliche und Entwicklungsdiagnostik eignen sich die U1 – U11 und die J1 und J2.

Der **psychische Befund** sollte folgende Qualitäten berücksichtigen: Orientierung zu Ort, Zeit und eigener Person, die Bewusstseinslage, Sprache und Sprachverständnis, Stimmung und Affekt, Antrieb / Aktivität, Wahrnehmung und Denken (formal, inhaltlich), die Psychomotorik, Gedächtnis und Merkfähigkeit, Kooperativität, Ängste und Zwänge, Suizidalität.

Die in der Diagnostikphase der Verhaltenstherapie übliche Verhaltensanalyse, auf deren Grundlage das psychotherapeutische Vorgehen wesentlich aufbaut, wird durch die eingeschränkte sprachliche Verständigung mit intelligenzgeminderten Patienten häufig auf Verhaltensbeobachtungen und Fremdbeurteilungen aufbauen müssen.

In der Verhaltensdiagnostik werden verschiedene Ebenen unterschieden: die Makro- und die Mikroanalyse. Klassisch ist die Mikroanalyse, die sich auf eine konkret beobachtbare Situation und das Verhalten des Patienten in dieser Situation auf verschiedenen Ebenen bezieht. Die bekanntesten Vorschläge für die Mikroanalyse sind das SORKC-Schema und die Verhaltensanalyse nach Bartling et al. (1998). Das SORKC-Schema soll nachfolgend kurz vorgestellt und anhand eines Beispiels illustriert werden.

Verhaltensanalyse nach dem SORKC-Schema

Das SORKC-Schema ist eine Erweiterung des Operanten Konditionierens nach Skinner von Kanfer (Margraf & Schneider, 2009). Dabei stehen die benutzten Buchstaben für folgende Fakten:

DEFINITION

S = Stimulus (der Reiz, der auf den betreffenden Menschen trifft, das spezifische Ereignis)

O = Organismus (anlage- und umweltbedingtes Verhaltensrepertoire und eigene Bewertung desselben)

R = Reaktion (die auf der Grundlage von Stimulus und Organismus erfolgende Verhaltensantwort und die ausgelösten Befindlichkeiten auf verschiedenen Ebenen)

K = Kontingenz (die Beständigkeit, mit der das Verhalten und die Konsequenzen darauf in dieser Form ablaufen)

C = Consequence (englischer Begriff für Konsequenz; die von der Umwelt gezeigten positiven und negativen Reaktionen auf das Verhalten des Menschen sowohl kurz- als auch langfristig)

Das SORKC-Schema wird für die Mikroanalyse einer bestimmten für den Patienten und seine Störung typischen Situation erarbeitet. Es ist ohne weiteres im

Therapieverlauf auf andere zu bearbeitende Situationen anwendbar, und das anfangs herausgearbeitete SORKC-Schema kann im Behandlungsverlauf wiederholt eingesetzt werden, um Therapiefortschritte sichtbar zu machen. Ebenso eignet es sich als Instrument der Postdiagnostik zur Therapieevaluation, was allerdings nach unserem Kenntnisstand bislang kaum geschieht.

BEISPIEL

Titus

Titus, ein lernbehinderter, aber im Alltag durchaus cleverer 11-jähriger Junge, hat eine nette Familie, einen besten Freund, gute Schulleistungen in einer Lernförderschule, einen anerkannten Platz in der Klasse und als Hobbies Fußball spielen und Fahrrad fahren.

Einzig mit seiner Ordnung klappt es weder zu Hause noch in der Schule, was alle Bezugspersonen, aber inzwischen auch ihn selbst zunehmend traurig und wütend macht. Die Erziehung liegt vorrangig in den Händen der Mutter, da der Vater selbstständig und häufig unterwegs ist.

Im Anamnesegespräch berichtet die in leitender Funktion tätige Mutter, dass sie selbst bei sich manchmal eine fast zwanghafte Ordnungsliebe feststelle und sicher auch deshalb mit der Unordentlichkeit des Sohnes so gar nicht zurechtkomme.

Das SORKC-Schema für Titus sieht am Anfang so aus:

S = Das Kinderzimmer ist nach dem Wochenende am Sonntag-Abend regelrecht „vermüllt“, wie Mutter und Sohn übereinstimmend aussagen. Titus hat im Zimmer gespielt, seinen Freund empfangen und bewirtet, vieles wurde aus-, aber nicht wieder ein- und weggeräumt. Mutter will Titus zum Abendbrot rufen, kommt ins Zimmer und sieht das Tohuwabohu. Sie ist erschrocken und wütend, schreit Titus an: „Wenn Du nicht sofort hier aufräumst, brauchst Du gar nicht zum Abendbrot zu kommen, dann gehst Du ohne Essen ins Bett!“

O = Titus ist ein stiller, harmoniestrebiger, etwas zart besaiteter 11-Jähriger mit Defiziten in der Selbstregulation, mangelnden Konfliktlösekompetenzen, geringer Frustrationstoleranz und Selbstkontrolle und geringem Selbstwirksamkeitserleben. Er hat das Wochenende zu Hause ziemlich genossen, das Spielen im Zimmer (weil er etwas erkältet und das Wetter schlecht war, durfte er nicht raus), die Zeit mit seinem besten

Freund, aber auch die gemeinsamen Mahlzeiten mit der Familie – an Aufräumen hat er überhaupt nicht gedacht. Auch sein Schulrucksack steht seit Freitag unberührt in der Ecke. Nun schreit ihn die Mutter so an und bedroht ihn auch noch mit Abendbrot-Entzug, dabei hatte er sich auf die Karlsbader Schnitten schon so gefreut!

R = Kognitiv: Au wei, das habe ich wieder „verbockt"! Was muss die aber auch gleich so hysterisch losschreien! Immer hat sie was auszusetzen an mir, ich kann es ihr einfach nicht recht machen. Meine Mama liebt mich einfach nicht!

Physiologisch: Erregung, Wut, Pulsschlag steigt.

Verhalten: Er schreit mit geballten Fäusten unter Tränen: „Räum doch selbst auf, dumme Ziege! Du mit Deinem Ordnungsfimmel! Nichts mach ich Dir gut genug! Dann esst Euer Abendbrot doch allein, hab sowieso keinen Appetit mehr!"

Emotional: Enttäuschung über sein Verhalten und die Reaktion der Mutter, Hilflosigkeit, Trauer: „Ich bin nicht liebenswert!"

Dann knallt er von innen die Tür zu seinem Zimmer zu, legt sich ins Bett und weint. Als die Mutter nochmal nach ihm sehen will, ist er eingeschlafen.

C = Das Zimmer und die Schulsachen bleiben unordentlich, der morgendliche Abschied von der Mutter verläuft wenig herzlich, in der Schule bekommt Titus mal wieder einen Eintrag wegen einer vergessenen Unterschrift (unter eine 2!). Er kann sich schlecht auf den Unterricht konzentrieren und einer seiner Klassenkameraden lacht ihn wegen einer Kleinigkeit aus, was den empfindsamen Jungen sehr beleidigt.

Langfristig leidet Titus unter diesen Episoden und den häufig darauffolgenden „schwarzen Tagen", wie er sie nennt, ebenso wie die Mutter, die Lebensqualität der Familie sinkt, die Zensuren verschlechtern sich.

K = Immer und immer wieder spielen sich ähnliche Szenen ab, die im Grunde keiner will. Aber allein finden sie keinen Ausweg aus dem Teufelskreis. Schließlich kommen Mutter und Sohn in die Therapie.

Deren Verlauf soll hier nicht im Einzelnen geschildert werden. Es wird eine Kurzzeit-VT mit 25 Stunden für den Patienten und 6 Bezugspersonenstunden beantragt und genehmigt. Compliance und Mitarbeit von Patient und Mutter (Eltern) sind hervorragend, es wird mit Tokenplänen, response cost, Rollenspielen u.a. gearbeitet, der Mutter wird geraten, ihre Erwartungen nicht zu hoch zu schrauben (z.B. am Anfang gemeinsam mit dem Sohn das Aufräumen zu beginnen, wie man das bei kleineren Kindern macht und zu loben, wenn Titus sagt: „Ich mach das schon allein!“, vielleicht auch absichtlich mal etwas unordentlich zu hinterlassen und erst später aufzuräumen, um für Titus nicht ein allzu perfektes und damit unerreichbares Modell darzustellen).

Am Ende der Therapie sieht das SORKC-Schema etwa so aus:

S = Titus hat nach langer Zeit mal wieder sein Zimmer nicht zu Mutters Zufriedenheit aufgeräumt. Die Mutter beauftragt ihn, da es schon spät ist, in der nächsten Viertelstunde sein Zimmer in einen leidlich ordentlichen Zustand zu bringen, was dem Jungen gelingt (mittlerweile muss die Mutter schon lange nicht mehr, wie zu Beginn der Therapie, mit Titus gemeinsam mit dem Aufräumen beginnen).

O = Titus ist inzwischen wesentlich selbstbewusster, gelassener und sozial gewandter geworden.

R = Da er einsieht, dass sein Zimmer vor dem Abendessen noch aufgeräumt werden muss, sagt er nur: „Das schaff ich schon“ und beginnt aufzuräumen, ohne sich aufzuregen.

C = Titus braucht inzwischen auch keine externen Verstärker mehr, die anerkennende Bemerkung der Mutter: „Das hast Du aber schnell und gut hingekriegt!“ reicht ihm aus und macht ihn für den Rest des Abends froh.

Beim gemeinsamen Familienabendbrot erzählt die Mutter dem Vater, was Titus eben geschafft hat und dieser antwortet: „Ja, wir haben eben einen großen Sohn“ und mit einem Augenzwinkern: „Die Garage wäre auch mal wieder dran“, worauf Titus kontert: „Aber allenfalls mit Dir zusammen vorm nächsten Fußballspiel!“ Es wird viel gelacht, u.a. auch darüber, welchen Verlauf der Abend wohl vor der Therapie genommen hätte.

Auch in der Schule werden Titus‘ gewachsene Fähigkeiten anerkannt und mit lobenden Einträgen und guten Noten honoriert.

Zur Illustration des Verlaufes bei weniger oder nicht mitarbeitsfähigen oder -willigen Patienten sei hier exemplarisch noch das Beispiel Sabine angefügt:

BEISPIEL

Sabine

Auch Sabine ist eine 11-jährige, lernbehinderte Patientin, deren schulische Leistungen im guten Durchschnittsbereich liegen, deren Ordnung aber sowohl in der Schule als auch zu Hause sehr zu wünschen übrig lässt. Auch sie hat keine Geschwister, aber mehrere Freundinnen, auch ihr Vater ist beruflich selbstständig, und die Mutter hat als leitende Angestellte eine geregelte Arbeitszeit.

Sabine wird von der Klassenleiterin eine Therapie nahegelegt, die Mutter und auch Sabine selbst „sehen das nicht so verbissen“, aber sie kommen immerhin zu den probatorischen Sitzungen.

Da Sabines Anfangs-SORKC-Schema sehr dem von Titus ähnelt, wird auch hier eine Kurzzeit-VT beantragt und genehmigt.

Bereits im ersten Drittel der Therapie wird jedoch deutlich, dass Mutter und Tochter sich das Ganze viel einfacher gedacht hatten, Termine werden verschoben, teilweise abgesagt, teilweise unentschuldigt nicht wahrgenommen, ausgehandelte Tokenpläne werden nicht eingehalten bzw. nicht protokolliert oder einfach zu Hause vergessen, sodass die Therapeutin sehr oft wieder von vorn beginnen muss, obwohl Sabine und auch die Eltern jeweils versichern, sie hätten verstanden, worum es geht. Die „Therapie“ zieht sich über ein Jahr hin, da immer wieder Termine verschoben oder wegen Krankheit bzw. „wichtigeren“ Ereignissen oder Ferien abgesagt werden. Sabines Ordnung verändert sich eher zum Negativen als zum Positiven, hinzu kommt laut Mutter ihr zunehmend vorlautes, aufsässiges Verhalten zu Hause und in der Schule (was die Mutter der Therapeutin zum Vorwurf macht).

Bei Therapieende sieht das SORKC-Schema aus wie am Anfang, dann wünscht die Mutter eine Therapieverlängerung, was aber sowohl von Sabine als auch von der Therapeutin abgelehnt wird. Von der Schule wird mittlerweile eine stationäre Therapie angemahnt, die von der Mutter auch angestrebt wird, die aber – das kann man jetzt schon sagen – selbst wenn sie im stationären Setting erfolgreich sein sollte, den Transfer in den Alltag nicht bestehen wird, wenn es nicht gelingt, bei Mutter und Tochter ein ausreichendes Problembewusstsein zu etablieren.

Dieses Beispiel belegt aus unserer Sicht eindrucksvoll, wie sehr eine gelingende bzw. nicht gelingende Therapie vor allem im ambulanten Setting von der Mitarbeit aller Beteiligten abhängt.

Auch das nächste Beispiel kann unserer Meinung nach diese Problematik nachdrücklich belegen.

BEISPIEL

Alf

Alf (14 Jahre) wird von seinem Vater und seiner Stiefmutter wegen einer Verhaltensstörung zur ambulanten Therapie angemeldet. Der Vater hatte mit seiner Partnerin in einem anderen Bundesland vier Kinder. Alf ist der älteste, seine Geschwister sind 11, 7 und 4 Jahre alt. Die Mutter hat aus früheren Beziehungen noch drei weitere Kinder.

2011 trennen sich die Kindeseltern, der Vater zieht zu seiner neuen Lebensgefährtin, die bereits einen 14-jährigen Sohn hat. Die Mutter von Alf erwartet von einem neuen Partner ein weiteres Kind, gibt schließlich Alf und seinen jüngeren Bruder zum Vater und überträgt diesem auch das alleinige Sorgerecht. Alf kommt mit seinem Vater und seinem Halbbruder ganz gut zurecht, nicht aber mit der Stiefmutter, deren Anforderungen ihm „überzogen" erscheinen. Das liegt vor allem daran, dass er sie kognitiv nicht versteht.

Diese lehnt ihn regelrecht ab, wie sie auch formuliert. Inzwischen erwartet auch sie ein Kind von Alfs Vater, was die familiäre Situation nicht erleichtert.

Alf kommt in einer LB-Schule relativ gut zurecht, ist eher still und in sich gekehrt, seine Leistungen liegen im Durchschnittsbereich.

Der Vater ist derzeit arbeitssuchend und hat, wie er sagt, genügend Zeit, sich speziell um Alf zu kümmern. Alf findet das gut und beide erscheinen regelmäßig zu den Terminen. Die Stiefmutter entschuldigt sich, wenn sie eingeladen wird, meist aufgrund von Zeitmangel, später auch wegen Schwangerschaftsbeschwerden. Sie tritt also in der Therapie nur dann in Erscheinung, wenn sie dem Therapeuten per Mail über Alfs „unmögliches“ Verhalten berichtet.

Alf kommt gern in die Therapie, möchte jedes Mal noch länger bleiben, erledigt auch seine therapeutischen Hausaufgaben gut. Der Vater arbeitet ebenfalls mit, so gut er kann.

Die Anschuldigungen durch die Stiefmutter werden allmählich seltener. Dann steht Weihnachten bevor. Alf wünscht sich keine materiellen Dinge („Wir haben‘s nicht so dick!“), aber er möchte ein paar Tage bei der Mama verbringen. Dieses Problem wird folgendermaßen gelöst:

Alf fährt am 23.12. zu seinen Großeltern väterlicherseits, die am Wohnort der Mutter leben, die Mutter sieht er nur zwei Stunden am Heiligabend, er bekommt kein Geschenk („Da hätte die Mama für das Baby nichts zu essen kaufen können!“), nach den Weihnachtsfeiertagen lebt er einige Tage beim Bruder seines Vaters, wo er auch Silvester und Neujahr verbringt, und am 3.1. kommt er wieder nach Hause in die väterliche Familie.

Fazit Alf: „Vielleicht könnte ich ja in Zukunft bei Onkel X. leben, wenn die anderen mich alle nicht wollen, bei dem war es nämlich cool, wir haben Silvester viel Quatsch gemacht (auch Dinge, die man nicht tun darf), und bei ihm leben auch Kinder aus anderen Familien, dafür bekommt er Geld, weil er nicht zur Arbeit geht, aber er lebt nicht schlecht“, was der Vater bestätigt, aber gleichzeitig sagt, dass er dazu nie seine Zustimmung gäbe, da das alles doch ziemlich fragwürdig sei.

Nach diesen Weihnachtsferien ist Alf ziemlich aufgewühlt, weint in der Therapie und muss erst einmal psychisch stabilisiert werden.

Nun könnte man ja auf die Idee kommen, Alf einer stationären Psychotherapie zuzuführen (was die Stiefmutter schon im Erstgespräch gefordert hatte), aber abgesehen von den Wartezeiten wäre dies nicht das Mittel der Wahl. Alle wären zwar erst einmal entlastet, weil er nicht da wäre und somit den „Familienfrieden“ nicht stören würde, aber es würde sich in der Familie nichts ändern, und nach seiner Entlassung wäre ziemlich rasch wieder alles beim „Alten“. Der ambulante Therapeut rät nach ausführlicher Besprechung in der externen Supervision also dem Vater, sich um Hilfe beim Jugendamt zu bemühen, einen Erziehungsbeistand zu beantragen, in der Hoffnung, dass auf diese Weise nicht nur Alf geholfen werden kann, sondern schließlich die Bedürftigkeit der Gesamtfamilie gesehen wird. Der Vater setzt diesen Vorschlag umgehend in die Tat um, der Ausgang der Bemühungen ist noch offen ...

Auf der Basis der gesammelten Diagnosen von Fachärzten, der Berichte von Behörden und der Ergebnisse der vertieften Exploration ist die Diagnostik auch mittels **testpsychologischer Verfahren** möglich und notwendig. Sie ist notwendig, um vorhandene Diagnosen abzusichern und ggf. vorhandene Ressourcen zu erkennen oder Begabungsinseln zu identifizieren. Dafür liegen verschiedene gebräuchliche, gut validierte Verfahren zur testpsychologischen Überprüfung von Intelligenzminderung vor (Aufstellung der Tests siehe auch Hennicke et al., 2009, S.21).

Durch vorliegende psychische Störungen und Verhaltensprobleme sowie mangelnde Motivation kann eine valide standardisierte Testdiagnostik erschwert sein. Kinder und Jugendliche mit Intelligenzminderung zeigen, wie vorher bereits ausgeführt, problematische Verhaltensweisen, mit denen sie bereits früh gelernt haben, solchen Anforderungen auszuweichen, die sie überfordern (Mendes et al., 2013).

Deshalb muss bei der Wahl des Verfahrens der tatsächliche Entwicklungsstand des Kindes berücksichtigt werden. Aus diesem Grund ist nicht nur bei sehr jungen Kindern eine umfassende Entwicklungsdiagnostik erforderlich. Während der allgemeinen Entwicklung reifen Funktionsleistungen bei Kindern, die für die Ausprägung von Kompetenzen verantwortlich sind. Dies dient der Autonomieentwicklung des Kindes. Dazu gehören Entwicklungen in allen Persönlichkeitsbereichen – kognitiv, sprachlich, motorisch und sozial. Alle Instrumente zur Erfassung ganzheitlicher Entwicklungsstände, wie sie z.B. in Kindertagesstätten und Frühförderstellen angewandt werden, eignen sich, gravierende Rückstände oder Defizite zu erfassen. Werden Kinder in diesem Grobscreening auffällig, gehören sie psychologisch oder psychiatrisch untersucht.

Eine aussagereiche Übersicht von Tests und Entwicklungsverfahren finden wir in den Leitlinien (Hennicke et al., 2009). Dazu gehört auch eine umfassende Exploration von Bezugspersonen und Erziehern und Betreuern. Speziell entwickelte Elternfragebögen und Anamnesebögen erleichtern den Überblick. Auf eine Entwicklungsdiagnostik sollte nur dann verzichtet werden, wenn ein besonders niedriger Entwicklungsstand vorliegt oder die Kooperationsfähigkeit des Kindes nicht hergestellt werden kann.

Ein weiterer unverzichtbarer Bestandteil der Diagnostik ist selbstverständlich die Intelligenzdiagnostik, sowohl bei leichter als auch bei schwerer Intelligenzminderung. Ab einem Alter von 3 Jahren ist dies bereits möglich. Auch hier finden wir in den Leitlinien (Hennicke et al., 2009) eine differenzierte Darstellung der Verfahren, ihrer Möglichkeiten und Grenzen. Um die Tests auswerten und interpretieren zu können, muss beachtet werden, dass die Kinder in allen Untertests eine richtige Lösung produzieren (Hennicke et al., 2009). Dabei ist bei dieser Personengruppe zu beachten, dass Testwiederholungen Frustrationen („Das habe ich schon einmal gemacht!") und Motivationsabbrüche hervorrufen können (Hennicke et al., 2009).

Wir haben jedoch auch die Erfahrung gemacht, dass es für die Personengruppe der gewöhnungsfähig geistig Behinderten oftmals eine Freude sein kann, Bekanntes wiederzuerkennen und dadurch eher ein Motivationsschub passieren kann („Das kann ich schon!"), wie das folgende Beispiel verdeutlicht.

BEISPIEL

Ken

Der 15-jährige Ken wurde mir von der Kindsmutter vorgestellt, weil er nach diversen Schulwechseln kaum in der Lage war, dem Unterricht zu folgen. Immer ein leichtes Grinsen im Gesicht, wirkte Ken so, als ob ihn alles amüsiere. Viele Lehrer und Erzieher fühlten sich von diesen Reaktionen verunsichert und provoziert. Da Ken keine deutlichen Signale gab, ob er verstanden hatte, was sie ihm sagten, wurde er in allen Einschätzungen aus den Schulen als aufsässig, beratungsresistent und unbelehrbar beschrieben.

Als ich Ken mit 15 Jahren kennenlernte, war seine Mutter ständig in den Stunden dabei. Sie beschützte ihren Sohn, indem sie wiederholt versuchte zu erklären, was gerade passiert war. Dabei sprach sie für Ken, wies die Schuld an Problemen permanent anderen Personen zu und ließ Ken gar nicht zu Wort kommen. Als ich sie darauf aufmerksam machte, war sie regelrecht erschrocken und Ken lächelte, wie immer. Wir vereinbarten, dass die Mutter Ken begleiten durfte, aber er allein die Therapiestunden wahrnahm.

Wider Erwarten sprach Ken über seine Erlebnisse in der Schule. Dabei zeigte sich, dass er Ereignisse ganz anders bewertete als z. B. seine Lehrer. Kens Bewertungen nahm er prinzipiell emotional vor. Er konnte das gut berichten. Sätze wie: Ich habe mich so und so gefühlt. Oder: Dabei fühlte ich … oder: Das konnte ich nicht fühlen …, machten mich stutzig.

Als er mir dann auch noch berichtete, dass er wegen einer verringerten Beschulungszeit in den 4. und 5. Unterrichtstunden nicht mehr seine Lieblingsfächer (Musik, Werken, Sport und Kunst) besuchen darf und deshalb in den 1. bis 3. Unterrichtstunden ein extremes Fehlverhalten zeigt, vermutete ich, dass das kausale Denken bei Ken gestört ist.

Wir erarbeiteten, dass er es einmal anders versuchen soll. Wenn er in den ersten Unterrichtstunden ein angepasstes Verhalten zeigt, könnte es ja sein, dass Ken vielleicht auch die 4. und 5. Unterrichtstunde besuchen darf. Als dies so funktionierte, freute er sich sehr. Paradox, denn alle glaubten, er wolle nicht zur Schule gehen und zeige deshalb das Fehlverhalten.

Ich entschied gemeinsam mit der Mutter, dass wir einen Intelligenztest durchführen. Sie warnte mich, dass Ken durch häufige Testung in den letzten Jahren nicht mitmachen werde. Bei ihm konnte noch nie eine Leistungsüberprüfung bis zum Ende durchgeführt werden, da er sich von Beginn der Testung an immer geweigert hat. Nun war aber in der Zeit bereits ein tragfähiges Patient-Therapeutin-Verhältnis entstanden, sodass ich Ken darauf hin ansprach. Er reagierte verhalten und sagte, dass er schon oft Aufgaben machen musste, aber diese nicht verstand und sich nie traute nachzufragen. Wir vereinbarten, dass er mir hilft und sagt, welche Aufgaben er schon kennt und dass ich ihm helfe, die Aufgaben zu lösen (Natürlich nur soweit dies im Test erlaubt ist). So war die Testung mittels HAWIK IV eine gegenseitige Hilfe, auf die Kevin sehr gut ansprach. Er erledigte alle Untertests so gut er konnte, er wollte mir ja helfen!

Als Ergebnis ergab sich ein IQ von 65, der deutlich einer geistigen Behinderung zugeordnet werden konnte. Wir werden im Verlauf des Buches immer wieder auf dieses tragische Beispiel zurückkommen, da Ken durch die Fehlinterpretation seines Verhaltens und durch die Fehlbeschulung einen sehr schweren Start/oder eigentlich gar keinen ins Berufsleben hatte.

Testverfahren zur Prüfung der intellektuellen Ausstattung

Je nach Alter können für die Prüfung der intellektuellen Ausstattung in der Diagnostik laut Leitlinien folgende Verfahren zum Einsatz kommen.

Bei Kindern unter 3 Jahren

Bayley Scales III (Reuner & Rosenkranz, 2014). Das Verfahren dient der Erfassung des allgemeinen kognitiven, sprachlichen und motorischen Entwicklungsniveaus im Alter von 1 bis 42 Monaten. Es erlaubt die Feststellung von Entwicklungsverzögerungen und die Planung von Frühförderung.

Kaufmann Assessment Battery for Children (K-ABC) (Melchers & Preuss, 1991). Dieses Verfahren enthält 16 Untertests zur Erfassung intellektueller Fähigkeiten und Fertigkeiten. Es ist im Alter von 2;5 – 12;5 Jahren anwendbar und benötigt 40 – 90 Minuten Anwendungsdauer.

Bei Kindern ab 3 Jahre

Wiener Entwicklungstest (WET) (Kastner-Koller & Deimann, 1998). Der WET erlaubt die Diagnostik des allgemeinen Entwicklungsstandes zwischen 3 und 6 Jahren. Es werden die Funktionsbereiche Motorik, visuelle Wahrnehmung und Gedächtnis sowie kognitive, sprachliche und sozial-emotive Fähigkeiten erfasst. Er ist vor allem für förderdiagnostische Fragestellungen konzipiert.

Heidelberger Sprachentwicklungstest (HSET) (Grimm & Schöler, 1991). Er dient mit seinen 13 Untertests der differenzierten Untersuchung der Sprachentwicklung, ist bei 3 – 9-jährigen Kindern einsetzbar und hat ebenfalls mit 40 – 80 Minuten eine recht lange Anwendungsdauer.

Coloured Progressive Matrices (CPM) (Raven, 1956; Schmidtke et al., 1990). Die Coloured Progressive Matrices (CPM) wurden zur sprachfreien Erfassung des allgemeinen Intelligenzpotenzials entwickelt. Sie eignen sich gut zur Anwendung bei Personen, die die deutsche Sprache weder ausreichend sprechen noch verstehen, bei Personen, die unter körperlichen Behinderungen, Aphasie oder Zerebralparese leiden oder gehörlos sind und bei geistig behinderten Personen, bei denen ein Nachlassen der intellektuellen Fähigkeiten unterstellt werden kann. Die CPM bestehen aus 36 Items in drei Sets zu je 12 Items: Set A, Set Ab und Set B. Sie sind so angeordnet, dass die wichtigsten kognitiven Prozesse, die Kinder im Alter unter 11 Jahren im Allgemeinen beherrschen, gemessen werden können. Die drei Sets geben der Testperson drei Möglichkeiten, eine konsistente Methode des Denkens zu entwickeln. Der Test als Ganzes mit seinen 36 Items wurde für eine möglichst genaue Leistungsbeurteilung der kognitiven Entwicklung bis zum Stadium voll entwickelter intellektueller Fähigkeiten konstruiert. Der Test kann mittels eines Testheftes vorgelegt werden oder in der „Board-Form“, eine Version des Tests, die das Einfügen der Antwortmöglichkeiten nach Art eines Puzzles erlaubt.

Konzentrations-Handlungsverfahren für Vorschulkinder (KHV-VK). (Ettrich & Ettrich, 2005)

> *„Die Diagnostik konzentrativer Fähigkeiten erlangt deshalb immer mehr und immer frühere Bedeutung, weil sie, hinreichend ausgebildet, eine Voraussetzung für erfolgreiches Lernen darstellt und damit die kognitive, soziale und emotionale Entwicklung von Kindern positiv beeinflusst. [...]*
> *Durch gute Konzentrationsleistungen können intellektuelle Schwächen beim Lernen zum Teil kompensiert werden, während die individuellen Lernergebnisse bei durchschnittlicher oder gar unterdurchschnittlicher Intelligenz durch eine Konzentrationsstörung erheblich gemindert werden können. Das frühzeitige Erkennen von Mängeln in der Konzentrationsfähigkeit ist eine Voraussetzung für die früh einsetzende gezielte psychotherapeutische und/oder medikamentöse Hilfe für diese Kinder.*
> *Das Erkennen von Problemen in der Entwicklung der Konzentrationsfähigkeit setzt spezifische Verfahren für ihre Diagnostik voraus" (Ettrich & Ettrich, 2005, S. 17f.).*

Das KHV-VK ist für 3;0–6;11-jährige Kinder standardisiert und besteht aus 44 Karten (7cm x 10cm), auf denen jeweils durch Strichzeichnungen 12 Figuren dargestellt sind. Die Karten wurden auf dünne Hartfaserplatten kaschiert, da vor allem die jüngeren Kinder noch recht robust mit dem Material umgehen. Das Bildmaterial wurde dem Differentiellen Leistungstest von Kleber und Kleber, (1974) entnommen und so zusammengestellt, dass im gleichen Kartensatz jeweils zwei Parallelformen enthalten sind. Dadurch ist eine recht ökonomische und anwenderfreundliche Möglichkeit der Diagnostik konzentrativer Fähigkeiten möglich. Die Testdurchführung steht in der diagnostischen Tradition von Abels (1974) sowie von Koch und Pleißner (1984), d. h. die Karten müssen von den Kindern nach bestimmten Merkmalen in eine Box mit vier Fächern einsortiert werden. Die kritischen Merkmale sind in der Form A die Abbildungen von „*Kamm* und *Baum*" und in der Form B die Abbildungen von „*Blume* und *Bürste*". Aus dem Material wurden ferner zwei grundlegende Anwendungsformen entwickelt, für die wir die Bezeichnungen Zweier-Sort (Merkmal vorhanden bzw. nicht vorhanden) und Vierer-Sort wählten. Beim Vierer-Sort sind die Karten in der Form A nach den Merkmalen „*Baum*", „*Kamm*", „*Baum und Kamm*" und „*weder noch*" zu sortieren. In der Form B sind von den Probanden die Merkmale „*Blume*", „*Bürste*", „*Blume und Bürste*" sowie „*weder noch*" zu beachten. Die ersten vier Karten des Tests werden gemeinsam mit dem Kind abgelegt. Dabei werden Fehler sofort korrigiert und unter Umständen das Zuordnungsprinzip nochmals erläutert. Die Arbeitszeit des Kindes ist auf zehn Minuten begrenzt. Dies entspricht einer maximalen mittleren Inspektionszeit von 15 Sekunden pro Item. Für die Zeitmessung kann eine Stoppuhr oder eine gewöhnliche Uhr verwendet werden, weil die Zeitwerte nur mit Minutengenauigkeit in der Normierung berücksichtigt werden. Die volle Minute ist damit als Klassenmitte des Zeitintervalls (x.31 bzw. x.30) zu interpretieren. Für den Fall, dass das Kind innerhalb von zehn Minuten noch nicht alle Karten einsortiert hat, ist die Nummer der zuletzt abgelegten Karten im Zeitintervall zu notieren. Es liegt im Ermessen des Untersuchers, ob er danach den Test abbricht oder das Kind das Sortieren zu Ende bringen lässt. Im Protokollbogen werden die Arbeitszeit und die Anzahl der Karten, die in zehn Minuten sortiert wurden, registriert. Die Fehlerauswertung ist sehr einfach, da auf der Rückseite neben der Kartennummer jeweils ein Symbol die richtige Zuordnung anzeigt. Die falsch einsortierten Karten werden in einem Verlaufsprotokoll registriert und anschließend die Fehlerhäufigkeit ausgezählt. Die Fehleranzahl wird im Protokollbogen vermerkt. Die Eintragungen im Verlaufsprotokoll dienen vor allem der qualitativen Beurteilung des konzentrativen Verhaltens. Beispielsweise ist eine Fehlerhäufung am Anfang als Anpassungsproblem des Kindes an die Untersuchungsanforderung zu interpretieren, während Fehlerhäufungen am Ende auf Ermüdungs- und Motivationsprobleme hinweisen. Das Protokoll des typisch konzentrationsgestörten Kindes ist sowohl durch viele Fehler als auch deren eher zufällige Verteilung im Zeitverlauf gekennzeichnet. Die individuellen Zeit- und Fehlerwerte werden mit den Normwerten der entsprechenden Altersgruppe verglichen.

Bei Kindern ab 5–6 Jahren

Der HAWIK IV (Petermann & Petermann, 2007). Dieser Test stellt ein umfassendes Einzeltestverfahren zur Beurteilung der kognitiven Fähigkeiten von Kindern und Jugendlichen im Alter von 6;0 bis 17;6 Jahren dar. Er besteht aus 15 Untertests, deren Einzelergebnisse in einem Leistungsprofil zusammengeführt werden. Neben dem Gesamt-IQ werden außerdem Werte des Sprachverständnisses, des wahrnehmungsgebundenen logischen Denkens, des Arbeitsgedächtnisses und der Verarbeitungsgeschwindigkeit ermittelt.

Der Raven-Test (Progressive Matrizen nach Raven) (Raven, 1956). Dies ist ein standardisiertes Verfahren zur Messung der allgemeinen Intelligenz mit Betonung des abstrakt-logischen Bereichs.

Das Verfahren existiert in einer Kinder- und einer Erwachsenen-Form. Die Erwachsenen-Form besteht aus fünf Untertests mit jeweils zwölf Items. Die Aufgaben sind innerhalb eines Untertests nach ihrem Schwierigkeitsgrad geordnet. Ebenso nimmt der Schwierigkeitsgrad vom Subtest A zum Subtest E kontinuierlich zu. Die Aufgaben sind so gestaltet, dass durch logische Kombination der

Elemente das fehlende Teil eines Musters ergänzt werden muss, wobei im Allgemeinen sechs bis acht Angebote für die Lösung unterbreitet werden. Nur eine Lösung ist richtig. Der Test ist in der Praxis noch immer eines der am häufigsten eingesetzten intelligenzmessenden Verfahren.

Grundintelligenztest Skala 1 (CFT 1) (Cattell et al., 1997). Dieses Verfahren wird zur Prüfung der visuellen Wahrnehmungsgeschwindigkeit und der sprachfreien Denkkapazität verwendet. Aus diesem Grund und auch wegen seiner Anwendungsdauer von etwa 30 Minuten ist es für die von uns betrachtete Klientel gut einsetzbar. Normen liegen für das Alter von 5–9 Jahren vor, ab 9 Jahren greift der Grundintelligenztest Skala 2, ebenfalls zur Prüfung der nicht sprachgebundenen Denkfähigkeit.

Der Snijders und Snijders-Oomen Intelligenztest (SON-R 51/2-17) (Snijders et al., 2005). Dies ist ein nonverbaler Intelligenztest und damit besonders geeignet für Personen mit Einschränkungen in der sprachlichen Kommunikation. Da intelligenzgeminderte Kinder und Jugendliche auch häufig unter Sprachproblemen leiden, kann er hier gut eingesetzt werden. Für jüngere Kinder eignet sich auch der SON-R 21/2-7.

Adaptives Intelligenzdiagnostikum (AID) (Kubinger & Wurst, 1991). Das Verfahren erfasst mit elf Untertests und drei Zusatztests verbale sowie manuell-visuelle Intelligenzaspekte und ist für das Alter von 6–16 Jahren geeignet.

Da dieses Verfahren hohe Anforderungen an die kognitiven Fähigkeiten der Kinder stellt, ist es bei Kindern und Jugendlichen mit Intelligenzminderung mit Vorsicht auszuwählen.

Konzentrations-Handlungsverfahren (KHV) (Koch & Pleißner, 1984). Dieses Verfahren arbeitet ebenfalls mit Bildkarten wie der KHV-VK, auf den Bildern sind als Indexzeichen ein Hund und eine Ente zu sehen. Der KHV ist ebenfalls ein Sortierverfahren (Hund) oder (Ente), (Hund und Ente) und (weder Hund noch Ente). Der Test wurde zur Prüfung der Konzentrationsfähigkeit im jüngeren Schulalter entwickelt.

Konzentrations-Verlaufstest (KVT) (Abels, 1974). Auch hier handelt es sich um einen Sortiertest, der sowohl bei Kindern als auch bei Erwachsenen Anwendung findet. Es müssen 60 Karten mit jeweils 36 zweistelligen Zahlen nach vier Merkmalen (43), (63), (43 und 63) sowie (weder 43 noch 63) sortiert werden, wobei Zeit, Fehler und Sorgfaltsleistung sowie die Arbeitsverlaufskurve bewertet werden.

Diagnostikum für Zerebralschädigung (DCS) (Hillers, 1980). Die figuralen Items sind „sinnfreie, aber assoziationsfähige Zeichen". Dabei bedeutet „sinnfrei", dass die Gestalten weder „sinnvoll" noch „sinnlos" sind, sondern dass zu ihrer abstrakt geometrischen Form Assoziationen als Lernhilfen gebildet werden können.

Die Reproduktion der erinnerten Zeichen erfolgt mit Hilfe von Holzstäbchen. Unter Bezug auf Validierungsstudien kann man unterstellen, dass beim DCS u. a. folgende Funktionen involviert sind:

1. Selektive Aufmerksamkeitszuwendung
2. Gestaltwahrnehmung
3. Gestaltspeicherung (bzw. Merkfähigkeit und Gedächtnis)
4. Gestaltreproduktion und Übertragung auf die feinmotorische Ebene

Die o.g. Funktionen stehen bei der Durchführung des DCS in einem dynamischen Zusammenhang nach hierarchischen Gesichtspunkten. So ist z. B. die selektive Aufmerksamkeit eine wesentliche Bedingung für die Güte der Gestaltspeicherung und diese wiederum die Voraussetzung für den Prozess der Gestaltreproduktion, welcher seinerseits wiederum ein Mindestmaß an konzentrativer Zuwendung erfordert.

Ein spezielles Verfahren zur Erfassung der Sozialen Reife vom Vorschulalter bis zum Jugendalter wurde von Doll (1953) in Form eines Fragebogens (**Vineland Social Maturity Scale**, VSMS) vorgelegt. Eine spezielle deutschsprachige Bearbeitung der VSMS für Vorschulkinder wurde von Eggert (1972, 1974) erarbeitet.

Diagnostisches Interview bei psychischen Störungen im Kindes- und Jugendalter (Kinder-DIPS) (Unnewehr et al., 1995). Hiermit lassen sich neben anderen psychischen Störungen auch expansive Verhaltensstörungen wie die Aufmerksamkeits- und Hyperaktivitätsstörung, die Störung mit Oppositionellem Trotzverhalten und die Störung des Sozialverhaltens erfassen. Hierzu wurden spezielle Interviewleitfäden erarbeitet.

In der Elternversion beurteilen die Eltern direkt die Häufigkeit, mit der sie das Auftreten von Symptomen bei ihrem Kind beobachten.

Das Diagnostik-System für psychische Störungen im Kindes-und Jugendalter nach ICD-10 und DSM-IV (DISYPS-KG) (Döpfner und Lehmkuhl, 1998). Dieses System konzentriert sich auf sieben Störungsbilder im Alter von 11 bis 18 Jahren, von denen uns hier aber nur die ersten vier interessieren. Erfasst werden die

Fremdbeurteilungen von Eltern, Lehrern und Erziehern (FBB) sowie die Selbstbeurteilungen der Schüler (SBB):

Hyperkinetische Störungen mit den Aspekten

- Aufmerksamkeitsstörungen (z.B. „Ich lasse mich oft durch die Umgebung ablenken.“)
- Überaktivität (z.B. „Ich laufe häufig herum oder klettere permanent, wenn es unpassend ist.“)
- Impulsivität (z.B. „Ich platze häufig mit Antworten heraus, bevor Fragen gestellt sind.“)
- Störungen des Sozialverhaltens
- oppositionell-aggressives Verhalten (z.B. „Ich streite häufig mit Erwachsenen.“)
- dissozial-aggressives Verhalten („Ich schwänze die Schule.“)

Angststörungen

- Störungen mit Trennungsangst (z.B. „Ich schlafe nur sehr widerwillig oder gar nicht außerhalb von zu Hause.“)
- Generalisierte Angst (z.B. „Was ist wenn meiner Familie etwas passiert? Oder wenn ich krank werde? Dann verliere ich meine Arbeit. Wie soll ich dann weiterleben?“)
- Soziale Angst (z.B. „Ich habe wenig Kontakt zu Jungen oder Mädchen meines Alters.“)
- Spezifische Phobien (z.B. „Ich habe starke Angst vor bestimmten Tieren, die eigentlich übertrieben und unbegründet ist (z.B. Hunden, Spinnen, Mäusen).“)

Depressive Störungen

- Depressive Symptome (z.B. „Ich denke immer wieder an den Tod oder daran, mich selbst umzubringen.“)
- Somatische Symptome (z.B. „Ich fühle mich hoffnungslos und verzweifelt.“)

Die klinische Beurteilung der Störungen erfolgt über differenzierte Diagnose-Checklisten, in denen die Beurteilungen von Eltern, Lehrern und Erziehern, die Selbstbeurteilungen der Kinder und Jugendlichen sowie die Beurteilungen der Untersucher kombiniert werden, sodass die Ergebnisse der Verhaltens- und Persönlichkeitsdiagnostik sowohl kategorial als auch dimensional nach ICD-10 und DSM-IV analysiert werden können.

Depressionsinventar für Kinder und Jugendliche (DIKJ) (Stiensmeier-Pelster et al. (2000)). Das Depressionsinventar für Kinder und Jugendliche (DIKJ) wurde entwickelt, um in der klinisch-psychologischen und pädagogisch-psychologischen Praxis den Verdacht auf das Vorliegen einer Depression in der Altersgruppe der 8–16-jährigen abzusichern. Das DIKJ umfasst 26 Items, die den Kindern und Jugendlichen jeweils in drei Antwortalternativen dargeboten werden, sodass sowohl das Vorliegen einer depressiven Störung als auch deren Schweregrad abgebildet werden kann.

Testbatterie für geistig behinderte Kinder (Bondy et al., 1995). Dieses Verfahren erfasst alltagspraktische, motorische, kommunikative, soziale und adaptive Fertigkeiten der untersuchten Kinder und Jugendlichen.

Angstfragebogen für Schüler (AFS) (Wieczerkowski et al.,1981). Er enthält die Skalen: Prüfungsangst, Allgemeine Angst, Schulunlust und Soziale Erwünschtheit.

> *„Die Skala Prüfungsangst beschreibt Gefühle der Unzulänglichkeit und Hilflosigkeit in schulischen Prüfungssituationen sowie Ängste vor einem Leistungsversagen, die vielfach mit vegetativen Reaktionen verbunden sind. Die Skala Manifeste Angst oder Allgemeine Angst enthält Items, die auf allgemeine Angstsymptome wie Herzklopfen, Nervosität, Einschlaf- und Konzentrationsstörungen sowie auf Furchtsamkeit und ein reduziertes Selbstvertrauen eingehen. Die Skala Schulunlust erfasst die innere Abwehr von Kindern und Jugendlichen gegen die Schule und einen durch unlustvolle Erfahrungen bewirkten Motivationsabfall gegenüber unterrichtlichen Gegenständen. Ferner enthält der AFS eine Skala zur Erfassung der Tendenz von Schülern, sich angepasst und sozial erwünscht darzustellen" (Ettrich & Ettrich, 2006b, S. 124).*

Mann-Zeichen-Test (MZT) (Ziler, 1950). Der Mann-Zeichen-Test nach Ziler hat einen multiplen Indikationsanspruch:

1. Feststellung des allgemeinen Entwicklungsstandes
2. Beurteilung der Graphomotorik
3. Aussagen zur optischen Differenzierungsfähigkeit
4. Aussagen zur emotionalen Befindlichkeit

Der MZT ist für die Untersuchung von Kindern im Alter von 3–14 Jahren geeignet. Bezüglich der detailstatistischen Auswertung liegen Bewertungskriterien und Normen vor. Klinische Studien belegen die Bedeutung des MZT für die Diagnostik von frühkindlichen Hirnschädigungen und neurotischen Störungen im Vorschul- und frühen Schulalter.

Aber auch die **Columbia Mental Maturity Scale** (CMM) von Burgemeister et al. (1954) und Ettrich (2000), die als kulturfreier (sprachfreier) Test für die Diagnostik von Abstraktionsfähigkeit und logisch-schlussfolgerndem Denken bei 3–12-jährigen Kindern entwickelt wurde, wird in der Praxis häufig angewendet. Die CMM besteht aus 100 Testkarten mit jeweils drei bis fünf gegenständlichen oder geometrischen Abbildungen, die nach logischen Prinzipien gruppiert sind. Bei jeder Karte (Item) müssen die Kinder das Element herausfinden, das nicht in den logischen Zusammenhang passt. Die CMM ist ein guter Indikator der Allgemeinen Intelligenz, die mit einem Minimum an sprachlicher Mitteilung auskommt, da das geforderte Leistungsverhalten durch Zeigen auf der Testkarte gut demonstriert werden kann und auch die Aufgabenlösungen von den Kindern ebenfalls durch Zeigen mitgeteilt werden können.

Persönlichkeitsfragebogen (PFK) (nach Seitz & Rausche, 1992). Dieser in der Praxis gut eingeführte Fragebogen eignet sich bei größeren Kindern.

Der Fragebogen ermöglicht eine möglichst breite und differenzierte Erfassung der Persönlichkeit von Kindern im Alter von 9–14 Jahren.

Das Testmaterial ist unterteilt in drei Teilbereiche, die in Abhängigkeit von der Anzahl der Dimensionen einen unterschiedlichen Umfang haben.

Bei den meisten Items hat der Proband zwischen den Antwortmöglichkeiten „Stimmt" und „Stimmt nicht" zu wählen, bei einigen Items zwischen zwei qualitativen Varianten. Es finden sich:

- Items, die den Stil (die äußerlich erkennbaren Eigenarten) des Verhaltens eines Kindes beschreiben (s.u. Diagnostik des Verhaltens)
- Items, die zum Ausdruck bringen, was ein Kind sich wünscht, wonach es ein Bedürfnis hat, wozu es bereit ist, wie es zu seinen Mitmenschen und seiner Umgebung eingestellt ist
- Items, die zu einer Reflexion des Kindes über sich selbst (auch Reflexion über seine Verhaltensstile oder zu Motiven) auffordern

Bei Kindern und Jugendlichen mit Intelligenzminderung wird man die Fragen mündlich in einem teilweise vereinfachten Sprachstil stellen müssen.

Das Freiburger Persönlichkeitsinventar (FPI) (Fahrenberg et al., 2010). Es erfasst auf der Ebene der Selbstbeschreibung neun Primär- und drei Sekundärdimensionen der Persönlichkeitscharakteristik, die für praktisch psychologische Fragestellungen von Bedeutung sind, wobei jedoch – wie bei den meisten Persönlichkeitstests – die klinisch-psychologische Anwendung dominiert. Die Verfahrenskonstruktion ist hierarchischen Modellvorstellungen der Persönlichkeitstheorie im Sinne Cattells und Eysencks verpflichtet. Für die Erarbeitung des Item-Pools wurden Erfahrungen mit anderen Persönlichkeitstests ausgewertet. Das FPI wurde faktorenanalytisch konstruiert, sodass gesichert werden konnte, dass auf der Ebene der neun Primärfaktoren weitgehend unabhängige Persönlichkeitsdimensionen ermittelt werden. Die drei Zusatzskalen, die auf der Ebene von Sekundärfaktoren angesiedelt sind, wurden mittels itemanalytischer Techniken konstruiert. Das FPI liegt in mehreren Versionen vor. Sein Anwendungsfeld bezieht sich vorwiegend auf

- Persönlichkeitsdiagnostik und Ursachenanalysen bei Jugendlichen in Heimerziehung und Strafvollzug
- Differenzialdiagnostik von Neurosen
- Persönlichkeitstypologie bei Kopfschmerzen, Asthmatikern, Alkoholikern, Drogenabhängigen
- neuropsychologische Forschung
- Methodenvalidierung
- soziales Lernen

Für die **Diagnostik des Verhaltens** eignen sich leitliniengemäß Verfahren wie:

- Verhaltens-FB (VPE9, Einfeld et al., 2006)
- NCBRF (Sarimski & Steinhausen, 2008)
- event sampling
- time sampling (Sarimski, 2008)

Verhaltensbeobachtungsbogen für Vorschulkinder (VBB-VK) (Ettrich & Ettrich, 2010). Der vorgestellte Verhaltensbeobachtungsbogen für Vorschulkinder (VBB-VK) ist ein aussagefähiges, kompaktes diagnostisches Verfahren, welches sich in Form eines Fragebogens an Kindergärtnerinnen wendet, um deren Eindrücke über den Entwicklungsstand und die Entwicklungsbesonderheiten von Kindergartenkindern aus der Beobachtung im täglichen Umgang mit diesen Kindern zu erfahren. Der VBB-VK ist sehr anwenderfreundlich. Für die Durchführung benötigt die Erzieherin nicht mehr als zehn Minuten Zeit und keine besonderen Vorkenntnisse.

Seine Ergebnisse sind in dreifacher Hinsicht nutzbar:

- als Screeningverfahren zur Identifizierung entwicklungsgefährdeter Vorschulkinder

- zur Differenzialdiagnostik und evtl. Therapieplanung
- zur Erschließung kompensatorischer Fähigkeiten (Ressourcen) für die Optimierung therapeutischer Ziele

Der VBB-VK ist in Bezug auf Validität und Reliabilität gut qualifiziert und findet sowohl in wissenschaftlichen Untersuchungen als auch in der täglichen Praxis breite Anwendung.

Das Verfahren ist für den Kinderarzt im Rahmen der U9 ebenso wichtig wie für die Arbeit des Kinderpsychologen, Kinderpsychiaters und Kindertherapeuten.

Nicht zuletzt überzeugt der VBB-VK durch seine Materialökonomie und die kostengünstige Anschaffung bei gleichzeitig hoher Aussagefähigkeit.

Erfassungsbogen für aggressives Verhalten in konkreten Situationen (EAS) (Petermann und Petermann, 2012). Dieser Test ist ein situationsspezifisches Verfahren und umfasst für Jungen und Mädchen im Alter von 9 bis 12 Jahren jeweils 22 geschlechtsspezifische Items in Form von Bildergeschichten. Die dargestellten Szenen beziehen sich auf Konflikte in Schule, Elternhaus und Freizeit. Das aggressive Verhalten richtet sich dabei gegen Gegenstände und Personen. Es sind jeweils mehrere Antwortmöglichkeiten vorgegeben. Diese sind so gestaltet, dass Aggressionen offen oder verdeckt gezeigt und dass sie verbal oder körperlich ausgetragen werden können und der Antwortende sich als aktiv Handelnden oder Partei ergreifenden Beobachter darstellen kann.

Aus den Antworten kann der Untersucher auf

- die Art des aggressiven Verhaltens,
- die Intensität der Aggressivität,
- den bevorzugten Umweltbereich aggressiver Aktivitäten und die
- Zielrichtung der Aggressivität schließen.
- Der Untersucher kann erkennen, in welchen Situationen sich das Kind aktiv aggressiv verhält und wo es passiv die Partei des Aggressors ergreift.

Fragebogen zur Erfassung von Aggressivitätsfaktoren (FAF) (Hampel und Selg, 1975). Dieser Fragebogen ist hingegen erst ab dem Jugendalter (15 Jahre und älter) einsetzbar, aber vor allem bei jungen Menschen, die mit dem Gesetz in Konflikt zu geraten drohen oder dies bereits sind, von Bedeutung. Der Test ermittelt nachfolgend genannte Aggressionsbereiche, die wir durch Beispielitems verdeutlichen (s. Tabelle 1).

Tab. 1: Aggressionsbereiche des FAF mit Beispielitems (Antwortformat: Ja/Nein) (nach Hampel & Selg, 1975)

Aggressionsbereich	Beispielitems
1. Spontane Aggressivität	Es macht mir offen gestanden manchmal Spaß, andere zu quälen. Ich spreche oft Drohungen aus, die ich gar nicht ernst meine.
2. Reaktive Aggressivität	Ein Hund, der nicht gehorcht, verdient Schläge. Lieber jemanden die Nase einschlagen, als feige zu sein.
3. Erregbarkeit, Wut, Ärger	Ich verliere schnell die Beherrschung, aber ich fasse mich auch schnell wieder. Ich bin leicht aus der Ruhe gebracht, wenn ich angegriffen werde.
4. Selbstaggressivität	Öfter habe ich depressive Stimmungen. Es gibt so viel, worüber man sich ärgern muss.
5. Aggressivitätshemmung	Ich schlage selten zurück, wenn man mich schlägt. Wenn ich etwas Unrechtes tue, straft mich mein Gewissen heftig.

Die Zusammenfassung der Ergebnisse der Skalen 1 bis 3 ermöglicht eine umfassende Charakteristik für die Aggressivität einer Person. Das Verfahren ist als Einzel- oder Gruppentest einsetzbar.

Heidelberger Kompetenz-Inventar für geistig Behinderte (HKI) (Holtz et al., 2005). Dieses Verfahren dient diagnostischen Zwecken und gibt unter Förderaspekten didaktische Hilfen für die Verbesserung der Kompetenz von Schülern mit einer Intelligenzminderung.

Elternfragebogen über das Verhalten von Kindern und Jugendlichen (CBCL 4–18) (Achenbach, 1991a). Die Child Behavior Checklist in der Fassung für Kinder und Jugendliche im Alter von 4–18 Jahren erfasst die Einschätzung von Eltern hinsichtlich der Kompetenzen und Probleme ihrer Kinder. Die Auswertung dieses Fragebogens umfasst die folgenden Skalen und Werte: drei Kompetenzskalen (Aktivität, soziale Kompetenz und Schule), acht beurteilungsübergreifende Syndrome (Sozialer Rückzug; Körperliche Beschwerden; Angst/Depressivität; Soziale Probleme; Schizoid/Zwanghaft; Aufmerksamkeitsstörung; Delinquentes Verhalten; Aggressives Verhalten) bei denen ein Vergleich über Eltern-, Lehrer- und Selbstbeurteilungsform dieses Fragebogensystems hinweg möglich ist. Aus den Syndromskalen werden Skalen zu internalisierenden und externalisierenden Störungen sowie ein Gesamtwert für Problemverhalten gebildet.

Youth Self Report (YSR der CBCL) (Achenbach, 1991b). Dieses Fragebogeninstrument erfasst bei Jugendlichen im Alter von 11 bis 18 Jahren die Selbsteinschätzung der eigenen Kompetenzen, Verhaltensauffälligkeiten und emotionalen Probleme. Es besteht aus zwei Teilen. Im ersten werden Kompetenzen erfasst, im zweiten die eigene Problemhaftigkeit.

Im Kompetenzteil werden innerhalb der Items sportliche und andere Aktivitäten aufgezeigt, die am liebsten ausgeübt werden. Durch entsprechende Fragestellungen wird dabei für jede Aktivität erfasst, wie viel Zeit die Kinder und Jugendlichen mit der entsprechenden Aktivität verbringen und wie gut sie diese beherrschen. Nachfolgend sind Fragen zur Mitgliedschaft in Organisationen, zu Aufgaben und Pflichten des Kindes und zur Freundessituation beigefügt (Items III bis V). Zum Vertragen mit den Geschwistern, anderen Kindern oder Jugendlichen sowie mit den Eltern wird im Item VI eine eigene Einschätzung der Situation gefordert. Das Item VII lässt Schulleistungen beurteilen.

Im Folgenden wird den Befragten die Möglichkeit gegeben, über Erkrankungen, Behinderungen und Sorgen sowie eigene Stärken in flüssiger Form Aussagen zu machen, die nicht in eine Wertung einfließen.

Der zweite Teil besteht aus 119 Items, in denen Verhaltensauffälligkeiten, emotionale Auffälligkeiten und körperliche Beschwerden sowie sozial erwünschte Verhaltensweisen beschrieben werden. Diese Items werden folgenden Syndromskalen zugeordnet:

- Sozialer Rückzug
- Körperliche Beschwerden
- Angst/Depressivität
- Schizoid/zwanghafte Neigungen

- Soziale Probleme
- Aufmerksamkeitsstörungen
- Delinquentes Verhalten
- Aggressives Verhalten
- Autoaggression/Identitätsprobleme (diese Skala wurde nur für männliche Jugendliche entwickelt)

Diese neun Skalen sind aufgrund von Faktorenanalysen zweiter Ordnung zu drei sogenannten Breitbandskalen zusammengefasst: den internalisierenden Störungen, den externalisierenden Störungen und den gemischten Störungen, die weder den internalisierenden noch den externalisierenden Störungen zugeordnet werden können.

Die Gruppe der internalisierenden Störungen umfasst die drei Skalen „Sozialer Rückzug, Körperliche Beschwerden und Angst/Depressivität".

Die externalisierenden Störungen gliedern die Skalen „Delinquentes Verhalten" und „Aggressives Verhalten" zu.

Zur Gruppe der gemischten Störungen werden die Skalen „Soziale Probleme", „schizoid/zwanghaft" sowie „Aufmerksamkeitsstörungen" gezählt.

Der Gesamtscore aller Items liefert den wichtigen Wert der Gesamtauffälligkeit des Probanden. Er ergibt sich aus der Summierung aller Items des Fragebogens.

Der Beurteilungszeitraum umfasst die letzten sechs Monate. Den Items ist ein Antwortmodell zugeordnet, nach dessen Kategorie die Befragten ihre Antwort zuordnen müssen. Zur Beantwortung der Fragen werden ca. 15–20 Minuten benötigt.

Aber auch Folgendes ist zu bedenken:

> *„Ein großes Repertoire an Fragebögen heißt nicht, möglichst viele einzusetzen. Vielmehr kann dadurch eine differenziertere Auswahl von möglichst wenigen Messinstrumenten erfolgen" (Sulz, 2011, S. 90).*

Wir wollen hiermit nochmals zum Ausdruck bringen, dass es wichtig ist, viele diagnostische Verfahren zu kennen, einen Teil davon in seiner Handhabung sicher zu beherrschen, beim konkreten Patienten aber jeweils die als am zielführendsten erscheinenden einzusetzen und dies besonders bei der hier besprochenen Klientel.

Projektive Verfahren

Selbstverständlich kann vor dem Hintergrund einer Intelligenzminderung auch der Einsatz projektiver Verfahren in der Diagnostik durchaus sinnvoll sein, vorausgesetzt, dass der Diagnostiker weiß, wie der Grad der Intelligenzminderung ist und was der Patient aus diesem Grund überhaupt leisten kann.

Projektive Verfahren dienen dazu, unbewusste Konflikte des Patienten zu verdeutlichen und damit psychotherapeutisch bearbeitbar zu machen.

Familie in Tieren (FIT) (Brem-Gräser, 2006). Dieses Verfahren ist projektiver Natur. Es wurde von L. Gräser entwickelt und dient dazu, Familienstrukturen im Sinne von Hierarchien und Beziehungsmustern zu erhellen. Die Verwandlung in Tiere ist in ihrer symbolischen Bedeutung ebenfalls von Relevanz. Dabei ist dem Doppelcharakter der Tierinterpretationen Rechnung zu tragen. Bei Kindern und vor allem Jugendlichen mit Intelligenzminderung, die ungern malen, weil Erwachsene dann nicht erkennen, was sie meinen, kann mit Tierfiguren gearbeitet werden. Das erleichtert die Arbeit und die Kinder haben sehr viel Freude daran, die Tiere auszusuchen.

Schwarzfuß-Test (SFT) (Corman, 2013). Seit dem Thematischen Apperzeptions-Test von Murray (1997) kennt man die Bedeutung der Anregung durch Bilder zur Projektion unbewusster Tendenzen.

Wenn wir durch die projektiven Tests ein möglichst getreues Bild von der Persönlichkeit eines Kindes erhalten wollen, müssen wir der Ich-Abwehr dieselbe Bedeutung beimessen wie den Triebtendenzen. Nur so können wir die Konflikte beurteilen, die gegen diese beiden Instanzen wirken. Diese Konflikte geben uns Aufschluss über die grundlegenden Motivationen der Verhaltensstörungen und ermöglichen uns, zu denselben Ergebnissen zu gelangen wie die Klinik und sie gleichzeitig zu erklären. Es ist bekannt, dass bei der herkömmlichen Methode die Interpretation der Beschreibungen des Kindes in vielen Fällen schon eine unterscheidende Analyse der Tendenzen und der sie verändernden Zensuren zulässt, denn aus den Beschreibungen gehen die ursprünglichen Tendenzen ja nie klar hervor.

Die Erfahrung mit dieser Methode hat gezeigt, dass sich das Kind im Allgemeinen mit verschiedenen Personen identifiziert. Es gibt erstens die Tendenzidentifikation, die entsteht, wenn wie üblich eine bestimmte Figur, der Held, in den Mittelpunkt der Testgeschichte gestellt wird.

Und es gibt zweitens die Abwehridentifikation, über die uns nur das Kind selbst Aufschluss geben kann und die uns zeigt, ob die geäußerte Tendenz gut übernommen wird (in diesem Fall decken sich Abwehr- und Tendenzidentifikation) oder ob das Kind im Gegenteil aufgrund der Ich-Abwehr diese Identifikation vermeidet.

Beim Schwarzfuß-Test, bei dem auf sämtlichen Bildkarten die Abenteuer ein und derselben Figur dargestellt werden, verlangen die Identifikationsregeln, dass sich das Kind zwangsläufig mit dem Helden identifiziert, der all diese Abenteuer erlebt. Die Methode der bevorzugten Identifikation gibt also darüber Aufschluss, inwieweit das Kind diese Grundidentifikation übernimmt, inwieweit dagegen seine Abwehrmechanismen ins Spiel gebracht werden und schließlich, wogegen sich die Abwehr richtet und warum.

Aufgrund der Sachlichkeit eines nach dieser Methode durchgeführten Tests erhalten wir erstens Aufschluss über die Tendenzen und zweitens über die Struktur des Ichs. Eine Interpretation auf psychoanalytischer Basis versetzt uns in die Lage, die Konflikte und ihre Auswirkungen zu analysieren.

Sceno-Test (Staabs, 1964). Der Sceno-Test gehört ebenfalls zur Klasse der projektiven Verfahren. Dieser Test sucht den Zugang zum Psychischen der Kinder über das Spiel und das Handeln. Der Sceno-Test versucht den Zugang zur unmittelbaren Erlebniswelt des Kindes durch das spezifische Angebot an Spielmaterial zu erlangen. Die Möglichkeit der Identifikation mit dem Spielmaterial wird durch eine Vielzahl von unterschiedlichen Biegefiguren (different in Alter und Geschlecht) ermöglicht. Gleichzeitig wird durch dieses Angebot die Darstellung von Interaktionsbeziehungen erleichtert. Auch hier ist für Kinder und Jugendliche mit Intelligenzminderung die figürliche und räumliche Gestaltung eine Hilfe, um nicht beschreibend, sondern selbstredend darstellen zu können.

Childrens Apperception Test (CAT) (Bellak & Bellak, 1955). Der CAT ist ebenfalls ein projektives Verfahren. Er beruht auf Prämissen der psychoanalytischen Persönlichkeitstheorie. Er dient vor allem dazu, dem Probanden nicht bewusste bzw. nicht von ihm (in der üblichen Kommunikation) ausdrückbare Konflikte, Probleme, Erlebensweisen usw. zu erfassen. Der Proband wird aufgefordert, eine Situation zu apperzipieren, d. h. bedeutungsvoll zu interpretieren. Bei der Gestaltung des CAT gingen Bellak und Bellak davon aus, dass eine Darstellung des subjektiven Erlebens umso besser gelingt, je stärker sich der Proband mit dem Dargestellten identifizieren kann. Aus diesem Grunde wählten sie Szenen für die Testitems aus, die Interaktionsbeziehungen beinhalten und wandelten diese in Tierdarstellungen um. Letzteres geschah vor allem, um das kindliche Erleben zu katalysieren.

Das Testmaterial besteht aus einer Serie von zehn Bildtafeln. Neben der Auswertung im Hinblick auf konfliktbesetzte Lebensbereiche wird im Test spezielles Augenmerk auf die sogenannte Verdrängungssymptomatik gerichtet. Unruhe,

Versprecher, Änderungen der Sprechweise, aber auch plötzliches Versagen der Produktion gelten als Indikatoren von Konflikten und Komplexen.

Thematischer Apperzeptions-Test (TAT) (Murray, 1935/1997; Revers, 1985). Unter den projektiven Verfahren, die aus den Interpretationen (Deutungen) der Diagnostikanden zu einem spezifischen bildlichen Material auf deren psychische Eigenschaften, auf ihre Bedürfnisse, Handlungsmotive, Einstellungen, affektbesetzte Person-Person-Beziehung, unverarbeitete Erlebnisse usw. schließen, gehört der Thematische Apperzeptionstest (TAT) von Murray (Revers 1985), der als Prototyp dieser Verfahrensgruppe gilt. Zum TAT liegt je nach diagnostischer Zielstellung und angezielten Probandengruppen eine Vielzahl von Variationen vor.

Bei der Auswahl des Bildmaterials zum TAT ging man davon aus, dass eine Darstellung des subjektiven Erlebens umso besser gelingt, je stärker sich der Proband mit dem Dargestellten identifizieren kann. Aus diesem Grund wurden Szenen für den Testinhalt ausgewählt, die Menschen in vielfältigen Lebenssituationen darstellen. Zudem wurde durch eine spezielle Darstellungsart ein fluktuierender Grad der Unbestimmtheit (Verschwommenheit) und auch Abstraktheit in die Abbildung eingeführt. Dadurch soll eine große Geltungsbreite des Tests gesichert werden.

Ferner strebt man hierdurch auch eine Katalysierung der subjektiven Seite des Erlebens an. Das Testmaterial besteht aus einer Serie von 20 Bildern, von denen einige für die diagnostische Arbeit geschlechtsspezifisch und altersspezifisch variiert sind.

Die Probanden werden im Test auf die fantasiereiche und dramatische Darstellung des Bildinhaltes orientiert. Um eine gewisse diagnostische Relevanz der Antworten zu sichern, sollen sich die Probanden auf vier Fragen zum Bildinhalt konzentrieren:

1. Wie ist es zu der Situation gekommen?
2. Was passiert gerade?
3. Welche Gedanken und Gefühle haben die beteiligten Personen?
4. Wie wird die Geschichte weitergehen?

Es geht primär darum, konfliktbesetzte Lebensbereiche zu erkennen, wobei auch initiale oder auslösende Bedingungen des Geschehens im Dargestellten enthalten sein können.

Ferner wird im Test spezielles Augenmerk auf die sogenannte Verdrängungssymptomatik gerichtet. Gleichfalls werden Beweisführungen der Probanden

(Rationalisierung), Widerrufe der Erzählungen und plötzliche Verharmlosungen des Inhaltes als Indikatoren von Störungen aufgefasst.

Bei der Auswertung des TAT im Hinblick auf seine diagnostische Aussagefähigkeit ist zu entscheiden, ob

1. im Dargestellten eine Auseinandersetzung mit persönlich relevanten Inhalten erfolgt,
2. die Äußerungen etwas über das gefühlsmäßige Erleben des Probanden aussagen,
3. sich im Gesagten vielleicht Ansätze zur Lösung von realen Konfliktsituationen andeuten.

Aus der Vielzahl möglicher psychologischer Testverfahren wurden im vorangehenden Abschnitt lediglich solche auswählend vorgestellt, die in den Leitlinien für Kinder und Jugendliche mit Intelligenzminderung empfohlen werden bzw. mit denen wir gute Erfahrungen machen konnten.

Wie notwendig im Vorfeld der psychotherapeutischen Behandlung diese Diagnostikphase ist, soll die folgende Fallvignette demonstrieren:

BEISPIEL

Ilka

Die 9-jährige geistig behinderte Ilka (IQ 36) wurde mir in meiner Praxis von der zuständigen Heilpädagogin des Wohnheimes, in dem Ilka seit einigen Monaten lebte, vorgestellt. Sie hatte sich um eine interdisziplinäre Hilfe für Ilka gekümmert. Gemeinsam hatten wir beschlossen, Ilka nach der Aufnahme ins Heim wegen extremer körperlicher und emotionaler jahrelanger Vernachlässigung erst einmal stationär diagnostizieren zu lassen. Hauptgrund dafür waren die extremen Verhaltensauffälligkeiten von Ilka. Eigen- und Fremdmanipulationen an den Genitalien, sexualisierte Übergriffe auf Mitbewohner und Mitarbeiter und fehlende Frustration bei Wunschversagen machten das Leben mit ihr in der Wohngruppe sehr schwierig. Nach dem stationären Aufenthalt von 13 Wochen in der Kinder- und Jugendpsychiatrie war Ilka etwas zur Ruhe gekommen und wirkte froh, wieder in der Wohngruppe zu sein.

Die Nutzung dieses von ihr empfundenen positiven Verstärkers erleichterte uns in den Wochen danach die Arbeit.

Außerdem war in der Klinik klar die Diagnose einer posttraumatischen Belastungsstörung nach sexuellem Missbrauch und extremer körperlicher und seelischer Vernachlässigung gestellt worden. Diese wurde erst durch einen Polizeieinsatz, bei dem Ilka und ihre Geschwister aus der Familie genommen wurden und in unterschiedlichen Heimen in Sachsen untergebracht wurden, beendet.

Somit konnten die Verhaltensauffälligkeiten von Ilka als Folgen dieser traumatischen Ereignisse bewertet werden, was eher zu Verständnis und Empathie als zu Ärger und Ablehnung bei den Betreuern führte und zu einer erfolgreichen Arbeit mit Ilka und ihrem Wohlfühlen beitrug.

Trotzdem war die Arbeit mit Ilka nicht leicht. Sie wünschte sich Besuche und Anrufe von der Kindsmutter. Als das Jugendamt dies schließlich zuließ, schaffte es die Mutter nicht, diese Kontakte regelmäßig herzustellen, was immer wieder zu Frustrationen bei Ilka führte. Ilka litt sehr darunter. Die Mutter arbeitete gegen den Heilpädagogen und die Psychotherapeutin, um ihr eigenes Unvermögen zu bemänteln und verlangte immer wieder, dass Ilka in einem anderen Heim untergebracht wurde. So lange der Umzug drohte, konnte ich nur stabilisierend arbeiten und keine Behandlung des Traumas beginnen. Wir verloren wertvolle Zeit, jedoch ließ die Unberechenbarkeit der Mutter zu diesem Zeitpunkt nicht mehr zu.

Wie es trotzdem gelang, Ilka zu stabilisieren, wird in den nächsten Kapiteln ausführlich methodisch beschrieben.

Bei dieser Patientengruppe kommt es mehr noch als bei normal intelligenten Patienten auf emotionale Zuwendung an. Diese Patienten entscheiden ihre Compliance auf der Basis von Sympathie oder Antipathie und den damit verbundenen Gefühlen und aktuellen Befindlichkeiten.

Mit dem konkreten Bezug zur Anamnese von Ilka konnten gleichzeitig Symptome bei anderen Bewohnern erkannt werden und Zusammenhänge hergestellt werden, wie das folgende Beispiel zeigt.

BEISPIEL

Leo

Leo, ein 11-jähriger geistig behinderter Junge (IQ 41), zeigte im Wohnheim Verhaltensauffälligkeiten, die mir vom Bezugsbetreuer während einer Inhouse-Weiterbildung beschrieben wurden. Der Bezugsbetreuer stellte mir Leo in meiner Praxis vor. Es gab in Leos Akte, als er ins Heim kam, deutliche Hinweise, dass er in seiner Familie durch den Kindsvater (KV) sexuell missbraucht wurde.

Leos Verhalten zeigte sexualisierte Verhaltensauffälligkeiten, er wirkte aggressiv und verweigernd und war nach dem Bericht des Betreuers nicht zu motivieren mitzuarbeiten. In der Akte fanden sich Berichte des Jugendamtes und der Staatsanwaltschaft, dass der sexuelle Missbrauch bei Leo durch den KV und dessen Freunde verübt wurde. Der KV war vollumfänglich geständig und wurde zu einer langjährigen Freiheitsstrafe verurteilt.

Leos Verhalten war auffällig geworden, indem er auf der Wohngruppe alle technischen Geräte untersuchte und unbedingt wissen wollte, wie was funktioniert und wofür es zu verwenden sei. Dabei zerlegte er Geräte, die dann kaputt waren, was in der Wohngruppe immer wieder für großen Ärger sorgte. Wurde er dann ausgeschimpft oder von Mitbewohnern darauf angesprochen, so rastete Leo immer wieder aus, schlug um sich, attackierte alle Personen mit verbalen Ausdrücken der Fäkalsprache und zerstörte Gegenstände. Es kam immer häufiger vor, dass er sich auch körperlich gegen Mitarbeiter und Mitbewohner wandte. Und so wünschten sich die Betreuer zu ihrer heilpädagogischen Förderarbeit mit Leo eine begleitende ambulante psychotherapeutische Behandlung.

Als Leo das erste Mal zu mir in die Praxis kam, war ich bereits darüber informiert, dass er technisch interessiert ist, d.h. er wollte nicht nur wissen, wie ein Gerät funktioniert, er wollte es auch anfassen und Teile abbauen. Nun ist das im Alltag im Wohnheim zweifellos ein riesiges Problem, da alle vorhandenen elektrischen oder mechanischen Geräte gebraucht werden und eigentlich tabu für Leos Wissensdrang sind. In der Praxis war das für mich leichter. Ich hatte einen defekten Ventilator, den Leo mit Hingabe untersuchen konnte. Das Kabel hatte ich vorsorglich entfernen lassen, sodass wir das Schutzgitter entfernen konnten. Leo freute sich, die Flügel per Hand drehen zu können und damit das Prinzip eines Ventilators zu erfassen.

Diese Herangehensweise baute fast von selbst eine gute therapeutische Beziehung und Motivation bei Leo auf und gab mir die Möglichkeit, in der Zusammenarbeit mit den Heilpädagogen, Heilerziehungspflegern und Erziehern im Wohnheim die Herangehensweise zu vereinheitlichen. Es wurde die Regel aufgestellt, alle Geräte, die ein Kabel haben, sind tabu.

Somit wusste Leo, welches seine Geräte sind, alle die kein Kabel hatten. Durch permanente Wiederholung dieser Regeln in der Praxis und im Wohnheim hatte Leo eine Chance, durch Gewöhnung zu lernen. Warum auch immer, Leo gewöhnte sich daran und hielt die Regel im Alltag ein. Betreuer beobachteten, dass er die Regel oft nur für sich (Selbstverbalisation, Selbstinstruktion) wiederholte, dann lachte er und verhielt sich regelgerecht.

Leo kam sehr gern in meine Praxis, weil eines unserer Rituale war es, wenn wir mit der Arbeit, Regeln zu wiederholen und zu begründen, fertig sind, er sich ein Gerät aussuchen und daran „arbeiten" darf. Die Arbeit mit Leo wurde ein Erfolg für die Veränderung seines Alltagsverhaltens, was er selbst reflektierte, aber auch von Bewohnern und Mitarbeitern rückgemeldet bekam.

Wie wichtig für ihn dieses Verständnis für seine Besonderheit war, konnten wir in der Urteilsbegründung später nachlesen. Der sexuelle Missbrauch bei Leo fand auch mittels der Benutzung elektrischer Geräte statt. Somit konnte die Arbeitshypothese aufgestellt werden, dass Leo Angst vor elektrischen Geräten hatte, da sie ihm Schmerzen verursachten.

„Jugendliche mit Verhaltensstörungen sind vielfältigen Vorurteilen ausgesetzt. Dies gilt besonders für Jugendliche, die in Heimen aufgewachsen sind oder eine Sonderschule besucht haben. Das negative Etikett gerät im Extremfall zum Stigma. Die seelische Notlage dieser Jugendlichen wird selten erkannt. Man hält sie für renitent, faul und dumm und versteht nicht, dass die Jugendlichen paradoxerweise durch abweichendes Verhalten einen Weg aus ihrer seelischen Notlage suchen. Die negative Reaktionsweise ist gleichsam ein unbewusstes positives Signal , das den Mitmenschen die eigenen Schwierigkeiten verrät. Dieses Signal wird indes nicht in seinem Kern, sondern in seiner aggressiven Form aufgefasst und als Bedrohung erlebt. Nur wenn es gelingt, das sozial unangepasste Verhalten als Notsignal zu entschlüsseln, besteht die Chance, den Kreislauf der Verhaltensstörung zu durchbrechen" (Neukäter, 1996, S. 3).

Dieses Zitat erscheint uns so wichtig, dass wir damit bewusst noch einmal die eigenen Ausführungen unterstreichen möchten, da diese „Notsignale" von Menschen mit mehr oder weniger ausgeprägter Intelligenzminderung selbst von uns „Professionellen" sehr häufig zunächst missverstanden werden und zu Disziplinierungsversuchen führen, bevor sie verstanden wurden.

BEISPIEL

Tom

Der damals 5-jährige Tom kam nach der Diagnostik des Klinefelter Syndroms (siehe Kapitel 7) in meine Praxis mit der Bitte vom Gesundheitsamt zur Feststellung der Beschulungsform.

Die Lebenssituation von Tom hatte sich nach der Diagnostik grundlegend verändert, da der Lebenspartner der Kindsmutter die Familie verließ, da er sich mit der Diagnose überfordert fühlte. Der leibliche Vater von Tom hatte sich bereits zwei Jahre vorher von der Mutter getrennt. Auch die Mutter konnte die Diagnose von Tom nur zögerlich annehmen. Zu viele Fragen waren offen. Da die Mutter auswärts arbeitete, kam den Großeltern mütterlicherseits eine wichtige Rolle in der Betreuung und damit auch in der Erziehung von Tom zu.

Die Leistungsdiagnostik mittels KABC ergab einen Gesamt IQ von 81, der eine Einschulung in die Lernförderschule gerechtfertigt hätte. Aber die Einzelwerte zeigten, dass Tom durch Umweltanregung sehr gut lernte. Der IQ bei den Fähigkeiten und Fertigkeiten lag bei 106.

So entschieden wir gemeinsam mit der Amtsärztin die Einschulung in die Grundschule, allerdings mit dem Hinweis, dass die Mutter und die Oma gut beobachten sollten, ab wann Tom durch den Regellehrplan Überforderungstendenzen zeige.

Da Tom die Grundschulzeit dank mehrerer Einzelfallhelfer mit mittelmäßigen Noten gut schaffte, hatten Mutter und Großeltern die Hoffnung, dass er in der Oberschule den Hauptschulabschluss schaffen könne.

In dieser Zeit beendeten wir die Langzeittherapie. Toms Verhalten verschlechterte sich nach der Umschulung in die Oberschule auffallend. Er störte den Unterricht, schrieb nicht mit, provozierte, beleidigte Lehrer und den Einzelfallhelfer, verweigerte sich und musste mehrfach vom Unterricht suspendiert werden. Mutter und Oma führten ständig Gespräche, die Einzelfallhelfer wechselten. Tom machte, was er wollte.

Er wurde über Krisenintervention mehrfach in die Kinder- und Jugendpsychiatrie eingewiesen und die zuständige Mitarbeiterin vom Jugendamt suchte bereits nach einer Unterbringung außerhalb der Familie.

Die Mutter rief mich an, um mich darüber in Kenntnis zu setzen. Ich bestellte die Mutter und Oma noch einmal in die Praxis. Wir sahen uns die Ergebnisse der ursprünglichen Diagnostik an und entschieden uns für eine nochmalige Leistungsüberprüfung. Auch dieses Ergebnis war eindeutig. Es zeigten sich bei Tom deutliche Lernschwächen. Die Umschulung in die Lernförderschule wurde dringend erforderlich. Leider dauerte der Umschulungsprozess ein weiteres Jahr, sodass Toms Verhalten so problematisch wurde, dass die Mutter eine Heimeinweisung in Erwägung zog, was das Verhalten von Tom weiter verschlechterte, da er annahm, dass die Mutter ihn loshaben will.

Nach der Umschulung in die Lernförderschule veränderte sich die Situation grundlegend. Durch erste Erfolge in der Schule stabilisierte sich der Junge, freute sich über seine Erfolge. Sein Verhalten wurde deutlich besser. Die Unterbringung in der Heilpädagogischen Tagesgruppe am Nachmittag, wo er seine Hausaufgaben erledigte und seine Freizeit gemeinsam mit den Kindern gestaltete, entspannte auch die Situation in der Familie. Die Beziehung zur Mutter verbesserte sich und wir konnten weiter therapeutisch daran arbeiten, seine sozialen Kompetenzen zu stärken (soziales Kompetenztraining).

Zur Diagnostik gehört auch die Erfassung der alltagsbezogenen Fertigkeiten. Diese Beobachtungen zeigen, wie sich das Kind an seine Umgebung angepasst hat, also welche Adaptionsleistung es bereits erbracht hat. Nicht selten kommen dabei kuriose Ergebnisse zustande, wie das folgende Beispiel zeigen soll.

BEISPIEL

Silvie

Die 20-jährige Silvie, eine junge Frau mit Down-Syndrom wurde mir in der Praxis von den Kindseltern vorgestellt. Diese wirkten völlig verzweifelt, weil Silvie die Werkstatt für behinderte Menschen (WfbM) verlassen sollte, da ihre Fähigkeiten dafür nicht ausreichend erschienen. Sie sei völlig unselbstständig, könne sich zeitlich und räumlich nicht orientieren und würde den Alltag nicht bewältigen können, z.B. selbstständigen Toilettengang und Pausengestaltung, so die Einschätzung der Betreuer der WfbM.

Die Eltern beschrieben Silvie als völlig selbständige junge Frau, die gern spazieren geht, pro Tag bis zu acht Kilometer und mehr. Sie orientiert sich im häuslichen Umfeld sehr gut, findet sich immer zurück und kommt mit dem Glockenläuten um 18.00 Uhr immer pünktlich nach Hause. Silvie macht sich zu Hause kleinere Zwischenmahlzeiten und isst selbstständig.

Bei einer Hospitation meinerseits in der Werkstatt hatte Silvie große Not. Sie wirkte aggressiv, wollte, dass ich wieder gehe und war völlig verzweifelt. Also setzte ich mich mit einer Betreuerin in ein Nebenzimmer, welches einen Einwegspiegel zum Arbeitsbereich hat.

Als sie mich nicht mehr sah, lief vor mir ein regelrechtes Schauspiel ab. Silvie konnte nichts, machte nichts und vor allem verstand sie nichts. Die Betreuerin sagte mir, dass dies das typische Verhalten von Silvie sei. Sie war erstaunt und regelrecht verblüfft, als ich ihr über Silvies Stärken berichtete, die sie ja auch stolz in meiner Praxis präsentierte. Nach Rücksprache mit den Eltern entstand der Verdacht, dass sie den Werkstattbesuch bewusst verhindern wollte. Die Kindsmutter berichtete, dass Silvie wiederholt früh sagte, dass sie lieber zu Hause bleiben will. Vor ca. einem Jahr gab es eine Phase, in der es sehr schwierig war, sie zu motivieren, in die Werkstatt zu gehen. Da Silvie damals öfter krank wurde, entspannte sich die Situation, weil sie dann ohnehin zu Hause sein durfte. Da dieses Problem nicht wieder so verschärft, außer nach Krankheit oder Urlaub auftrat, nahmen die Eltern an, dass sie sich an den Werkstattbesuch gewöhnt hatte. Aber Silvie hatte ihre eigenen Strategien gefunden, um ihr Problem zu lösen. Indem sie vorspielte, dass sie nichts versteht und nichts kann, war sie fast zum Ziel gekommen, die Werkstatt verlassen zu müssen.

Als sie merkte, dass Eltern und Betreuer ihr Problem erkannt hatten, gab sie nach heftigsten Wutausbrüchen auf. Sie nutzte danach die Therapie, um alle damit verbundenen Gefühle zu zeigen.

Dieses Beispiel zeigt aber auch, wie wichtig es ist, die interdisziplinäre Zusammenarbeit mit den an der Betreuung, Erziehung und Förderung beteiligten Personen zu praktizieren, wie wir im Kapitel 4 noch zeigen werden.

Wie wir in der Einführung beschrieben haben, besteht eine große Herausforderung in der Diagnostik und der Behandlung vor allem durch Verhaltensauffälligkeiten intelligenzgeminderter Kinder und Jugendlicher. Berechtigte Fragen, wie: „Gehört das zum Störungsbild oder ist es eine Strategie, um Unangenehmes nicht machen zu müssen?“, müssen im Diagnoseprozess beantwortet werden.

Das ist nicht immer leicht, aber unbedingt erforderlich, wie die bisherigen Fallvignetten bereits gezeigt haben.

Bezüglich der Verhaltensauffälligkeiten liefern die Verhaltensbeobachtung und die Wahrnehmung des Interaktionsgeschehens mit dem Kind oder Jugendlichen einen wichtigen Beitrag. Dabei kommt der Verhaltensbeurteilung des Kindes eine wichtige diagnostische Funktion zu. Sie gibt Aufschluss darüber, wie ein Kind sich in Anforderungssituationen verhält, wie es auf Überforderung und Nichtwissen reagiert, wie es an die Lösung verschiedener Aufgabenstellungen herangeht, wie es seine Bedürfnisse mitteilt, welche Umweltbedingungen ihm angenehm sind, wie Zuneigung und Ablehnung gezeigt werden und auch wie es mit Veränderungen im Alltag zurechtkommt. Die Verhaltensbeurteilung hat die verfügbaren diagnostischen Informationen zum Entwicklungsstand des Kindes mit einzubeziehen.

Wenn z. B. beklagt wird, dass ein Kind mit Intelligenzminderung sich nur dann an Regeln hält, wenn es sich unmittelbar beobachtet weiß, so ist dies nur dann als eine Verhaltensauffälligkeit zu bewerten, wenn es solche Normen überhaupt verstehen und verinnerlichen kann (Häßler, 2014).

Dabei ist es wichtig, Bezugspersonen danach zu fragen, wie sie diese Beobachtungen bewerten und welche Rückmeldungen das Kind dazu erhält. Dies gibt Aufschluss darüber, ob eine Veränderungsmotivation entwickelt werden kann oder ob ein sekundärer Krankheitsgewinn vorliegt . Dafür wurden in den vergangenen Jahren mehrere Verhaltensbeobachtungsbögen entwickelt, die ebenfalls gut übersichtlich in der S2k-Leitlinien beschrieben werden (Häßler, 2014). Fragebögen stellen immer eine subjektive Informationssammlung und subjektive Einschätzungen dar. Sie müssen mit anderen diagnostischen Daten abgeglichen werden und sind isoliert für sich genommen nicht ausreichend, um eine klinische Diagnosestellung zu rechtfertigen (Häßler, 2014).

Sie können aber zum Aufstellen neuer Arbeitshypothesen eingesetzt werden, wie die folgenden Fallvignetten zeigen werden. Vor allem auch die Verhaltensbeobachtungen in der Untersuchungssituation geben wichtige Informationen, auch wenn die problematischen Verhaltensweisen in diesem Kontext oftmals nicht direkt beobachtet werden können. Dafür zeigen sich andere deutliche Aspekte, z. B. wie nimmt das Kind mit mir Kontakt auf? Oder: Kann es Grenzen einhalten? Oder: Wie ist sein Arbeitsverhalten? Diese Fähigkeiten sind da oder auch nicht und oft verblüfft es, was Kinder in bestimmten Umgebungen leisten können, was sie zu Hause als Regel nicht verstehen (wollen?).

BEISPIEL

Tim

Der 8-jährige Tim wurde mir von der Mutter vorgestellt, weil sie sich keinen Rat mehr wusste. Tim wollte nicht mehr zur Schule gehen, verweigerte Hausaufgaben und weinte sich abends in den Schlaf. Die Mutter wirkte verzweifelt, nahm Tim immer wieder in den Arm und weinte mit ihm zusammen. In der Kennenlernsituation in meiner Praxis konnte Tim nicht allein auf einem Stuhl sitzen, er saß auf dem Schoß der Mutter und klammerte sich regelrecht an ihr fest. Meine Beobachtungen von Tims Verhalten zeigten, dass er auf ängstliches Verhalten der Mutter heftig reagierte. Sie stellte keine Anforderungen an Tim, sondern beschütze ihn vor allen Anforderungen.

Er wollte nicht mit mir allein bleiben, sodass wir zuerst einmal einige Regeln besprechen mussten. Vom Schoss der Mutter klettern und sich allein auf einen Stuhl setzen war ein kleineres Problem als dass die Mutter das Zimmer verlassen muss. Fragen bei mir zu beantworten und als Belohnung im Spielzimmer zu spielen war ein kleineres Problem als dies in der Schule mit dem Schulpsychologen zu machen. So näherten wir uns der eigentlichen Problematik. Tim konnte sehr gut selbstständig handeln. Aber die Mutter musste erst lernen, ihm dies auch zuzutrauen. Das war ein schwerer Schritt für die Mutter, aber wir werden sehen, wie sie es geschafft hat.

Häufig sind es diese überbesorgten, überbehütenden, auch sogenannten Helikopter-Eltern, die ihren Kindern alle Steine aus dem Weg räumen wollen, natürlich in bester Absicht. Sie erschweren es aber den Kindern, einen eigenen Weg zu finden und so gesehen und angenommen zu werden, wie sie sind. Sie senden außerdem immer wieder Signale aus, dass ohne sie das Leben des Kindes nicht oder nur gefährlich verläuft. Damit entstehen diffuse Ängste bei den Kindern, wie wir noch sehen werden.

Insgesamt ist auch darauf zu achten, dass die diagnostische Situation das Kind nicht unangemessen belastet und dadurch zusätzliche Verhaltensprobleme ausgelöst werden. Durch die gewonnenen Ergebnisse kann eine Verhaltensanalyse erstellt werden. Dafür sollten direkt Beobachtungsmethoden und in-vivo-Verhaltensanalysen (z. B. im Rahmen von Haus-, Kindergarten- und Schulbesuchen) genutzt werden. Mit Hilfe von individuell erstellten Beobachtungsprotokollen können Verhaltensweisen hinsichtlich ihrer Frequenz und Ausprägung protokolliert werden. Diese Bögen sollten einfach und praktikabel gestaltet sein, um den Mehraufwand für Bezugspersonen so gering wie möglich zu halten. Sie dienen der Erfassung auslösender Bedingungen und ungewollter Verstärkung problematischer Verhaltensweisen, wie das Fallbeispiel „Leo" im Kapitel 3.2.2 zeigt.

So kann es möglich sein, zunächst als problematisch eingestufte Verhaltensweisen als zweckmäßige und sinnvolle Problemlösestrategien des Patienten zu erkennen (Hennicke & Klauß, 2014). Diese Fokusänderung, die auch als gründliche und fachkompetente Diagnostik bezeichnet werden kann, ist die Voraussetzung für eine erfolgreiche Behandlung, wie das folgende Beispiel demonstrieren soll.

BEISPIEL

Jenny

Ein aussagekräftiges Beispiel dafür ist Jenny, ein 12-jähriges lernbehindertes Mädchen. Sie stellte sich in meiner Praxis vor. Allein saß sie im Wartezimmer, ohne Termin, und forderte ein kurzes Gespräch ein. Die Aussage von mir, dass sie einen Termin brauche, ignorierte sie. Stereotyp wiederholte sie, dass es ihr nicht gut gehe, sie Hilfe braucht und unbedingt mit mir sprechen müsse, weil sie sich auch selbst verletzt habe. Demonstrativ zeigte sie mir tiefe Einschnitte in den Unterarmen und an beiden Oberschenkeln.

Ich bat Jenny zwischen zwei bestellten Patienten ins Behandlungszimmer. Sie berichtete, dass sie bereits beim Jugendamt war, aber keiner wolle ihr helfen. Mit zugewandten Nachfragen gelang es mir in der gebotenen Kürze der Zeit, einen verwertbaren Bericht über Jennys emotionale Belastungen zu erhalten.

Sie wurde zu Hause vom neuen Partner der Mutter körperlich misshandelt und sexuell missbraucht. Dies konnte (oder wollte) sie aber so nicht sagen und sprach ständig davon, dass sie Hilfe braucht, formulieren warum und wobei, konnte sie nicht.

Erst direkte Fragen nach der familiären Situation und hypothetische Annahmen: „Kann es sein, dass …", halfen ihr zu formulieren, warum sie zu mir kam.

Ein gemeinsames Gespräch mit der Mitarbeiterin vom Jugendamt und der Mutter in meiner Praxis brachte das ganze Ausmaß der körperlichen Misshandlung und des sexuellen Missbrauchs zutage. Damit konnten die Behörden handeln und Jenny bis zur Trennung der Mutter vom Partner in Obhut nehmen.

Hätte die Beobachtung der Selbstverletzungen nicht durch das Gespräch über Jennys Familie einen umfassenden Diagnoseprozess eingeleitet, wären die Auffälligkeiten von Jenny nicht als Strategie erkannt worden und damit möglicherweise das gesamte Ausmaß ihres Leides nicht erkannt worden. Gerade Kindern mit Intelligenzminderung fallen Formulierungen schwer und logische Darstellungen sind oft gar nicht möglich, sodass über Jahre auch unerkannt dysfunktionale Gedankenketten emotionales Leid bei Kindern verursachten, wie z. B. bei Jan.

BEISPIEL

Jan

Der 14-jährige Jan wurde mir vom Kindsvater in meiner Praxis vorgestellt. Jan ist lernbehindert, besuchte zu diesem Zeitpunkt die 8. Klasse der Lernförderschule. Jan fiel in seiner Klasse durch massive Verhaltensprobleme auf. Wiederholt wurden Klassenleiter- und auch bereits Schulleitertadel ausgesprochen. Im Verlauf der letzten Monate, vor dem Besuch in meiner Praxis, hatte Jan so viele kriminelle Verfehlungen angehäuft, dass sowohl die Lehrer der Schule als auch die Kollegen der Kriminalpolizei vom Vater forderten, eine psychotherapeutische Diagnostik der Verhaltensstörungen vornehmen zu lassen.

Da dem Vater auch zu Hause auffiel, dass sich Jans Verhältnis zu seinen beiden jüngeren Brüdern verschlechtert hatte, kam er dieser Aufforderung nach und meldete Jan in meiner Praxis an. Im Gespräch mit dem Vater konnten wir einen Beginn der Probleme recht gut datieren.

Bis zum 12. Lebensjahr war Jan ein unauffälliges Kind. Mit seinen beiden Brüdern hatte er ein gutes und liebevolles Verhältnis. Auf Grund der Diagnostik einer einfachen Aufmerksamkeits- und Aktivitätsstörung und der Leistungsdiagnostik (IQ 78) ließen die Eltern Jan in der 4. Klasse in die Lernförderschule umschulen. Dort lernte er gut, gehörte zu den besten Schülern seiner Klasse. Im Jahr 2011, Jan war 12 Jahre alt, verstarb die Kindsmutter durch einen tragischen Unfall. Jan wurde Zeuge des Unfalls und stand hilflos daneben als seine Mutter starb. Der Vater führte Wiederbelebungsversuche bis zum Eintreffen der Rettungskräfte durch und konnte sich nicht um Jan kümmern. Erst mit dem Eintreffen des Notarztes wurde Jan von Rettungssanitätern aus seiner Starre geholt und in einem anderen Zimmer versorgt.

Der Vater berichtete, dass Jan danach nie über das Erlebte sprach. Da es dem Vater selbst zwei Jahre emotional sehr schlecht ging, hat er auch nicht mit Jan über den Todeskampf der Mutter gesprochen. Hilfe für Jan war aus seiner Sicht nicht erforderlich, da es keine Anzeichen gab, dass Jan sich mit dem Erlebten auseinandersetzte.

So war im Diagnoseprozess der Schwerpunkt meiner Arbeit auf die Symptomatik einer posttraumatischen Belastungsstörung gerichtet. Schnell konnte die Diagnose bestätigt werden. Sowohl Alpträume als auch Erinnerungen/Flashbacks an das Ereignis belasteten Jan schwer. Wenn er es nicht mehr aushielt, so dissoziierte er und zeigt durch sein Verhalten, wie schlecht es ihm ging.

Auf die beiden Brüder war er neidisch, da der mittlere Bruder einen Freund besuchte als das Unglück passierte und der kleine Bruder war mit einem Jahr noch zu klein, um das Ausmaß des Ereignisses zu erfassen. Oft sagte Jan: „Die haben es gut, die sehen die Bilder nicht."

Auf Grund der Lernbehinderung konnte Jan keine Kausalketten seiner Gedanken herstellen. Ursachen des Unfalls blieben ihm ebenso verborgen wie auch die logischen Wirkungen. Allein gelassen mit seinen Gedanken, stellte er dysfunktionale Gedankenketten her, die immer wieder zum Schlussgedanken führten: „Wenn ich etwas getan hätte, würde die Mutti noch leben."

An dieser Stelle wurde klar, dass ein erster Schritt der therapeutischen Arbeit ein gemeinsames Gespräch mit dem Vater (Psychoedukation) sein musste, um bei Jan die Erinnerungen zu ergänzen und damit zu relativieren. Dies gelang gemeinsam mit dem Vater sehr gut. Dieser war froh, endlich etwas für seinen Sohn tun zu können und Jan war froh, dass sein Vater sich die Zeit für ihn nahm. Diese Gespräche entlasteten Jan.

Erst nach umfangreicher Stabilisierung und der Darstellung des Erlebten, konnte daran gearbeitet werden, dieses Erlebnis zu bearbeiten. In den folgenden Kapiteln wird beschrieben werden, wie dies in praxi gelang.

3.2.2 Interventionen bei Kindern und Jugendlichen mit Intelligenzminderung

Wenn bei psychisch kranken Kindern und Jugendlichen eine Intelligenzminderung diagnostiziert wird, hängt seine weitere Behandlung auch von seinen Möglichkeiten und Fähigkeiten ab, das Behandlungsangebot anzunehmen (Hennicke et al., 2009).

Nach erfolgter umfassender Diagnostik steht deshalb die Psychoedukation an erster Stelle, und zwar sowohl für die Betroffenen als auch für ihre Bezugspersonen.

Psychoedukation ist auch ein Grundrecht für Patienten mit Intelligenzminderung. Informationen zu seinen individuellen Ressourcen, bestehenden Verhaltensauffälligkeiten, Störungsmodellen und Behandlungsalternativen müssen sowohl mit dem Patienten als auch mit Eltern und Bezugspersonen besprochen werden (Häßler, 2011).

Spezielle Therapien für Patienten mit Intelligenzminderung gibt es nicht. Alle vorhandenen Methoden, Verfahren und Techniken sollten individuell an die Möglichkeiten, Ressourcen und Bedürfnisse des Patienten angepasst werden (Warnke, 2006). Multimodale Interventionen, die eine Vielzahl an Angeboten beinhalten, sollten bevorzugt werden (Hennicke et al., 2009).

Auf der Grundlage der S1-Leitlinie als Empfehlung zur Diagnostik und Therapie bei Kindern mit Intelligenzminderung (Hennicke et al., 2009) aufbauend, werden wir in den nächsten Ausführungen Beispiele für erfolgreiche psychotherapeutische Interventionen darstellen und auch zeigen, was nicht funktioniert hat.

Vordergründig gilt es zu klären, ob sich durch den diagnostischen Prozess ableiten lässt, welches Setting die günstigste Bedingung für den Patienten darstellt. Dabei sollte Beachtung finden, dass bereits im Diagnoseprozess eine Patient-Therapeut-Beziehung entstanden ist. Sollte die Entscheidung getroffen werden, dass erst eine stationäre Behandlung erforderlich ist, kann es zu Störungen oder sogar zum Abbruch dieser Beziehung kommen. Dies wäre eine wichtige Entscheidung, die deshalb vor dem Diagnoseprozess zu treffen ist.

Hierfür ist neben vielen anderen auch das Beispiel von Ilka ein deutlicher Beweis.

BEISPIEL

Ilka

Wir erinnern uns an die 9-jährige Ilka, die auf Grund extremer sexualisierter Verhaltensauffälligkeiten noch vor dem Kennenlernen in meiner Praxis stationär diagnostiziert und erstbehandelt wurde. Nur so war es kurzfristig möglich, Klarheit über Ilkas Erlebniswelt vor der Herausnahme aus der Familie zu erreichen. Die Kollegen in der Kinder- und Jugendpsychiatrie konnten über Wochen diagnostisch an den Befragungen der Bezugspersonen dranbleiben und mit Ilka konzentriert arbeiten. Die Ergebnisse wurden mir zur Verfügung gestellt. Sie zeigten, dass ein enges Netz von Betreuern, Heilpädagogen aus dem Heim, der Mitarbeiterin des Jugendamtes, der Kindsmutter und mir geknüpft werden musste, um Ilka zu helfen, die Erlebnisse zu verarbeiten.

Da Ilka mich erst nach dem Klinikaufenthalt kennenlernte, konnten wir mit positiven Verstärkern wie Spieltherapie und kreativen Methoden mit Hilfe der Stärken von Ilka arbeiten. Wir konnten auch gefühlsmäßig die Klinikerlebnisse von den jetzigen Praxiserlebnissen abgrenzen.

Die psychotherapeutischen Ergebnisse galt es, gut in Ilkas Alltag zu integrieren. Wir entschieden uns für eine wiederkehrende regelmäßige Therapiezeit nach der Schule an einem Tag der Woche, an dem Ilka nicht so lange Unterricht hatte. Die letzten beiden Stunden waren Sportunterricht, danach kam sie mit dem Taxi zu mir. Diese Regelmäßigkeit, die im Verlauf der Therapie Rituale entwickelte, war für Ilka sehr wichtig.

Imagery Rescripting & Reprocessing Therapy (**IRRT**) (Ahrens-Eipper & Nelius, 2017). Gerade bei Kindern mit traumatischen Erfahrungen, die Symptome einer Posttraumatischen Belastungsstörung oder einer Anpassungsstörung aufweisen, hat sich das IRRT bewährt. Im Unterschied zur posttraumatischen Belastungsstörung (s. auch Kap. 2) liegt eine Anpassungsstörung vor, wenn subjektives Leiden und emotionale Beeinträchtigung durch entscheidende Lebensereignisse entstehen, die Lebensveränderungen nach sich ziehen. Die Anzeichen sind vielfältig. Sie reichen von depressiver Stimmung, Angst, Besorgnis, ein Gefühl nicht zurechtzukommen und einer Einschränkung der Alltagsroutine. Dazu können auch aggressive Ausbrüche oder dissoziales Verhalten gehören. Bei Kindern können auch regressive Phasen auftreten.

Von Sabine Ahrens-Eipper und Kathrin Nelius auf der Grundlage des IRRT für Erwachsene von Mervin Schmucker für Kinder und Jugendliche entwickelt, können Patienten ihre Symptome wie Alpträume, Intrusionen und Flashbacks mindern bzw. vollständig verlieren. Dabei folgt die Behandlung verschiedenen Phasen, die sowohl für sehr junge Kinder als auch für Jugendliche angepasst sind. Somit sind sie für Kinder und Jugendliche mit Intelligenzminderung voll umfänglich anwendbar, wenn der Entwicklungstand berücksichtigt wird.

„IRRT gehört zu den international anerkannten Behandlungsformen der Kognitiven Verhaltenstherapie für die Posttraumatische Belastungsstörung. […] Aus der Erfahrung […] wurde in der IRRT die reine Traumaexposition (in sensu) um weitere, die Verarbeitung fördernde ressourcenhafte Elemente ergänzt" (Ahrens-Eipper & Nelius, 2017, S. 22).

Somit entstand ein dreischrittiger Behandlungsaufbau:

1. Zu Beginn schildert das Kind/der Jugendliche altersangemessen genau das belastende Ereignis in der Ich-Form. Das Zurückversetzten in die Situation ist dabei wichtig.
2. Danach wird der Bericht wiederholt bis zum schlimmsten Punkt des Ereignisses und es beginnt die „Täterentmachtung" durch eine intensive Auseinandersetzung mit dem Täter. Dies erfolgt so lange, bis „das Kind/der Jugendliche die Oberhand gewinnt".
3. Anschließend kümmert sich das Kind/der Jugendliche um sein jüngeres Ich auf der inneren Bühne. Ziel ist „Auseinandersetzung, Klärung, Selbstfürsorge und In-Sicherheit-Bringen des verletzten Anteils" (Ahrens-Eipper & Nelius, 2017, S.22).

Dabei werden in allen drei Phasen alle Möglichkeiten der Arbeit mit Kindern vom Therapeuten eingesetzt, Malen, Rollenspiel, Gespräche, Nutzen von Materialen, Musik und Rhythmik, eigens von den o.g. Autorinnen entwickelte Spiele und Materialien (Ahrens-Eipper & Nelius, 2017).

BEISPIEL

Pepe

Pepe, ein 9-jähriger geistig behinderter Junge, dessen Eltern bei einem Verkehrsunfall, als er mit im Auto saß und als einziger überlebte, ums Leben kamen, litt bei seiner Vorstellung in meiner Praxis unter schwersten Alpträumen, in denen er diesen Unfall ständig wiedererlebte. Pepe war anfangs nicht in der Lage und wollte die Alpträume auch nicht beschreiben. Die Emotionen der Trauer überfluteten ihn regelmäßig, wenn er bei seiner Tante, die die Zwillingsschwester der Mutter ist, durch deren Anblick an seine Mutter dachte. Sein Verhalten zu Hause und in der

Schule war von Wut geprägt und wenn ihn jemand ermahnte, schrie er ohne wieder aufzuhören. Es stand zur Diskussion, dass man Pepe aus der Familie herausnehmen wollte, wenn es ihm nicht bald besser ging und sich sein Verhalten ändern würde.

Damit saß uns die Zeit in Gestalt der Mitarbeiterinnen vom Jugendamt im Nacken!

Wie so oft, war ich selbst wieder einmal erstaunt, wie schnell wir Pepe mit Hilfe der IRRT helfen konnten. Als er mir glaubte, dass es ihm wenn er mit mir redet (im Spiel das Geschehen nachstellt), besser gehen würde, legte er los. Immer wieder spielte er, was er noch vom Unfall wusste und zerstörte auf der inneren Bühne das Auto des Unfallverursachers komplett, was in diesem Fall zur Täterentmachtung erlaubt war. Er vergrub das Auto im Sand und zeigte deutlich, wie schlecht es dem Täter gehen soll, weil er ihm Mama und Papa genommen hat. Wir kümmerten uns um den kleinen Pepe, der so traurig ist, dass er es oft kaum aushalten kann. Pepe tröstete sein jüngeres Ich, dass es ihm ja trotzdem gut geht bei der Tante und die auch noch so aussieht wie die Mama und ihn immer wieder lebhaft an diese erinnert. (Eine Tatsache, die ihn vor der IRRT geängstigt und emotional belastet hat!)

Ich fragte Pepe in der darauffolgenden Trauerbegleitung, ob er den Eltern noch etwas sagen möchte und wir führten imaginäre Begegnungen mit den Eltern durch. Pepe weinte viel in diesen Stunden, aber gut gehalten in der Gegenwart, konnte er seinen Schmerz dem Foto der Eltern mitteilen. Die Tante stellte zu Hause das Bild der Eltern auf und wir vereinbarten, dass Pepe immer, wenn er mit den Eltern sprechen möchte, diese Möglichkeit bekommt.

Die Alpträume verschwanden fast gleichzeitig mit den Wutausbrüchen. Die Tante berichtete von harmonischen Nachmittagen in der Familie und in der Schule konnte ich bei einer Hospitation erfahren, dass sich Pepe seit der Behandlung völlig unauffällig verhält.

BEISPIEL

Judith

Judith, eine 14-Jährige, kam aus der stationären Behandlung auf Empfehlung der dortigen Therapeutin zu mir in die Praxis zur Nachbehandlung. Sie wurde von den Eltern in die Klinik gebracht, weil sie sich immer wieder selbst verletzt hatte und mehrere suizidale Handlungen unternommen hatte.

Die Eltern, beide Akademiker und voll berufstätig, berichteten mir von einem im Kleinkind- und Jugendalter angepassten artigen Kind, das bereits frühzeitig lernte, selbstständig zu sein. Judith entwickelte sich zu einem selbstbewussten und selbstwirksamen Teenager. Die Eltern haben nicht gemerkt, welche Probleme Judith in der Schule hatte, denn ihre Leistungen waren immer gut bis sehr gut. Beim Übergang ins Gymnasium, die Familie war umgezogen, kam Judith in eine Klasse mit fremden Kindern, davon vier Mädchen, die sich bereits aus der Grundschule kannten und eine feste Gruppe bildeten. Sie gaben Judith keine Chance, sich in die Klasse zu integrieren. Sie verbreiteten Lügen über soziale Netzwerke, beeinflussten Schülerinnen und Schüler höherer Klassen und isolierten sie, wann immer sie konnten.

Judith versuchte anfangs noch, mit anderen Mädchen ihrer Klasse Beziehungen aufzubauen, aber diese sagten ihr, dass wenn sie mit ihr reden, sie in Gefahr geraten, auch ausgeschlossen zu werden. Judith resignierte, sprach mit niemandem über die heftigen Beleidigungen und das Einsamkeitsgefühl. Ihr gaben ihre guten Lernerfolge und die Nachmittagsstunden bei den Großeltern Halt. Sie wollte ihre Eltern nicht mit ihren Problemen belasten, denn diese arbeiteten als Klinikärzte oft viele Stunden am Tag und in der Nacht.

So türmten sich die belastenden Ereignisse regelrecht auf. Judith schrieb Tagebuch und als sie eines Abends erkannte, dass sie in den nächsten Jahren aus diesem Kreislauf nicht mehr herauskommen würde, versuchte sie durch Tabletteneinnahme ihr Leben zu beenden. Bereits vorher hatte sie sich mit einem Skalpell an den Armen, den Beinen und am Bauch selbst verletzt. Sie litt unter Alpträumen und überflutenden Erinnerungen, z.B. im Urlaub, wenn sie nur an die Schule dachte. Als die Eltern das ganze Ausmaß der Probleme von Judith erkannten, handelten sie, indem sie in der Schule Gespräche mit Lehrern und Schulleitung führten, bzw. die Eltern der Kinder aufsuchten, die Judith ihnen genannt hatte.

Danach wurde es noch schlimmer. Sie wurde ausgelacht und immer wieder durch Beleidigungen diffamiert. Niemand half ihr und da sie den Eltern nichts mehr erzählte, waren die der Meinung, dass sich die Situation gebessert hatte. So versuchte Judith noch mehrmals, ihr Leben zu beenden. Sie verletzte sich an den Innenseiten der Arme im Handgelenksbereich so schwer, dass sie genäht werden musste. Immer wieder dachte sie daran, sich von einer großen Bücke oder einem Felsen zu stürzen. Nur der Sensibilität und Kontrolle der Großeltern war es zu verdanken, dass sie ihren Plan nicht umsetzten konnte. Und die Eltern brachten sie gegen ihren Willen in die Klinik.

Als Judith zu mir kam, hatte sie bereits erste Entlastungen in der Klinik erlebt, nachdem sie anfangs nicht mitarbeiten wollte. Durch die Gruppentherapie hat sie aber gelernt, dass sie mit ihren schlimmen Erfahrungen nicht allein ist. Es gab mehrere Kinder und Jugendliche auf Station mit ähnlichen Erfahrungen. Aber noch immer gelang es ihr nicht, über die Ereignisse zu reden. Es kam anfangs auch in der Klinik zu suizidalen Handlungen. So versuchte sie beim ersten gemeinsamen Gruppenausgang mit einer Mitpatientin die Zuggleise nach einer nicht einsehbaren Kurve zu erreichen, bevor der Regionalzug diese Stelle passierte. Der begleitende Pfleger und die Erzieherin waren über diese Absicht des erweiterten Suizids zutiefst geschockt. Judith wurde daraufhin oft im Einzelsetting behandelt und begann sich schließlich auf die Angebote einzulassen. Nach zwölf Wochen wurde sie deutlich von Suizid distanziert aus der Klinik entlassen.

Erst in der Probatorik wurde das ganze Ausmaß der Traumafolgen und der nicht tauglichen Strategien von Judith mit Hilfe eines Psychoedukationsspiels deutlich. Vorsichtig näherten wir uns den Ereignissen, die sie verbarg, um den Schmerz nicht mehr zu spüren. Als Vorbereitung schrieben wir einen Sitzplan der Klasse, damit ich mir die Kräfteverteilung vorstellen konnte und sprachen über die Kinder, die wir als „Mitläufer" bezeichneten. So näherten wir uns den Tätern. Als Judith die Namen nannte, begann sie zu berichten. Sie weinte oft und machte Pausen, wenn die Ereignisse zu schmerzhaft waren.

Was bis dahin noch unbekannt war, es gab auch heftige körperliche Übergriffe und Bloßstellungen z.B. im Umkleideraum der Sporthalle. Judith wurde mehrfach von Jungen beim Umkleiden fotografiert und die Bilder verändert ins Internet gestellt.

So wurde es möglich, dass sie durch die wiederholten Berichte der Ereignisse in der Lage war, am schlimmsten Punkt der Übergriffe angekommen, das Drehbuch zu verändern und sich mit den Tätern auseinanderzusetzen. Die Täterentmachtungen waren heftig und zerstörerisch, aber sehr heilsam für Judith. Sie begann begleitend zur IRRT wieder Tagebuch zu schreiben, aber diesmal mit dem Fokus auf das, was ihr half und guttat. Die erste Veränderung nach Phase 2 der IRRT war das Ausbleiben der Alpträume. Judith was sehr verwundert, als wir überlegten, was sich verändert hat, dass sie bereits seit einigen Wochen keine Alpträume mehr hatte. Sie schlief deutlich besser und mehr.

Die Frage, die sie sich immer wieder stellte, war, warum sie dies alles zugelassen und geschehen lassen hatte. Sie konnte überhaupt nicht mehr verstehen, warum sie sich nicht gewehrt hat und/oder Hilfe geholt hat. Das war das deutliche Signal für die Begegnung mit dem jüngeren Ich auf der inneren Bühne. Judith arbeitete sehr konzentriert, näherte sich der kleinen Judith, tröstete sie, nahm sie in den Arm und sagte ihr immer wieder, dass sie sie verstehe, warum sie nichts unternommen habe. Judith erkannte, dass sie sich bis dahin in ihrem Leben nie vorstellen konnte, dass Kinder sich solche Grausamkeiten antun können. Es versöhnte sie, dass es fehlende Vorstellung und Erfahrung waren und nicht Unvermögen.

In der Auswertung unserer Arbeit fanden viele Elterngespräche statt, in denen Judith den Eltern vieles erklärte, was sie über sich und ihre Reaktionen/Strategien gelernt hatte. Sie geht immer noch in diese Klasse, Judith wollte bleiben. Stärker geworden, geht sie offen auf Mitschülerinnen und Mitschüler ihrer Klasse und der älteren Jahrgänge zu und ist erstaunt, wie viele Sympathien ihr entgegengebracht werden. Sie hat im Fach Ethik einen Vortrag zu Auswirkungen von Mobbing unter Schülern mit ihren konkreten Erfahrungen gehalten. Judith gelingt es, den Tätern keine Aufmerksamkeit zu schenken. Sie hat einen Freund aus der 9. Klasse und es geht ihr aktuell gut. Noch befindet sie sich zur Stabilisierung in Therapie, aber in wenigen Stunden sollten wir diese beenden können.

Konzepte und Programme für geistig behinderte Menschen mit herausforderndem Verhalten

Bei intelligenzgeminderten Kindern und Jugendlichen bestehen die Behandlungsprogramme meist aus einer Integration verschiedener therapeutischer Maßnahmen:

- Maßnahmen der allgemeinmedizinischen Behandlung
- Maßnahmen der Entwicklungsförderung
- Maßnahmen der spezifischen Erziehung
- Psychotherapeutische Interventionen
- Verhaltensmedizinische Maßnahmen
- Psychopharmakologische Behandlung

Es besteht die alltägliche Aufgabe, eine Zusammenführung von Entwicklungsförderung, Erziehung und Behandlung des Patienten und seiner Umwelt zu leisten. Dabei ist der Grundsatz: Keine Erziehung ohne Beziehung! Gerade bei der hier betrachteten Klientel von oberster Priorität.

Besonderheiten des methodischen Vorgehens bestehen in einer stärker körper- und handlungsorientierten Arbeitsweise mit dem Patienten, einem aktiv leitenden und situativ strukturierenden Vorgehen unter Einbezug der Bezugspersonen, nach Möglichkeit im häuslichen Umfeld oder dem Umfeld der jeweiligen Einrichtung, in kürzeren, dafür aber häufigeren therapeutischen Begegnungen und einer starken Strukturierung in der Gruppentherapie (z. B. TEACCH-Programm nach Schopler et al., 1972).

Für die Gruppe der lernbehinderten und leicht intelligenzgeminderten Kinder stellt auch das Buch „Sozialtraining in der Schule“ von Petermann et al. (1999) eine Fülle von Trainingsmaterialien bereit. Ebenso sind je nach Grad der Intelligenzminderung und mit individuellen Adaptionen die Trainings mit aggressiven Kindern (Petermann & Petermann 2012), mit sozial unsicheren Kindern (Petermann & Petermann 2015) und das Training mit Jugendlichen (Petermann & Petermann 2017) einsetzbar.

Wir verweisen hier auch auf die praxisorientierten Therapieprogramme von Meir-Korell (2003) und Noterdaeme (2006) sowie Programme für spezielle Störungen intelligenzgeminderter Patienten wie das „Anger Management Training“ (Benson, 1990, zitiert nach Dosen, 1997), oder das vor allem bei zwanghaften Verhaltensweisen geeignete „Picture Exchange Communication System (PECS)“ von Frost und Bondy (2002).

Präventionsprogramme

Präventionsprogramme verfolgen das Ziel, die Entwicklung zu optimieren und Fehlentwicklungen vorzubeugen. Im Allgemeinen geht es hierbei darum, die elterliche Erziehungskompetenz zu verbessern und Erfahrungen zum Vermeiden von Beziehungsstress zu vermitteln. Sie sind bei allen Patienten einsetzbar, können wegen ihrer Ausrichtung auch bei intelligenzgeminderten Kindern und Jugendlichen und deren Eltern aber ebenso Anwendung finden.

Triple-P-Ansatz (**Triple P** = **P**ositive **P**arenting **P**rogram). Das Positive Erziehungstraining wurde in der Arbeitsgruppe um Sanders (1999) in Australien entwickelt. Im deutschsprachigen Raum wurde es durch Hahlweg (2001) in die präventive Elternarbeit eingebracht. Im Positiven Elterntraining werden vier Ziele angestrebt:

1. Die Erhöhung des Wissens und der Kompetenz um die Bewältigungsstrategien der Eltern im Umgang mit ihren verhaltensauffälligen und entwicklungsauffälligen Kindern
2. Die Umwandlung ungünstiger Erziehungspraktiken und -muster in angemessene und effektive Strategien
3. Die Verbesserung der Kommunikationsfähigkeiten und Verbesserung des Austausches über Erziehungsfragen in der Familie
4. Die Reduktion von mit der Kindererziehung verbundenen Stressoren

Das Programm basiert auf der praxisorientierten Anwendung verhaltenstherapeutischer Techniken wie dem Lernen am Erfolg und den Erkenntnissen zum sozialen Lernen (Modelllernen) unter Berücksichtigung erziehungswissenschaftlich-pädagogischer Erfahrungen in der Verbesserung des Interaktionsverhaltens von Eltern und Kind. Das Programm will präventiv Wissen und elterliche Erziehungskompetenz zum Aufbau positiver, d.h. vertrauensvoller Eltern-Kind-Beziehungen vermitteln, um so Störungen mit oppositionellem Trotzverhalten, Störungen des Sozialverhaltens und emotionalen Störungen vorzubeugen. Das Programm wurde für Eltern mit Kindern im Alter von 2 bis 12 Jahren gestaltet.

Der Triple-P-Ansatz orientiert auf fünf Prinzipien einer positiven Erziehung, die durch das Training zu verhaltensleitenden Erziehungsfertigkeiten verfestigt werden sollen:

1. Für eine sichere und interessante Umgebung sorgen.
   - Dieses Prinzip orientiert darauf, das kindliche Explorationsverhalten zu nutzen, damit es seine Erkundungen und das Sammeln von Erfahrungen in einem gefahrenfreien Umfeld durchführen kann. Es orientiert aber auch darauf, dass Eltern nicht nur als Aufsichtspersonen, sondern auch als Möglichkeit, als Hort des Rückzuges bei emotionalen Belastungen zur Verfügung stehen.
   - Beispiel: Wenn Mutter in der Küche nebenan Essen zubereitet, kann Paul (2 Jahre alt) sein neues Kinderzimmer gefahrlos erkunden, weil er sich jederzeit wieder aus eigener Kraft in die unmittelbare Nähe der Mutter sichern kann (Rufen der Mutter oder zu ihr hingehen).

2. Eine positive Lernumgebung schaffen.
   - Hier geht es vor allem darum, dass die Kinder durch Anregung, Zuwendung und Kontrolle erkennen, dass sich ihre Eltern für sie, ihre Erlebnisse und ihr soziales Verhalten interessieren und sie aus Lob und Wertschätzung entnehmen können, was ihre Eltern an ihnen schätzen.
   - Beispiel: Alexander (7 Jahre alt) zeigt gern seinem Vater, wenn dieser abends von der Arbeit kommt, was er mit seinem Baukasten gebaut hat. Da der Vater sich dafür sehr interessiert, sich das Funktionieren erklären lässt, ihn lobt und häufig einen guten Rat erteilt, zeigt A. ihm anschließend auch ungefragt seine Schulsachen, da er sicher sein kann, dass das Verhalten des Vaters hier ebenso ist.

3. Konsequentes Erziehungsverhalten zeigen.
   - Konsequentes Erziehungsverhalten hat nichts mit autoritärer Erziehung zu tun. Es setzt auch nicht voraus, dass Mutter und Vater sich immer in gleicher Weise verhalten, sondern dass Mutter oder Vater normabweichendes Verhalten nicht einmal billigen und dann wieder missbilligen. Kinder müssen wissen und erfahren, was wir als Eltern auf keinen Fall zulassen werden.
   - Beispiel: Benjamin gibt Oma und Opa zur Begrüßung nicht die Hand. Wenn Eltern und Großeltern dies einmal rügen und beim nächsten Mal tun, als merkten sie es nicht, wird es lange dauern, bis B. das gewünschte Verhalten konsistent zeigt.

4. Realistische Erwartungen an das Kind und gegenüber sich selbst aufbauen.
   - Dem Streben nach dem perfekten Kind wird ebenso wie dem Streben nach elterlicher Perfektion eine Absage erteilt. Eltern sollen die Leistungsfähigkeit und Belastbarkeit ihres Kindes richtig einschätzen lernen. Durch Erprobung, durch Versuch und Irrtum erfahren Kind und Eltern sowohl neue Verhaltensmuster, aber auch die Grenzen der eigenen Handlungsfähigkeit.
   - Beispiel: Unmittelbar nach einem sportlichen Wettkampf, der Celine sehr viel Kraft gekostet hat, aber leider nicht den erwünschten Erfolg brachte, ist es für alle Beteiligten überfordernd, eine Übungsstunde in derselben Disziplin anzuschließen.

5. Auch die eigenen elterlichen Bedürfnisse erfüllen.
   - Kinder sollen erfahren, dass Mutter und Vater für sie da sind, aber auch eigene partnerschaftliche und persönliche Bedürfnisse haben und dass beides im Zusammenleben Berücksichtigung finden muss.

- Beispiel: Dominik (6 Jahre alt) darf zwar in besonderen Fällen im Bett der Eltern einschlafen (z.B. in fremder Umgebung), wird aber beim Zubettgehen der Eltern in sein eigenes Bett gebracht, damit auch die Eltern ungestört schlafen können.

Das Positive Erziehungsprogramm ist für die Verbesserung der Erziehungsfähigkeit aller Eltern konzipiert. Es umfasst fünf Interventionsstufen, wobei jede höhere Stufe eine Steigerung des Intensitätsgrades der elterlichen Auseinandersetzung mit Erziehungsfragen beinhaltet und auf der Seite des Kindes Verhaltensweisen vorliegen, die mit bekannten Mitteln und Methoden von den Eltern nicht bewältigt werden können (Ettrich & Ettrich, 2006b).

Elternkurs „Starke Eltern – starke Kinder". Auch das Programm „Starke Eltern – Starke Kinder" des Deutschen Kinderschutzbundes (2005) kann Eltern zu einer besseren Befähigung im Umgang mit ihren Kindern verhelfen. Das Programm unterstützt die Eltern, ihren Kindern mit liebevoller Zuwendung und emotionaler Wärme, mit Achtung, Anerkennung und gleichzeitig mit Respekt zu begegnen, partnerschaftlich mit ihnen umzugehen und durch Rituale und Regeln Struktur zu vermitteln.

Das Elternprogramm ist ein präventives Angebot und keine Therapiemethode. Es gilt für alle Eltern, aber besonders für solche mit Problemen in der Erziehung oder mit Partnerschaftsproblemen (Ettrich & Ettrich, 2006b).

FAUSTLOS. Aber wir können Kindergartenkindern auch bereits mit gezielten Trainings helfen, ihre sozial-emotionalen Kompetenzen zu fördern und einen Beitrag zur Gewaltprävention leisten. Hierzu eignet sich z.B. die Kindergartenversion des für die Grundschule erarbeiteten Programms **FAUSTLOS** von Cierpka und Schick (2005). Dies ist ein Programm zum Training sozialer Kompetenzen und der Vermeidung impulsiven und aggressiven Verhaltens. Es lässt sich leicht in den Kindergartenalltag integrieren. Es besteht aus 28 „Lektionen" zu jeweils 20 Minuten, die in der Gruppe geübt werden.

Es vermittelt alters- und entwicklungsadäquate prosoziale Kenntnisse und Fähigkeiten in den Bereichen Empathie, Impulskontrolle und Umgang mit Ärger und Wut. Dieses übergeordnete Ziel ist in folgende Teilziele untergliedert: Die Kinder sollen lernen

- Gefühle anderer zu identifizieren,
- die Perspektiven anderer zu übernehmen und empathisch auf andere zu reagieren.
- Impulsives Verhalten von Kindern soll vermindert werden:

- Anwendung eines Problemlöseverfahrens, das Üben prosozialer Verhaltensweisen.
- Aggressives, gewalttätiges Verhalten von Kindern soll vermindert werden:
- eine verbesserte Wahrnehmung von Wut und Ärger und
- den Gebrauch von Beruhigungstechniken (Ettrich & Ettrich, 2006b).

Olweus (1996) berichtet über einen sehr erfolgreichen Schulversuch zur Bekämpfung von Gewalt, der an 42 Schulen der Stadt Bergen in Norwegen durchgeführt wurde. Die vorgelegten Materialien verdeutlichen, dass ein komplexes, gut integriertes Interventionsprogramm, das

- Maßnahmen auf Schulebene,
- Maßnahmen auf Klassenebene und
- Maßnahmen auf der persönlichen Ebene umfasst,

die Gewaltausübung unter Schülern drastisch senkt und gleichzeitig der Gewaltprävention dient (Ettrich & Ettrich, 2006b).

Verweisen möchten wir noch auf das von Plück et al. (2006) vorgelegte „Präventionsprogramm für Expansives Problemverhalten" **(PEP)** für Eltern- und Erziehergruppen.

Wir stellen in diesem Buch bewusst nur wenige Programme mit relativ breitem Anwendungsspielraum auswählend vor. Selbstverständlich gibt es je nach psychischem Störungsbild weitere Programme, die mit leichten Modifikationen auch bei Kindern und Jugendlichen mit Lernbehinderungen und leichter Intelligenzminderung genutzt werden können (ADHS-Programme, PEP usw.)

Medikamentöse Behandlung

Ein Wort noch zur Verabreichung von Medikamenten, also Psychopharmaka. Das sind chemische Stoffe, die als Arzneimittel verwendet werden. Sie wurden entwickelt, um bei der Therapie seelischer Störungen eine unterstützende Wirkung zur Psychotherapie zu entfalten. Psychopharmakotherapie hat je nach Sichtweise eine längere oder kürzere Tradition. Während die Psyche beeinflussende Stoffe bereits seit Jahrtausenden bekannt sind, ist die Geschichte der gezielt gegen psychische Störungen entwickelten Substanzen vergleichsweise jung. Erst seit den 1950er Jahren werden Psychopharmaka gezielt zur Behandlung psychischer Störungen eingesetzt. Insgesamt hat man heute ein Spektrum von ca. 120 verschiedenen chemischen Substanzen zu Verfügung, von denen etliche zufällig in ihrer Wirksamkeit erkannt wurden.

Nach den therapeutisch angestrebten Effekten unterteilt man in:

Antipsychotika, Antidepressiva, Anxiolytika, Hypnotika, Antihypnotika, Phasenprophylaktika, Antidementiva und Sonstige, wie Psychostimulanzien, Antiparkinsonmittel und Mittel zum Alkoholentzug.

Ein Psychopharmakon ist eine psychoaktive Substanz, welche durch die Beeinflussung neuronaler Abläufe (Stoffwechselvorgänge) im Gehirn die psychische Befindlichkeit ändert, und mit der psychischen Befindlichkeit ändert sich in aller Regel auch das Verhalten eines Menschen.

In der Therapie von Patienten mit Intelligenzminderung kommen grundsätzlich diejenigen Psychopharmaka zum Einsatz, die aufgrund der vorherrschenden Störung auch bei nicht Intelligenzgeminderten zum Einsatz kämen.

Auch auf diese Möglichkeiten wird in den mehrfach zitierten Leitlinien umfassend eingegangen, auf Medikamentenarten, Möglichkeiten der Verabreichung und Dosierung in Abhängigkeit von Alter, Gewicht und Schweregrad der Störung.

Bei Seidel (2011a, S. 19) können wir lesen:

> *„Auf dem Hintergrund dieser Einsichten lassen sich folgende Bedingungen für den Einsatz von Psychopharmaka bei Problemverhalten formulieren:*
>
> 1. *Interdisziplinäres bzw. multiprofessionelles Assessment aller Faktoren*
> 2. *Integrative multimodale Diagnose mit Identifikation eines Faktors, der psychopharmakologisch beeinflusst werden kann*
> 3. *Multidisziplinär erarbeiteter integrativer Behandlungsplan*
> 4. *Explizit formulierte Begründung für das gewählte Psychopharmakon*
> 5. *Abstimmung der Ziele und ihrer Operationalisierung zwischen allen Beteiligten*
> 6. *Klare Vereinbarungen über die Aufgaben und die Kooperation aller Beteiligten*
> 7. *Klare Vereinbarungen der Evaluation der Interventionen*
> 8. *Zeitliche Begrenzung des Einsatzes von Psychopharmaka"*

Uns ist an dieser Stelle wichtig zu betonen, dass Medikamente nur dann eingesetzt werden sollten, wenn sich ein Therapeutenteam (in dem Fall zumindest

Arzt und Psychotherapeut) einig ist, dass sie zur positiven Veränderung einer Störung einen Beitrag leisten können, der die mitunter auftretenden Nebenwirkungen deutlich überwiegt.

So werden schwer verhaltensgestörte Patienten mitunter einer Psychotherapie erst dann zugänglich, wenn ihr Erregungsniveau sich etwas gesenkt hat. Unter den modernen Neuroleptika ist hier besonders das Risperidon (Risperdal®) hervorzuheben, für welches es im Kindes- und Jugendalter auch eine Zulassung gibt. Hier ist das Medikament sozusagen „Wegbereiter" einer erfolgreichen Psychotherapie und wird häufig im Verlauf derselben bereits wieder entbehrlich, da der Patient lernt, sich aus eigenem Antrieb ausreichend zu regulieren. In anderen Fällen ist es sinnvoll, eine geringe Dosis des Medikaments zur Unterstützung der Therapie und später der Selbstregulierung beizubehalten. Solche Fragen sind immer zwischen den beteiligten Therapeuten, dem Patienten und seinen Eltern abzusprechen. Der Psychotherapeut ist in diesem Fall gut beraten, das Gespräch mit dem verordnenden Psychiater zu suchen. Das ist in der Praxis mitunter nicht ganz einfach, aber zum Wohle des Patienten unabdingbar, damit er und seine Eltern das Gefühl haben, dass „die Professionellen" sich einig sind in der Behandlungsstrategie und nicht der Arzt ein Medikament verordnet, welches der Psychotherapeut unnötig oder gar gefährlich findet und den Betroffenen wieder „ausredet".

Zu beachten ist bei der Verabreichung von Medikamenten an Mehrfachbehinderte auch immer die Interaktion der verschiedenen Psychopharmaka sowie die epileptogene Potenz mancher Arzneimittel.

Auch beim Einsatz von Psychopharmaka sollte ebenso wie bei der Anwendung von Psychotherapie oder ergänzenden Maßnahmen immer eine Therapieevaluation durchgeführt werden.

Grundsätzlich sollte die Verabreichung von Medikamenten als ultima ratio gesehen werden, deren Unterlassung in bestimmten Fällen aber auch einer unterlassenen Hilfeleistung gleichkommen kann.

Wie die nachfolgenden Beispiele aus dem stationären Bereich belegen, kommt bei manchen Patienten zumindest zeitweise auch der medikamentösen Behandlung eine wichtige unterstützende Bedeutung zu.

BEISPIEL

Berenice (amb.-stat.-amb.)

Ich lernte Berenice als 4-jähriges Mädchen in der kinder- und jugendpsychiatrischen Ambulanz der Poliklinik kennen, in der ich damals arbeitete, als sie sich mit beiden Eltern dort vorstellte. Was mir sofort auffiel, als die

Familie das Sprechzimmer betrat war, dass Berenice keinerlei Bezug zu belebten oder auch unbelebten Dingen hatte. Wie eine Traumwandlerin folgte sie ihrer Mutter und setzte sich auf deren Schoß, wie man sich normalerweise auf einen Sessel oder ein Sofa setzt. Ich hatte bis dahin noch nie ein Kind gesehen, das so ohne jeden Sozialkontakt auf dem Schoß der Mutter sitzt. Die Eltern berichteten von ihren Sorgen mit ihrem einzigen Kind, dass sich verzögert entwickle, aus dem Kindergarten wieder herausgenommen werden musste, da sie auch dort keinerlei Kontakte einging, sich stereotyp mit dem Drehen von runden Holzplatten (Teile einer Steckpyramide) beschäftige, kein Wort spreche und keinerlei positive Gefühlsäußerungen zeige. Die Mutter litt sichtlich unter der gezeigten Gleichgültigkeit und Gefühlsarmut der Tochter, die sie immer wegdrückte, wenn sie auf den Arm genommen werden sollte, Zärtlichkeiten nicht nur unerwidert ließ, sondern regelrecht abwehrte, aber mit lautem Schreien und Weinen reagierte, sobald in der Wohnung mal ein Stuhl nicht genau an seinem Platz stand. Der stille, nachdenkliche und eher „weich" wirkende Vater bekräftigte seine Frau in ihren Äußerungen und gab auf die Frage nach psychischen Auffälligkeiten bei anderen Familienangehörigen seinen Bruder als Einzelgänger und Sozialphobiker an.

Ich spürte beinahe körperlich die Not der Eltern und zweifelte an der damals noch verbreiteten Lehrbuchmeinung, die Mütter autistischer Mädchen hätten durch ihre Gefühlskälte einen großen Anteil an der Entwicklung dieser Störung.

Kurzum, die Patientin wurde umfassend diagnostiziert, auch in der Autismusambulanz. Die Verdachtsdiagnose, Autismus-Spektrum-Störung, bestätigte sich. Berenice wurde eine Frühförderung zuteil und aufgrund ihrer Lernbehinderung besuchte sie nach einem Jahr Schulrückstellung und den ersten Wochen in der Regelgrundschule danach eine LB-Schule.

Ungefähr 13-14 Jahre später, kurz nach der „Wende" – ich arbeitete inzwischen an der Uniklinik für Kinder- und Jugendpsychiatrie und Psychotherapie – nahmen wir eine psychotische Jugendliche stationär auf, und ich staunte nicht schlecht, als ich sah, dass es sich um Berenice handelte.

Die Patientin erkannte mich nicht, sie war in einem hochgradigen Erregungszustand, fühlte sich von Kapitalisten bedroht und rief immer wieder mit erhobener Faust „Rot Front!" Zwischendurch schilderte sie zitternd und unzusammenhängend ihr Bedrohungserleben und dass man doch dem Kommunismus zum Sieg verhelfen müsse.

Anamnestisch erfuhren wir von den begleitenden Eltern, dass Berenice inzwischen einen LB-Schulabschluss und ab Herbst einen Ausbildungsplatz habe. Davor habe sie große Angst, wie sie ja immer Angst vor Veränderungen habe und seit der politischen Wende, die alle anderen als positiv erlebten, ihr Weltbild zunehmend aus den Fugen geraten sei.

Uns blieb keine andere Wahl, als sie zunächst zu sedieren und dann auf ein Neuroleptikum einzustellen. Daraufhin besserten sich ihre Ängste, sie konnte wieder schlafen, fühlte sich nicht mehr fortwährend bedroht, konnte sich aber nicht von ihrer politischen Überzeugung distanzieren. Sie rief jetzt nicht mehr bei jeder Gelegenheit „Rot Front!", ging aber dazu über, Türen und Schränke der Station mit diesem Aufruf zu bemalen. Als ihr das untersagt wurde, zeigte sie diesbezüglich eine Zeitlang Wohlverhalten, überhaupt schien der psychotische Schub überwunden zu sein, sie nahm regelmäßig ihr Medikament, wirkte entsprechend ihrer Möglichkeiten angepasst, wurde zunehmend in Psycho- und Komplementärtherapien eingegliedert und bekam Ausgang, zuerst mit der Gruppe, später auch für kurze Zeitabschnitte allein.

Alle atmeten auf, und der junge Assistenzarzt, der sie engmaschig betreute, versuchte vorsichtig, ihr das Positive an der „Wende" zu erklären und sie zu überzeugen, dass dies für unser Land ein Glücksfall war. Das war offensichtlich für die schwer umstellfähige, intelligenzgeminderte Patientin zu früh. So kam sie eines Tages freudestrahlend vom Ausgang zurück, aber kurz darauf erreichte uns ein Anruf, dass auf der Eingangstür zur Klinik mit Graffiti in großen roten Lettern „Rot Front!" zu lesen war.

Wir mussten also nochmals von weiter vorn anfangen. Das gelang schließlich, und die Patientin konnte in die ambulante Nachsorge entlassen werden, aber ca. ein halbes Jahr später, Berenice hatte einige Tage zuvor ihre Ausbildungsstelle angetreten, wurde sie in einem erneuten psychotischen Schub bei uns eingewiesen. Ein Grund dafür war sicher neben den Veränderungen in ihrem Alltag die Tatsache gewesen, dass sie ihr Medikament eigenmächtig abgesetzt hatte, da, wie sie uns sagte, der „blöde Doktor, der den Kapitalismus verherrlicht" ihr nicht vorzuschreiben habe, dass sie das Medikament weiter nimmt, wenn es ihr gut gehe.

Nun musste sie natürlich erneut medikamentös eingestellt werden, sie musste ihr erstes Ausbildungsjahr wiederholen, da ihre Belastbarkeit noch lange gering blieb, aber insgesamt verlief dieser Schub milder als der erste.

Schließlich erfolgte eine erneute langdauernde ambulante Nachsorge bei einer Kollegin, die in keiner Weise versuchte, Berenice bezüglich „Wende" und politischer Fragen zu beeinflussen, aber offen auf ihre Fragen einging. Die ambulante Einzeltherapie wurde von einer Gruppentherapie flankiert. Und erstaunlich war, dass Berenice in einer dieser Gruppenstunden, als es um die Compliance bei der Medikamenteneinnahme auch nach einem psychotischen Schub ging, den anderen Gruppenteilnehmern den überzeugten Rat gab, ihr Medikament so lange zu nehmen, wie der Arzt es verordnet und auf keinen Fall eigenmächtig abzusetzen mit den Worten „Ich hätte mein erstes Ausbildungsjahr nicht nochmal machen müssen, wenn ich das Medikament nicht abgesetzt und mir damit einen neuen Schub eingefangen hätte."

BEISPIEL

Luca Maria (stat.)

Luca Maria wurde wegen eines Angelman-Syndroms, bei dem sich in letzter Zeit die epileptischen Anfälle sowie die Verhaltensauffälligkeiten häuften, in unserer Klinik kurzzeitig stationär behandelt.

Sie war ein fröhliches, etwas adipöses 10-jähriges Mädchen, das gern Kontakt zu Erwachsenen und anderen Kindern aufnahm und trotz ihrer Behinderung von allen gemocht und in Spiele einbezogen wurde. Allen tat es leid, dass bei ihr anfangs so viele epileptische Anfälle auftraten und sie deshalb an vielen Aktivitäten nicht teilnehmen konnte. Durch eine engmaschige Überwachung der notwendig gewordenen medikamentösen Umstellung stellte sich diesbezüglich glücklicherweise bald eine Besserung ein.

Ihre Verhaltensauffälligkeiten bestanden vor allem in einer hemmungslosen Nahrungsaufnahme bis hin zu kleinen Diebstählen aus dem Stationskühlschrank, wenn dieser gerade mal zugänglich und unbeaufsichtigt war, manchmal auch einem gezielten Griff auf den Teller des Tischnachbars während einer Mahlzeit, was gelegentlich Ärger zur Folge hatte. Blieb ihr Wunsch nach Essen unerfüllt, konnte sie sehr heftig und aggressiv reagieren, sodass ihre Mutter zu Hause mit ihr manchmal ihre liebe Not hatte.

Auf Station musste sie sich den gegebenen Strukturen und Regeln anpassen, was durch Tokenpläne und response cost unterstützt wurde und allmählich gelang. Diese einmal gelernte und schließlich verinnerlichte Strategie konnte die Patientin nach der Entlassung von Station nach etwa drei Monaten in den häuslichen Alltag übertragen, kontrolliert von der Familie und der ambulanten Therapeutin.

Unterstützend kam hinzu, dass Luca Maria auf Station eine beste Freundin gefunden hatte, die schlank war und der sie nacheiferte und in der Folge relativ häufig Kontakt mit ihr hatte.

BEISPIEL

Raimo

Raimo litt an einem Prader-Willi-Syndrom. Dieser Umstand war den Eltern bereits vor seiner Geburt bekannt, sie hatten sich also ganz bewusst für das Kind entschieden.

Aufgrund seiner allgemeinen Entwicklungsverzögerung und seiner zum Krankheitsbild gehörenden muskulären Hypotonie wurde er in eine Frühförderung eingegliedert, die unterschiedlichste Aspekte berücksichtigte. Die Gabe von Wachstumshormonen lehnten die Eltern ab. Raimo war ein friedfertiger, fröhlicher Junge, der Förderreize gern aufnahm und umsetzte.

Mit steigendem Alter stiegen allerdings nicht nur seine Kompetenzen, sondern, wie es zum Krankheitsbild gehört, auch sein oft zügelloser Hunger, sodass die Eltern ihn kaum begrenzen konnten, weil er dann mit schweren Verhaltensexzessen reagierte und aufgrund der übermäßigen Kalorienzufuhr immer adipöser wurde.

Obwohl Raimo mit seinen 6 Jahren etwa den Entwicklungsstand eines 3–4-Jährigen aufwies und die Eltern ihn gern in der Familie behalten hätten, willigten sie doch in eine zeitlich begrenzte stationäre Therapiephase ein.

Raimo wurde in die feste Struktur der Station eingegliedert, was ihm bzgl. Mahlzeiten und Essensmengen schon gut bekam, Zwischenmahlzeiten gab es nicht, auch keine mitgebrachten Naschereien. Aber wenn er es schaffte, mit einer normalen Nahrungsmenge pro Mahlzeit auszukommen, durfte er zweimal in der Woche mit zum Reiterhof fahren, zunächst zum Zuschauen, dann zum Streicheln, Füttern und Striegeln der Pferde, und sein höchstes Ziel war, selbst für ein paar Minuten auf dem Pferd zu sitzen. Da Reiten nur zweimal wöchentlich angeboten wurde, durfte er außerdem noch Punkte sammeln, um an der ebenfalls zweimal wöchentlich stattfindenden tiergestützten Therapie mit Hunden teilzunehmen. Er hatte darüber hinaus täglich ein Gruppenangebot an Physiotherapie, sodass er niemals lange auf die Belohnung seiner Erfolge warten musste, aber auch genügend Bewegung hatte. Und bald war das Essen nicht mehr das Wichtigste in seinem Tagesablauf, es gab ja so viel anderes, wofür es sich lohnte durchzuhalten.

Raimo blieb drei Monate bei uns, in dieser Zeit hatte er viele Erfolgserlebnisse, fand unter den Kindern und dem Personal gute Freunde, nahm drei Kilogramm ab und wurde deutlich beweglicher, aber auch kraftvoller. Auch sprachlich machte er gute Fortschritte, was den dankbaren Eltern bei ihren täglichen Besuchen und den wöchentlichen Belastungserprobungen sehr positiv auffiel. Besonders aber freuten sie sich, dass er sich jetzt auch zu Hause an die normalen Mahlzeiten und Essensmengen hielt. So meldeten sie ihn gegen Ende der stationären Therapie nicht nur bei einer ambulanten Therapeutin an, sondern auch in einer Sportgruppe, beim therapeutischen Reiten und das Schönste: Sie kauften einen Hund, den er natürlich täglich Gassi führen musste, anfangs mit der älteren Schwester, später auch allein.

Stärkung der Kompetenzen von Mitarbeitern und Klienten

Ein prominentes und bewährtes Programm wurde von Johannes Heinrich aus Trier entwickelt, es nennt sich „Trierer Aggressionsbehandlungs- und Sicherheitskonzept (Tri.A.S.)“ (Heinrich, 2008).

Mitarbeitende erleben in der Konfrontation mit aggressiven Verhaltensweisen von Klienten oftmals einen Mix aus Gefühlen, wie Angst, Wut, Enttäuschung oder Hilflosigkeit, um nur einige zu nennen.

Heinrich (2008) geht davon aus, dass den Mitarbeitenden eine mit verursachende und aufrechterhaltende Bedingung bei herausforderndem Verhalten zukommt, u. a. weil sie von den auf sie einströmenden massiven Gefühlsäußerungen überwältigt sind und mit ihnen nicht angemessen umgehen können.

Mit Hilfe des Programms sollen Interventionen bei aggressivem Verhalten geplant verlaufen; es hat zum Ziel, die Sicherheit der Mitarbeitenden zu stärken, damit sie in Krisenzeiten sicher, angemessen und schmerzfrei intervenieren können.

Dazu gehört,

- bereits im Vorfeld Krisen erkennen, also Ursachenforschung betreiben;
- eine Spannungsanalyse durchführen, um frühe Symptome feststellen zu können, in Spannungsabläufe eingreifen zu können, mit dem Ziel der Deeskalation;
- aufrechterhaltende Bedingungen für das Verhalten zu identifizieren und zu modifizieren und
- alternative Handlungsmöglichkeiten aufzubauen.
- Und schließlich gehört natürlich auch dazu, institutionelle Rahmenbedingungen in den Blick zu nehmen und gegebenenfalls zu verändern.

„Bei diesem lerntheoretisch basierten Programm ist die Dokumentation der möglichen Schädigungen und das Erstellen einer Schadensbilanz wichtig, und zwar für die Person selbst, aber auch für das Umfeld, um eine fachlich-sachliche und auch moralische Einordnung der Situation vornehmen zu können.

Programme, wie Tri.A.S. setzen wesentlich darauf, dass Mitarbeiter/innen sich nicht in Konfliktsituationen verwickeln lassen, sondern möglichst ruhig bleiben, die Situation analysieren, versuchen die Motive der betreffenden Person für ihr Verhalten nachzuvollziehen und die Situation vorausschauend und reflektiert angehen“ (Dobslaw, 2010, S. 7).

Auch könnte das bereits beschriebene PEP von Plück et al. (2006) zum Einsatz kommen, da es sich sowohl an Eltern- als auch Erziehergruppen richtet.

Und auch hier verweisen wir nochmals auf das Programm „Faustlos“ und den Versuch von Olweus zur Gewaltprävention an Schulen sowie gängige Streitschlichterprogramme an Schulen.

Es ist uns an dieser Stelle auch ein Bedürfnis, immer wieder auf die Notwendigkeit und Sinnhaftigkeit der **Supervision**, sowohl für ambulant tätige Therapeuten als auch für Teams hinzuweisen (Ettrich & Stodolka, 2014 und siehe auch Kap.4.3.).

„Die Supervision beinhaltet sowohl Elemente der Beratung als auch der Kontrolle. Das heißt, ein in die Behandlung des Patienten selbst nicht involvierter, erfahrener anderer Therapeut schaut sich quasi von außen an, wie die Beziehung zwischen dem Patienten und seinem Therapeuten ist und was die beiden in der Therapie miteinander tun (oder auch nicht tun), welche therapeutischen Fortschritte der Patient im Verlaufe macht, welche Fallen und Stolpersteine es in der jeweiligen Therapiephase gibt und ob die Therapie zu einem erfolgreichen Abschluss kommt" (Ettrich & Stodolka 2014, S.58).

Bei der Behandlung von Kindern und Jugendlichen mit Intelligenzminderung sollte darauf geachtet werden, dass je schwerer die Kinder intellektuell beeinträchtigt sind, umso intensiver sollte die Beratung der Bezugspersonen im Vordergrund der Arbeit stehen. Die **Psychoedukation** über die speziellen Auswirkungen der Intelligenzminderung auf das soziale Lernen und die Fähigkeit des Patienten zur Alltagsbewältigung, aber auch auf die Fähigkeit angemessen Gefühle zu zeigen, ist wie bei allen Kindern, selbstverständlich. Bei Kindern und Jugendlichen mit Intelligenzminderungen ist die psychoedukative Arbeit aber umfassender, nachhaltiger und vor allem auf Interaktion angewiesen. Vor allem Berichte von Bezugspersonen sollten zur Informationssammlung für ein gemeinsames Problemverständnis genutzt werden. Nur so lassen sich Störungsmodelle erarbeiten und gemeinsame Ziele ohne Missverständnisse formulieren.

Bei der Behandlungsplanung müssen Bezugspersonen mit einbezogen werden. Sie sollten am besten, wenn möglich, die Rolle von Co-Therapeuten erhalten. In den letzten Jahren wurden zahlreiche Elterntrainings entwickelt, die in modularer Form Anwendung finden können, um Bezugspersonen dafür zu sensibilisieren. Belegt sind Wirksamkeiten der Elterntrainings hinsichtlich konsequenten Verhaltens von Bezugspersonen (Hennicke et al., 2009).

Konsequente Reaktionen von Bezugspersonen sind für alle Kinder klare Orientierungen im Alltag und Haltegriffe für eigenes Handeln. Bei Kindern mit Intelligenzminderung sind diese Haltegriffe ganz besonders wichtig und entscheiden mitunter darüber, welches Verhalten gezeigt wird und ob Veränderungen gelingen können. Die beiden folgenden Fallvignetten sollen dies verdeutlichen.

BEISPIEL

Silvie

Wir haben Silvie als clevere junge Frau kennengelernt, die nach Strategien suchte, nicht mehr in der WfbM zu arbeiten. Silvie wollte lieber zu Hause bleiben, denn bei längeren Krankschreibungen hatte sie gemerkt, dass sie zu Hause viele schöne und vor allem angenehmere Dinge machen konnte.

Wütend nahm sie schließlich zur Kenntnis, dass Eltern und Betreuer dies verhindern wollten. Immer wieder versuchte sie, die Eltern unter Druck zu setzen, um nicht zur Arbeit gehen zu müssen. Wir besprachen die Wichtigkeit, auch wenn Silvie noch so jammerte, ihr diesen Willen nicht zu lassen. Durch die geistige Behinderung hatte sie Grenzen bei den Ideen, warum sie nicht zur Arbeit gehen wollte. Immer wieder nannte sie Unwohlsein, Nichtkönnen oder Konflikte mit Mitarbeitern. Wir übten mit den Eltern klare Ansagen und verhandelten in Silvies Beisein mit den Betreuern der WfbM, dass sie früh unter allen Umständen zur Arbeit geht und wenn ihr Unwohlsein sich verstärkt oder die Konflikte mit den Mitarbeitern sich verschärfen, die Betreuer die Eltern benachrichtigen. Die Eltern blieben konsequent und beriefen sich immer wieder auf die gemeinsamen Vereinbarungen und vor allem darauf, dass Silvie ja das Wochenende frei habe und der nächste Urlaub schon geplant sei. So blieb Silvie nichts weiter übrig als die Reaktionen der Eltern zu akzeptieren. Die Konsequenz der Eltern und der Betreuer halfen Silvie in der Therapie gute Fortschritte in ein selbstbestimmtes Leben einer jungen Frau mit geistiger Behinderung zu machen.

BEISPIEL

Tim

Tim konnte sich nicht von der Kindsmutter lösen, hatte deshalb ein enormes Rückversicherungsbedürfnis entwickelt. Damit gelang es ihm in der Schule nur schwer, selbst zu agieren und sich auf sich selbst zu verlassen. Der Mutter war es fast nicht möglich, Tim loszulassen, ihn Aufgaben allein lösen zu lassen und sich auf Kontrolle zu beschränken. Immer wieder stellte sie sich uneingeschränkt zur Verfügung und gab ihm das Gefühl, dass er es ohne sie nicht kann.

Schließlich arbeiteten wir hochfrequent über zwei Wochen täglich. Sie kam mit Tim gleich nach der Schule und er machte seine Hausaufgaben bei mir. Völlig selbstverständlich packte er die erforderlichen Materialien aus und begann mit der Arbeit. Er saß im Nebenzimmer und ich besprach mit der Mutter die Erlebnisse des Vorabends und des Tages. Sie war abgelenkt und unkonzentriert, schaute immer wieder zu Tim. In den ersten Tagen fragte sie Tim auch immer wieder, ob er ihre Hilfe braucht. Es war erforderlich, sie ständig zu erinnern, dass Tim allein arbeiten soll und das auch kann. War einmal etwas nicht richtig oder zu korrigieren, so wähnte sie dies als Beweis, dass Tim ihre Hilfe doch braucht. Erst nach und nach konnte sie ruhiger werden und tatsächlich wahrnehmen, dass Tim vieles ohne ihre Hilfe richtig machte. Der Junge freute sich und entwickelte kleine Spuren von Stolz (Selbstwirksamkeit).

BEISPIEL

Michelle

Michelle, ein junges Mädchen von 15 Jahren mit einer (leider viel zu spät diagnostizierten) Lernbehinderung und damit einem Entwicklungsalter von 11 Jahren, wurde mir von der Kindsmutter in meiner Praxis vorgestellt. Grund der Vorstellung war, dass Michelle ein intensives sexualisiertes Verhalten zeigte. Sie nahm ständig Kontakt mit älteren Jungen im Internet auf und bot sich ihnen für Geschlechtsverkehr an. Als ihre Eltern im Urlaub waren, standen die Jungen Schlange im Haus und warteten darauf, dass sie zu ihr in die Wohnung durften. Sie gab jedem Jungen, der mit ihr zusammen war, 50 €. Dafür holte sie mit der zu Hause verwahrten Geldkarte der Mutter Geld vom Konto der Eltern.

Die Mutter wirkte bei der Vorstellung völlig verzweifelt. Sie wollte, dass Michelle sofort aus der Familie genommen wurde und formulierte mehrfach, dass sie nicht mehr könne.

Michelle besuchte zu diesem Zeitpunkt die 10. Klasse der Realschule. Sie hatte zwar schlechte Leistungen, aber in der Schule war sie ein angepasstes Mädchen, mit dem es keine Probleme gab. Im Gespräch über Michelles Probleme zeigten sich die Klassenleiterin und die Vertrauenslehrerin völlig geschockt. Es gab auch vorher keine Gespräche mit der Mutter. Sie hatte auch noch keinen Elternabend besucht. In der psychotherapeutischen Arbeit mit Michelle konnte eine Intelligenzminderung vom Grad einer Lernbehinderung diagnostiziert werden und es wurde deutlich, dass sie angemessene Alltagsstrategien erst erlernen musste. Zum Beispiel sich zu waschen, Zähne zu putzen und vor allem abends

Kleidung auszuziehen. Michelle hatte eigene Strategien entwickelt, um früh schnell fertig zu sein. Dass sie dabei auf Hygiene verzichtete, war der Mutter über lange Zeit entgangen. Es lag eine Vernachlässigung von Michelle vor. Ich versuchte, die Mutter einzubeziehen, jedoch nahm diese meine Bemühungen nicht an. Von Michelles Vater lebte die Mutter seit zwölf Jahren getrennt und es gab kaum Unterstützung für Michelle. Michelle wollte den Vater gern besuchen, wusste aber nicht, wie sie mit ihm Kontakt aufnehmen soll. Über einige sporadische Besuche konnte sie aus den zurückliegenden Jahren berichten. Diese hatte der Vater initiiert. Die Mutter heiratete wieder und Michelles jüngerer Bruder Paul wurde geboren. Offensichtlich konzentrierte sich die Mutter auf die neuen Familienmitglieder und Michelle lebte isoliert für sich.

Deshalb waren all ihre Bemühungen darauf gerichtet, Beziehungen mit Jungs aufzunehmen, um einen Freund zu finden. Da die Mutter sich auch weiterhin nicht um Michelle kümmerte, konnte auch die psychotherapeutische Arbeit nicht gelingen. Michelle schaffte den Realschulabschluss nicht, sie erreichte einen Hauptschulabschluss und bekam eine niederschwellige Berufsausbildung zur Verkaufshelferin. Sie zog in eine eigene Wohnung, die ihr die Mutter finanzierte. Sie wurde schwanger, brach ihre Lehre ab und trennte sich nach der Geburt ihres Sohnes vom Vater des Kindes. Als ihr Sohn 6 Monate alt war, ließ sie ihn allein in der Wohnung und ging mit einer Freundin zusammen ihrem Vergnügen nach. Das Jugendamt nahm wegen Kindeswohlgefährdung den Jungen aus der Familie und brachte ihn in einer Pflegefamilie unter. Angedachte Kontakte mit ihrem Sohn konnte Michelle nicht aufnehmen, sie blieb einfach weg, sodass der Junge von ihr schließlich zur Adoption freigegeben wurde.

Hier zeigt sich deutlich, dass bei fehlender Unterstützung durch die Eltern und/oder Bezugspersonen psychotherapeutische Arbeit mit Kindern mit Intelligenzminderung erfolglos bleibt. Selbstverständlich kann bei ausreichender Einsichts- und Reflexionsfähigkeit auch mit dem Kind oder dem Jugendlichen selbst ohne Eltern oder Bezugspersonen psychotherapeutisch gearbeitet werden. Dabei sind Spiel- und Verhaltenstherapie je nach Alter geeignet und gut validiert.

Wenn kommunikative Fähigkeiten eingeschränkt sind, so sollten nonverbale Therapieformen wie Musik- und Kunsttherapie bevorzugt werden. Der in der Behandlung autistischer Störungen etablierte TEACCH-Ansatz kann auch Kinder und Jugendliche ohne autistische Symptomatik darin unterstützen, eine bessere Orientierung im Alltag und eine verbesserte Kommunikation zu erlangen (Hennicke et al., 2009).

Verhaltenstherapie bietet mit ihren Methoden und Techniken gute Voraussetzungen, um Verhaltensänderung dauerhaft herbeizuführen. Inwieweit dies bei Kindern mit Intelligenzminderung möglich ist, hängt von ausreichender Diagnostik und der individuell erstellten Verhaltensanalyse ab. Verhaltenstherapie mit ihren Möglichkeiten, soziale Kompetenzen zu verbessern, Problemlösungen zu erlernen, Selbstinstruktionen zu geben und Selbstwirksamkeit zu erlernen, bietet auch Kindern und Jugendlichen mit Intelligenzminderung und deren Bezugspersonen die Möglichkeit, Verhaltensänderungen zu erleben (Mendes et al., 2013).

Dabei gilt es zu beachten, dass immer weniger mehr ist! So bedarf es kleinschrittiger Arbeit, um Überforderung zu vermeiden. Es sollte genau darauf geachtet werden, dass Problemverhalten nicht noch verstärkt wird. Stattdessen sollten erwünschte Verhaltensweisen oder die Bemühung darum eine positive Konsequenz nach sich ziehen (Mendes et al., 2013). Es sollten individuell wirksame Verstärker gesucht und gefunden werden, um motivational zu arbeiten (Verstärkerlernen). Dabei kommt der eigenen Reflexion eine wichtige Bedeutung zu. Das Kind, der Jugendliche soll lernen, selbst zu erkennen, was zur positiven Konsequenz geführt hat. Dies kann sowohl durch das Gespräch erfolgen oder gemeinsam reflektiert werden. Auch der Einsatz von Videos oder Fotos kann sich hier bewähren. In jedem Fall sollte die Veränderung alltagswirksam sein.

Aus diesem Grund empfiehlt es sich, die Reflexionen von Bezugspersonen einzuholen und die positiven oder negativen Verstärker gemeinsam festzulegen. Diese wirken wesentlich nachhaltiger, wenn das Kind oder der Jugendliche mit Intelligenzminderung selbst mitgehört wird und mitentscheiden darf, wie die beiden folgenden Beispiele verdeutlichen.

BEISPIEL

Silvie

Gemeinsam mit den Kindseltern berieten wir, was Silvie motivational im Alltag bestärken könnte, ihre Arbeit auch weiterhin regelmäßig zu machen, ohne ständig erneut mit den Eltern zu diskutieren. Der immaterielle Verstärker war für die Eltern schwer zu finden. Zu oft dachten sie daran, ihr etwas zu schenken, zumal Silvie dies auch forderte. Sätze wie: „Wenn ich in die Werkstatt gehe, was bekomme ich dann?“, waren in der Vergangenheit Anlass für die Eltern, ihr etwas zu schenken, um ihr zu signalisieren, wie froh sie waren. Diese Spirale galt es erst einmal zu durchbrechen.

Wir legten gemeinsam fest, dass Arbeit für jeden Menschen bedeutet, Geld dafür zu erhalten. Dies konnte Silvie verstehen, da dies ja auch für Mutti und Vati zutrifft. Als ich sie fragte, was sie denn der Mutti und dem Vati schenkt, wenn die zur Arbeit gehen, hatten wir eine lustige Stunde. Silvie lachte, weil sie sich gar nicht vorstellen konnte, der Mutti oder dem Vati etwas zu schenken, denn sie gehen ja jeden Tag selbstverständlich zur Arbeit.

Ein positiver Verstärker für Silvie war dann gemeinsam schnell gefunden. Silvie liebte es, an den Wochenenden zu Veranstaltungen der jungen Gemeinde, Kirchenfesten, Rüstzeiten, Dorffesten oder anderen Events zu gehen. Die Mutter brachte eine Auflistung der Veranstaltungen der folgenden Monate mit. Gemeinsam legten wir fest, welche Feste Silvie besuchen darf, wenn es ihr gelingt, jeden Tag der Woche ohne Diskussion zur Arbeit zu gehen. Ähnlich einem Tokenplan drohten wir an, dass sie Veranstaltungen nur besuchen darf, wenn sie es schafft, die gesamte Woche zur Arbeit zu gehen. Es war erstaunlich, Silvie schlug sogar vor, dass sie, wenn sie mit den Eltern diskutiert, dann auch nicht gehen darf. Wir nahmen ihr Angebot dankend an, lobten sie und bescheinigten ihr hohe Ernsthaftigkeit. Noch erstaunlicher war, dass sie dies konsequent umsetzte.

BEISPIEL

Jenny

Wir erinnern uns, die 12-jährige Jenny wurde, nachdem wir herausgefunden hatten, dass sie vom Partner der Mutter sexuell missbraucht wurde, in Obhut genommen. Die Mutter hatte der Mitarbeiterin vom Jugendamt versprochen, sich schnell vom Partner zu trennen. Erst danach sollte Jenny in die Familie zurückkommen. Die Mutter trennte sich, zog wieder mit dem Partner zusammen, trennte sich wieder und zog wieder mit ihm zusammen. So verbrachte Jenny zwei Jahre im Kinderheim. Natürlich war sie ärgerlich, denn so hatte sie sich ihr Leben nicht vorgestellt.

Aufgabe der therapeutischen Arbeit war, dieses Problem mit Jenny zu thematisieren. Einerseits war sie stolz, den Schritt gegangen zu sein, sich Hilfe zu holen, aber andererseits fühlte sie sich im Heim eingeengt und kontrolliert. Immer wieder kam es so zu Regelverletzungen, die mit negativen Konsequenzen bestraft wurden. Jenny wurde immer schwieriger, zeigte oppositionelles Verhalten, war nicht zugänglich für Appelle oder Hinweise und war wiederholt abgängig. Auch die Klassenlehrerin, die Jenny als freundliches und angepasstes Mädchen kannte, meldete sich, um ihre Beobachtungen von Veränderungen mitzuteilen.

In der therapeutischen Arbeit würde jeder gute Psychotherapeut erst einmal kognitive Umstrukturierung als Methode wählen, um Jenny zu helfen, aus ihren Fehlern zu lernen. Aber bei Jenny war das auf Grund der Lernbehinderung sehr schwierig und hätte sicher sehr lange Zeit in Anspruch genommen.

Ich empfahl eine Helferkonferenz mit allen an Jennys Erziehung Beteiligten, d.h. die Mutter, die Bezugserzieherin aus dem Heim, die Klassenlehrerin, die zuständige Mitarbeiterin vom Jugendamt, Jenny und ich. Nachdem Jenny sich eingeschätzt hatte, berichtete jeder über seine Beobachtungen zu Jennys Verhalten. Ich gab Jenny nach jeder Einschätzung das Wort, sodass es eher ein Gespräch zwischen Jenny und den Kolleginnen wurde. So konnte ich verhindern, dass sich bei Jenny Wut aufstaute, denn dass sie mit den Einschätzungen nicht einverstanden war, machte sie durch Mimik, Gestik, Körpersprache und Bemerkungen deutlich.

Jenny gab aber auch punktuell zu, dass einige Einschätzungen richtig sind. Dass ihr Verhalten den Alltag auf der Gruppe bzw. in der Klasse erschwerte, konnte daraufhin gemeinsam besprochen werden. Als Jennys Verhalten im Detail besprochen wurde, konnten alle Beteiligten auch einmal schmunzeln, wenn sie ihre Gedanken und Gefühle dazu mitteilte. Sie stellte dann die alles entscheidende Frage an die Mutter, warum sie nicht endlich den Partner hinauswirft, damit Jenny wieder nach Hause kommen darf. Die Mutter konnte ihr diese Frage nicht beantworten und Jenny weinte bitterlich. Diese Traurigkeit konnten wir verstehen und ihr rückmelden, dass die Mutter offensichtlich noch Zeit braucht. Auch wenn dies keiner verstehen konnte, so war es Realität, für die aber weder die Lehrerin noch die Erzieher im Heim verantwortlich zu machen waren.

Jenny tat das Verständnis offensichtlich gut und sie schmiegte sich in die Arme ihrer Bezugserzieherin. Diese emotionale Reaktion zeigte Jenny, dass alle am Tisch nur ihr Bestes wollen und sie konnte die Situation sachlicher und realistischer einschätzen. Am Ende wurde noch mit allen Kolleginnen und mit Jenny geklärt, wer wofür verantwortlich ist, sodass sie in Zukunft gleich an der richtigen Stelle ihre Probleme benennen konnte.

In der weiteren therapeutischen Arbeit wandte ich mich somit dem Trauma zu, welches durch den sexuellen Missbrauch entstanden war, ohne dass wir in jeder Stunde erneut aufgestaute Wut regulieren mussten und uns mit Verhaltensproblemen auseinandersetzen mussten. Jenny schaffte es mitzuarbeiten und konnte in ihrer Befindlichkeit stabiler werden. Mit Hilfe eingestandener und klar benannter Gefühle, mit Täterentmachtung im nondirektiven Spiel und Sorge um die jüngere Jenny erreichten wir die Bearbeitung des Traumas.

Neben kleinschrittiger Arbeit gekoppelt mit Verstärkern bei Kindern mit Intelligenzminderung sollte immer beachtet werden, dass das Abstrahierungsvermögen dieser Kinder eingeschränkt ist, d. h. ihre Vorstellungskraft von Gesagtem ist unterentwickelt. Aus diesem Grund sollte möglichst vieles, was gesagt wird, visualisiert und hinterfragt werden. Die Arbeit mit Büchern, Anschauungsmaterial, Bildkarten, Übersichten und Figuren hilft dem Kind mit Intelligenzminderung, besser zu verstehen.

Besonders bewährt hat sich in der Arbeit mit Kindern und Jugendlichen mit Intelligenzminderung die nondirektive Spieltherapie (s. Kap. 3.1, „Systemische Therapie"). D.h. es wird im Spiel nichts vorgegeben, das Kind entscheidet selbst, was es sich zum Spielen aussucht. Das Spielmaterial steht in der vorbereiteten Umgebung zur Verfügung. Anhand der gewählten Spielmaterialien können Kinder die sie bewegenden Themen verdeutlichen. Ständige Wiederholung der Spielthemen dient der Festigung der Inhalte und der Erkenntnisse. D.h. Therapeuten sollten sich bei Kindern mit Intelligenzminderung bewusst sein, dass eine Langzeittherapie erforderlich sein wird.

BEISPIEL

Leo

Leo hatte von Beginn der therapeutischen Arbeit an neben den elektrischen Geräten, die ihn ängstigten und für deren Funktionsweise er sich interessierte, auch das Thema Stärke und Macht in all seinen Spielen. Er nahm sich die Figuren, mit denen er Stärke demonstrierte. Er war der Stärkste von allen und mit einem enormen Ideenreichtum überzeugte er mich immer wieder, dass seine Figuren stärker waren als meine. Immer neue Stärkefaktoren dachte er sich aus, die es seinen Figuren ermöglichten, sich erfolgreich zu wehren. Weiß man den realen Hintergrund, dass Leo den sexuellen Übergriffen seines Vaters und dessen Freunde als kleiner Junge schutzlos ausgeliefert war, ist dieses Spiel der Stärke und Macht verständlich. Es war Leo immens wichtig, immer zu gewinnen und damit die Täter, die ihm wehgetan haben, zu entmachten. Es galt aber auch, ihm ein Gefühl von Verständnis für seine damalige Hilflosigkeit zu vermitteln, was mittels Traumabehandlung mit IRRT gelang.

Inzwischen ist Leo körperlich auch größer und stärker geworden und sagt oft, dass er sich wehren kann, wenn jemand etwas von ihm verlangt, was er nicht will. Die unzähligen Wiederholungen halfen Leo, das Gefühl der Stärke zu verinnerlichen.

Bei Kindern mit Intelligenzminderung empfiehlt es sich mit Blick auf eventuelle Reizüberflutung, das Spielmaterial in seiner Fülle zu reduzieren. Dazu ist es erforderlich, dass der Therapeut eine Idee von den Themen entwickeln kann, die das Kind interessieren und bewegen könnten.

BEISPIEL

Ilka

Ilka suchte sich gleich zu Beginn der Arbeit Handpuppen aus, mit denen sie sexualisierte Verhaltensweisen nachspielte. Kasper und die Prinzessin machten Liebe. Dabei lachte sie und erklärte, dass die Königin zusehen möchte. Der Polizist machte dem Treiben ein Ende und sperrte den Kasper und die Königin ein. Dann heiratet er die Prinzessin, um sie immer zu beschützen.

Auch bei Ilka diente ihr eigenes Erleben als Vorlage für das Spiel. Sie bat mich mitzuspielen und wir änderten das Drehbuch.

Ilka war die Prinzessin Ilka, die noch ein kleines Kind war. Der Kasper und die Königin waren im Gefängnis, der Polizist bewachte sie. Prinzessin Ilka, die ja jetzt in Sicherheit war, lernte jetzt Abstand zu halten, damit sie Freunde finden konnte, die keine Angst vor ihr hatten. Wir arbeiteten nach den Phasen des IRRT und wir ließen uns viele Alltagssituationen aus Schule und Heim einfallen, in denen Prinzessin Ilka zeigen konnte, dass sie gelernt hat, sich Kindern zu nähern, ohne sie im Intimbereich anzufassen. Zur Verstärkung konnte sie nach gelungener Arbeit die Handpuppe der Prinzessin Ilka mit ins Heim nehmen, um auf der Gruppe Gelerntes (Abstand halten!) vorzuspielen. Beifall von Erziehern und Kindern lobte Ilkas Lernprozess. Ständige Selbstverbalisation und Wiederholungen der

Geschichten von Prinzessin Ilka halfen ihr, die Erinnerungen zu integrieren und gleichzeitig Strategien für die Gegenwart zu erlernen.

BEISPIEL

Jan

Die Therapie mit Jan, der seine Mutter auf tragische Weise verloren hatte, beinhaltete das Thema Versorgung. Jan spielte mit Puppen, mit dem Teddy und anderen Plüschtieren und versorgte sie. Küche und Kaufmannsladen spielten eine zentrale Rolle. Ich wurde immer wieder mit einbezogen, musste die Rolle der Verkäuferin oder der Ärztin übernehmen. Jan kümmerte sich rührend und intensiv um die Puppen und Teddys. So als wollte er beweisen, dass er das auch kann und dem Vater eine Stütze sein kann. Es war für mich schön anzusehen, wie der 15-jährige Jan völlig selbstvergessen mit Puppen im geschützten Raum spielte!

Nachdem wir über viele Monate in der therapeutischen Arbeit das Thema Schuldgefühle bearbeitet hatten und Jan wusste, dass er nichts hätte machen können, um seine Mutter zu retten, änderte sich bei ihm das Spielthema. Fröhlich und unbelastet wollte er immer wieder Regel- und Kartenspiele mit mir spielen, um sich als Jugendlicher mit mir zu messen. Oft meinte er dann, dass er ja mittlerweile zu alt für die Puppen sei!

BEISPIEL

Ken

Ken lehnte anfangs das Spiel kategorisch ab. Das sei doch nur etwas für kleine Kinder. Dass Erwachsene spielen, habe er noch nie erlebt, außer „Ballerspiele" am Computer. Damit konnte und wollte ich nicht dienen. Also vereinbarten wir, dass er zumindest mal im Spielzimmer schaut, ob er etwas entdecken kann, was es sich lohnt, zu machen. Ken machte um alle Regelspiele einen großen Bogen, denn er hatte Angst, dass er die Regeln nicht verstehen kann. Das konnte er auch gut verbalisieren. Schließlich fragte er bei JENGA, was dies sei. Ich nahm die Bausteine aus der Verpackung und baute den Turm auf. Als er erfasste, dass es um Geschicklichkeit geht und er ja keine Fragen beantworten muss, ließ er sich darauf ein. Als ihm viele Spiele gut gelangen und er sich als „Meister" der Geschicklichkeit entpuppte, wollte er das immer wieder versuchen. Es tat ihm einfach nur gut, das Spiel besser als ich zu können und damit seine Stärke zu zeigen (realistische Selbstbewertung).

Um zeitliche Strukturen zu verdeutlichen, kann z. B. eine Sanduhr oder ein Kurzzeitwecker helfen. Kinder mit Intelligenzminderung haben oft Probleme, Zeiträume einzuschätzen. Mit Anschaulichkeit oder auch einem akustischen Signal kann Hilfestellung gegeben werden. Vor allem bei starker motorischer Unruhe oder Umtriebigkeit, wie wir sie bei dieser Personengruppe häufig finden, sind optische Signale oft besser als gesprochenes Wort. Auch zusätzliche Bewegungsangebote wie Spaziergänge oder kleine Erledigungen oder Assistenz bei Aufgaben, können den Kindern helfen, motorische Reize abzuleiten (Mendes et al., 2013).

BEISPIEL

Leo

Leo, der Junge mit Fokussierung auf elektrische Geräte, hat einen großen Bewegungsdrang. Das Ritual der therapeutischen Arbeit, sich zu Beginn der Therapiestunde an den Tisch zu setzen und zu reflektieren, konnte er gut ein- und aushalten. Aber bereits hier war es erforderlich, den Kurzzeitwecker zu stellen, um den Zeitraum transparent zu machen. Leo sah immer wieder nach, wie lange es dauert, bis der Wecker klingelt, aber er konnte auch immer wieder ins Gespräch zurückgeholt werden. Wenn dann das akustische Signal ertönte, gab es kein Halten mehr und er suchte das Spielzimmer auf.

Der Zeitraum der Konzentration konnte aber durch Bewegungspausen verlängert werden. Wenn ich ihm kleine Aufträge gab, z. B. Arbeitsblätter zu kopieren, Stifte zu holen oder sich Spiele auszusuchen, konnte Leo wesentlich länger arbeiten.

Das Einführen von Ritualen hilft in der Therapiestunde eine klare Struktur herzustellen. Das ist bei allen Kindern und Jugendlichen, gleich mit welcher psychischen Problematik sie kommen, wichtig. Bei Kindern und Jugendlichen mit Intelligenzminderung sind die Berücksichtigung klarer Strukturen und eine Vermeidung von Reizüberflutung besonders wichtig. Sicherheitsgebende Rituale können Kindern mit Intelligenzminderung auch helfen, z. B. Phobien und Ängste abzubauen. Oft zeigen Kinder mit Intelligenzminderung ein stark aufmerksamkeitssuchendes Verhalten. Dies wird auch oftmals eingesetzt, um Anforderungen zu vermeiden (Mendes et al., 2013). Das Kind darauf zu lenken, Anforderungen zu erfüllen, ist therapeutisch wichtig.

BEISPIEL

Ilka

Ziel der therapeutischen Arbeit mit Ilka war, zu erlernen, dass Kinder in der Wohngruppe, Mitarbeiter im Heim und Lehrer in der Schule von ihr nicht sexuell berührt werden wollen und dürfen. Wir formulierten das Ziel: Ich lerne Abstand zu halten. Die Ausgangssituation war, dass Ilka, sobald sich eine Person in ihrer Nähe aus- oder umzog sofort hinging und versuchte, diese Person im Intimbereich zu berühren. Auch in den ersten Stunden bei mir fragte sie oft, ob sie mal an meine Brust fassen darf. Die von ihr gemachten Erfahrungen waren so stark in ihren Verhaltensweisen manifestiert, dass Ilka trotz intensiven Lernens diese Verhaltensweisen immer wieder zeigte.

Es nervte sie, wenn wir über dieses Thema sprachen. Was bedeutet, Abstand halten und wie mache ich das im Alltag? Das waren wiederholt Inhalte, die wir aufriefen. Ilka versuchte dann durch körperliche Nähe und körperliche Zuwendung das Thema zu umgehen. Rief ich sie zur Ordnung, um weiterarbeiten zu können, alberte sie herum und lachte.

Neben klaren Strukturen ist bei Kindern und Jugendlichen mit Intelligenzminderung auch ein deutlicher Wechsel von Anspannung und Entspannung in der therapeutischen Arbeit erforderlich. Nach Phasen intensiven Arbeitens sollten Pausen eingelegt werden, die sowohl der Befriedigung von Bedürfnissen (Essen, Trinken und Toilettengang) als auch der Entspannung dienen. Kleine Traumreisen, Igelballmassagen oder Vorlesen von kurzen Geschichten können dabei ebenso helfen wie das Hören von Musik.

Zusammenfassend kann festgestellt werden, dass sich die therapeutische Arbeit mit Kindern und Jugendlichen mit Intelligenzminderung in der Anwendung von Techniken und Methoden im Wesentlichen nicht von der Arbeit mit anderen Kindern und Jugendlichen unterscheidet. Aber einige Besonderheiten gilt es zu berücksichtigen, die beachtet werden müssen, um erfolgreich zu arbeiten.

Zu einer der wichtigsten Besonderheiten gehört zweifelsfrei die interdisziplinäre Arbeit, der eine große Gewichtung zukommt. Dieses Thema wird im folgenden Kapitel deshalb noch einmal gesondert aufgegriffen.

4 Die Rolle der Beteiligten im Verlauf der Psychotherapie und deren Beziehungen untereinander

4.1 Patienten

Zweifelsfrei spielen die Patienten die Hauptrolle in der Psychotherapie ihrer eigenen Person (oder sollten sie zumindest spielen). Und hier beginnt mitunter bereits das Dilemma: Furchtbar viele Personen aus der Umgebung des Patienten wissen oder glauben zu wissen (oder wollen manchmal auch andere glauben machen), was gut und nützlich für den Patienten ist, was er wann in welchem Umfang braucht, was aber auch entbehrlich, in manchen Phasen vernachlässigbar oder mitunter sogar gefährlich für die betreffende Person sein könnte.

Das kommt vor allem auf den Blickwinkel an, den nicht professionellen oder aber auch unterschiedlichen professionellen. Nicht selten spielen jedoch auch finanzielle Gegebenheiten oder einfach Machtkämpfe unterschiedlicher Meinungsträger eine Rolle.

Dabei ist es genau diese Klientel, für die wir alle, die Angehörigen, die „Professionellen", die Bildungsträger, die Politiker, schließlich die Gesamtgesellschaft, eine besondere Verantwortung tragen, da diese Menschen häufig nicht wie andere um ihre Rechte kämpfen können oder dies zumindest auf eine uns weniger geläufige Art und Weise tun, auf eine Art und Weise, die **wir** häufig nicht verstehen.

Sehr zu Recht fragte Theo Klauß 2006 in seinem eindrucksvollen Vortrag bei der Fachtagung der Fachschule für Sozialpädagogik in Schwarzach: „Was bewegt Menschen, deren Verhalten uns auffällt?"

Und ist ein Verhalten, das auffällt, an sich schon gestört? Nein, das ist es nicht. Wir alle kennen Situationen, häufig sehr emotionale Situationen, in denen wir uns auffällig verhalten. Menschen mit Intelligenzminderung verfügen über ein eingeschränktes Verhaltensrepertoire (übrigens: trotz vielfach anderer Meinung ist Krankheit niemals so facettenreich wie Gesundheit!), das heißt, sie haben weniger Verhaltensspielraum als normal intelligente Personen, deshalb haben sie auch weniger Verhaltensmöglichkeiten und diese laufen dann mehr oder weniger „gebahnt“ immer in ähnlichen Situationen und persönlichen Befindlichkeiten auf dieselbe Weise ab, werden zu Stereotypien, die einerseits eine gewisse Sicherheit vermitteln, auch eine subjektive Logik beinhalten, andererseits für den Betroffenen auch selbstschädigend und quälend sein können. Und wenn es so weit ist, sollten wir sie behandeln, allerdings nicht, indem wir sie „wegmachen“ und damit dem Betroffenen etwas wegnehmen, sondern indem wir sie durch sinnvolle Verhaltensmuster zu ersetzen versuchen. Das ist häufig ein langer, „steiniger“ Weg für Patient und Therapeut, aber er lohnt sich, wie einige unserer ausgewählten Beispiele verdeutlichen.

An auffälligen Verhaltensweisen bei Intelligenzminderung sehen wir häufig eine erhöhte Erregbarkeit, die in Aggressionen übergehen kann, aber auch Bewegungsstereotypien aller Art, Essstörungen, mitunter von nicht essbaren Dingen (Pica) wie Papier, Mörtel, Kot, Ablehnung und Vermeidung von Körper- und/oder Blickkontakt, Schreien und Weinen oder Toben und Zerstören ohne ersichtlichen Grund, selbstverletzendes Verhalten wie sich-Beißen, sich gegen den Kopf schlagen, Augenbohren, hyperaktives Verhalten bis depressive Verstimmungen, sexuelle Auffälligkeiten wie exzessives Masturbieren in der Öffentlichkeit und viele andere.

Hier ist es wichtig, diesen Verhaltensweisen nicht nur mit Sanktionen und Kontrolle zu begegnen, wie es häufig geschieht, sondern mit Vermeiden solcher Situationen, Zuwendung und Therapie. Wir müssen uns immer vergegenwärtigen, dass jedes Verhalten schließlich eine erlernte Kompetenz und damit subjektiv sinnvoll ist.

Viel zu häufig wird in solchen Extremsituationen mit Gewalt und Kontrolle reagiert, aber eben reaktiv. Das Problem des Betroffenen tritt in den Hintergrund, das Problem des Helfenden steht im Vordergrund. Klauß (2006) spricht von einer „Aufwandsorientierung“, aber im Vordergrund sollte die „Bedarfsorientierung“ stehen, also: Was braucht der Betroffene wirklich? Worin bestehen seine Verhaltensdefizite und wo zeigt er einen Verhaltensüberschuss? Und hierfür ist ein gutes Sich-Einfühlen in die Probleme unserer Patienten unabdingbar. Wenn wir das versuchen, werden wir vieles verstehen, aber können und müssen es nicht akzeptieren, vor allem, wenn es den Betroffenen selbst schädigt oder in seiner Entwicklung behindert. Von den in der Verhaltenstherapie eingesetzten Methoden spielt hier v.a. das Modelllernen eine große Rolle.

Gerade diese Menschen sind für uns als Gesellschaft sehr wichtig, um das Gesamtgefüge in Balance zu halten, denn sie sind die „Seismografen", die mitunter gesellschaftliche oder globale Ungleichgewichte mit ihrem „Anderssein" eher wahrnehmen und auf ihre Weise auch eher rückmelden als „Otto-Normalverbraucher". Wir haben in unserer langjährigen praktischen Tätigkeit nicht wenige Patienten kennengelernt, die von ihren intellektuellen Fähigkeiten her nicht in der Lage waren, eine Regelschule zu besuchen, von ihren emotionalen Fähigkeiten her aber hätten sie zur Hochschulreife gelangen können.

Sie fordern uns mit ihrem „Anderssein" heraus (und wir sprechen hier nicht von dem vieldiskutierten „herausfordernden Verhalten"), nein, sie fordern uns im positiven Sinn heraus, uns auf sie einzustellen, einzulassen und mit ihnen gemeinsam nach ganz individuell gangbaren therapeutischen Wegen zu suchen. Das ist eine wirkliche Herausforderung, an deren Bewältigung sowohl die Patienten als auch wir als Therapeuten oder Betreuer wachsen können und als deren Grundlage die „Ehrfurcht vor dem Leben", wie Albert Schweitzer es nannte, also der Respekt vor dem Gegenüber mit all seinen Besonderheiten, unabdingbar ist.

Wenn wir die große Vielfalt von unterschiedlichen Graden der Intelligenzminderung betrachten und uns dann noch bewusstmachen, dass diese Menschen zu 30 bis 40% an einer zusätzlichen psychischen oder für die Intelligenzminderung ursächlichen Störung leiden, dann bekommen wir eine Ahnung davon, wie vielschichtig die Problematik ist.

So kann das lernbehinderte Kind, dessen Problem rechtzeitig erkannt wird und das demzufolge schon frühzeitig eine adäquate Beschulung erhält, später gesünder und selbstbewusster sein Leben meistern als das Kind mit gerade mal noch „normalen" intellektuellen Voraussetzungen, dessen Eltern es auf jeden Fall aufs Gymnasium geben wollen, wo es dann erst kläglich versagen und viele leidvolle Erfahrungen machen muss, bevor eine Umsetzung in eine passende Schulform erfolgt.

Wir haben diese (mitunter über Jahre dauernde) Odyssee in der Praxis leider oft erleben müssen, aber glücklicherweise auch zu vielen solchen Patienten und ihren Eltern einen guten emotionalen Zugang gefunden, sodass der Teufelskreis von Anforderung, mangelndem Leistungsvermögen, Frust auf Seiten des Kindes, der Eltern und der Lehrer und schließlich Versagen und/oder Krankheit des Kindes (manchmal auch der Eltern) noch rechtzeitig durchbrochen werden konnte.

BEISPIEL

Ali

Mir fällt dazu ein Beispiel ein: Wir hatten in der Grundschule einen Jungen, Ali, der in meiner Nachbarschaft wohnte, einen leichten Gehfehler hatte und den Unterrichtsstoff so schlecht verstand, dass er schließlich in der 2. Klasse auf eine damals sogenannte Hilfsschule, heute Schule für Lernbehinderte, wechseln musste. Diese Schule absolvierte er mit durchschnittlichen Ergebnissen bis zur 8. Klasse und arbeitete anschließend in einem Anlernberuf.

Als Anfang der 1980er Jahre das Haus meiner Eltern modernisiert werden musste, war dafür zunächst die Errichtung einer Klärgrube nötig, und da seinerzeit Handwerker schwer zu bekommen waren, suchte mein Mann in der Nachbarschaft nach einem Helfer für dieses Unterfangen. Man empfahl uns Ali, der handwerklich sehr geschickt sei und gern gegen ein kleines Zubrot bei Nachbarn aushalf. Ich war zunächst skeptisch, ob das mit den beiden auch gutgehen würde. Und ich werde nie vergessen, wie beide über Bauteile und Anleitung gebeugt, in beispielloser Harmonie miteinander kommunizierten: Der im Lesen gewandte Akademiker las laut die Bauanleitung vor, der des Lesens nur wenig Mächtige, aber in praktischen Dingen erfahrenere „Hilfsschüler" sagte: „Das verstehe ich" und beide zusammen brachten jedes Einzelteil an seinen vorgesehenen Platz. In relativ kurzer Zeit war das Bauwerk fertig, und es funktionierte. Ali hat uns noch weiterhin mit praktischer Unterstützung, aber auch guten Tipps in der Phase des Umbaus geholfen. Er besorgte uns je nach Arbeitsaufgabe noch weitere Helfer und diente gleichsam als Vermittler zwischen unseren Wünschen und deren Möglichkeiten. Er fühlte sich von meinem Mann, dem Professor, jederzeit wertgeschätzt, und mein Mann bewunderte seine praktischen und organisatorischen Fähigkeiten. Es ergab sich eine jahrzehntelange, erst mit Alis viel zu frühem Tod endende ehrliche Männerfreundschaft.

Ich will damit sagen, dass nicht nur die schulischen oder gar akademischen Erfolge über das Bestehen im Leben entscheiden, sondern dass wir gut daran tun, die jeweiligen Stärken unseres Gegenübers zu sehen und die dafür geeigneten Aufgaben zu finden.

Intelligenzminderung und Drogenkonsum

Der Gebrauch (und auch der Missbrauch) legaler (z.B. Alkohol) und illegaler Drogen stellt in unserer Gesellschaft ein zunehmendes Problem dar. Bislang fehlen aussagefähige Studien über den Umgang Intelligenzgeminderter mit diesen Stoffgruppen. Vorliegende Untersuchungen zeigen jedoch, dass allein die Intelligenzminderung kein erhöhtes Risiko für einen Drogenkonsum darstellt.

Da Intelligenzgeminderte jedoch häufig ein Leben lang von ihren Mitmenschen abhängig sind und ihnen damit wesentliche soziale und individuelle Schutzfaktoren wie Identitäts- und Selbstwertgefühl in ausreichendem Maße fehlen, geraten sie eher in die Gefahr einer Suchtentwicklung, um vor allem psychosozialen Problemen zu entfliehen.

Eine große Gefahr liegt in der Tatsache, dass geistig Behinderte sensibler auf diese Substanzen reagieren, was sowohl ihre psychiatrischen Komorbiditäten verschlimmern kann und nicht selten dazu führt, dass sie mit dem Gesetz in Konflikt geraten. Hier ist noch sehr viel Präventionsarbeit von Seiten der Gesellschaft zu leisten.

Intelligenzminderung und Delinquenz

Jugendliche sind nicht nur vor dem Hintergrund ihrer individuellen Reife im Vergleich zum Alter eine sehr heterogene Gruppe, bei den hier im Fokus stehenden Personen kommt noch die enorme Bandbreite der Intelligenzminderung erschwerend hinzu, wenn sie für eine strafbare Handlung zu be- bzw. verurteilen sind.

Hier sind insbesondere das Jugendgerichtsgesetz (JGG) und das Strafgesetzbuch (StGB) als gesetzliche Grundlagen entscheidend. Im JGG sind es die §§ 3 und 105 zur Beurteilung der strafrechtlichen Verantwortlichkeit bei Jugendlichen zwischen 14 und 18 Jahren und zur Reifebeurteilung bei Jugendlichen zwischen 18 und 21 Jahren, und im StGB sind es die §§ 20 und 21 ab Vollendung des 14. Lebensjahres zur Beurteilung der Schuldfähigkeit:

> *„Ohne Schuld handelt, wer bei Begehung der Tat wegen einer krankhaften seelischen Störung, wegen einer tiefgreifenden Bewusstseinsstörung oder wegen Schwachsinn oder einer schweren anderen seelischen Abartigkeit unfähig ist, das Unrecht der Tat einzusehen und nach dieser Einsicht zu handeln.“*

Bei der Bewertung spielen also die Begriffe Einsichtsfähigkeit, Steuerungsfähigkeit und Schuldfähigkeit eine große Rolle, wobei eine aufgehobene Steuerungsfähigkeit nur unter einem IQ von 50 gegeben ist. Auf Grund ihrer intellektuellen Einschränkungen werden von schwer geistig Behinderten sehr viel seltener Straftaten verübt als von leicht bis mittelschwer geistig Behinderten.

Ohne hier auf Einzelheiten eingehen zu können, sei nur so viel angemerkt, dass unser Justiz-System noch wenig auf die Besonderheiten von Intelligenzgeminderten, v.a. geistig Behinderten, eingestellt ist und von den Gerichten angeforderte Gutachten für den damit Beauftragten häufig eine große Herausforderung darstellen.

Ebenso wie in der ambulanten und auch stationären Therapie von Kindern und Jugendlichen mit Intelligenzminderung die Supervision der Behandelnden eine entscheidende Rolle spielt und in vielfältiger Form einsetzbar ist, sollte auch bei strafrechtlich Untergebrachten das Team im Justizvollzug eine regelmäßige Supervision angeboten bekommen, um der Vielfalt der im alltäglichen Umgang mit dieser Klientel auftretenden Probleme gewachsen zu sein und die Verantwortlichen vor Dekompensation und Burnout zu schützen (Bausch, 2016).

Relevante gesetzliche Bestimmungen für die betroffene Klientel finden wir in der UN-Behindertenrechtskonvention (Präambel, Art.3 und Art. 25), der UN-Kinderrechtskonvention (Art. 23), dem Grundgesetz, dem Sozialgesetzbuch, V, IX, XI und XII, dem Kinder- und Jugendhilfegesetz im SGB VIII, im Jugendgerichtsgesetz und im Strafgesetzbuch.

Zu verweisen ist noch auf die Internationale Klassifikation der Funktionsfähigkeit, Behinderung und Gesundheit der WHO (ICF; DIMDI 2002), welche an anderer Stelle schon einmal erwähnt wurde. Hier finden wir eine Abkehr von der defizitorientierten Sichtweise hin zu Modellen, die auf Empowerment, Ressourcen, Selbstbestimmung und Teilhabe abzielen. Besonders erfreulich ist der Umstand, dass mit der Einführung der ICF-CY (Internationale Klassifikation der Funktionsfähigkeit, Behinderung und Gesundheit bei Kindern und Jugendlichen; WHO, 2011). ein brauchbares Instrument zur Verfügung steht, welches durch vereinheitlichtes Vokabular eine gemeinsame Sprache von Ärzten, Fachärzten, Therapeuten und Behörden sichert.

BEISPIEL

Ken

Wir erinnern uns: Ken war leider erst diagnostiziert worden als er 15 Jahre alt war. Er schaffte keinen Schulabschluss und er weigerte sich, regelmäßig zum BVJ zu gehen. So waren seine Chancen nach drei abgebrochenen Versuchen erschöpft. Ken zog sich in die Familie zurück und lungerte den ganzen Tag herum. Es war nur eine Frage der Zeit bis die ersten strafbaren Handlungen erfolgten. Er bedrohte Jugendliche, die ihn nervten und befriedigte seine Bedürfnisse durch Stehlen. Ken geriet in eine Clique von Jugendlichen, die ihn unter Alkohol zu Straftaten anstifteten. Es war ein langer Prozess, der der Erfahrung des Jugendarrests für ein Wochenende bedurfte, um ein Umdenken zu erreichen. Im Kontakt mit der Psychologin im Jugendarrest erfuhr ich, dass Ken, der zu diesem Zeitpunkt bereits 18,7 Jahre alt war, den gesamten Aufenthalt über nur geweint hat. Erst danach begann seinerseits ein Umdenken, er hielt sich von den früheren Freunden fern, ging abends weniger raus und trank über ganze Phasen keinen Alkohol.

Immer wieder musste ich im Verlauf der Jahre gemeinsam mit den ermittelnden Beamten der Polizei und der Staatsanwaltschaft klären, dass Ken durch seine geistige Behinderung die Konsequenzen seines Handelns nur eingeschränkt vorhersehen konnte.

Ein Wort noch zum Umgang von Eltern und Bezugspersonen mit der sich entfaltenden **Sexualität** intelligenzgeminderter Kinder und Jugendlicher:

In unserem Praxisalltag haben wir häufig die Erfahrung machen müssen, dass intelligenzgeminderten Personen das Bedürfnis nach Sexualität regelrecht abgesprochen wird, und dies nicht nur von Fremden: „So etwas hat der nicht", „So etwas braucht der nicht", „Das wäre ja noch schöner!" usw.

Auch Mütter waren einerseits häufig bei der von uns **immer** gestellten Frage nach der Sexualentwicklung ihres behinderten Kindes deutlich irritiert, darüber hatten sie sich noch nie Gedanken gemacht. Aber wenn unsere Beziehung stimmte, machten sie sich künftig welche. Eltern behinderter Mädchen sorgten sich andererseits wegen einer ungewollten Schwangerschaft ihrer Töchter. Diese Sorgen wurden mitunter von Erziehern und Betreuern geteilt, und es gab hin und wieder den Wunsch nach einer Zwangssterilisation.

Hier ist die Rechtslage jedoch nach der Neuregelung des Bundesbetreuungsgesetzes von 1992 eindeutig. Das Gesetz zur Reform des Rechts der Vormundschaft und Pflegschaft regelt seit 1.1.1992 eindeutig die Rechtslage. Seit Inkrafttreten des Betreuungsgesetztes „hat ein gesetzlicher Vertreter nicht mehr das Recht, kraft seines Amtes die Sterilisation der betreuten Person zu veranlassen" BGB, §1899, Abs. 2.

Insgesamt war es aber erstaunlich, wie viele Eltern den sexuellen Reifeprozess erst verstehen und dann auch unterstützen konnten.

Oder aber sie kamen eines Tages mit Klagen über sexuelle Auffälligkeiten ihres Kindes, die sie als absolute Perversionen schambesetzt schilderten und waren total überrascht, dass wir darauf völlig gelassen reagierten.

Adoptivkinder stellen unter der hier besprochenen Klientel nochmals eine besondere Gruppe dar. Das gilt vor allem dann, wenn den adoptionswilligen Eltern (häufig solchen mit dringendem Kinderwunsch) nicht von vornherein gesagt wird, welche Entwicklungsschwierigkeiten und evtl. traumatischen Erlebnisse das Kind schon hinter sich hat und welche Probleme sich für das Zusammenleben in Zukunft daraus ergeben können. Aber selbst wenn dies geschieht, hoffen Eltern ja immer, es werde alles schon nicht so schlimm kommen, und sie sind dann mitunter extrem enttäuscht oder überfordert (meist beides), wenn die Probleme beginnen. Daran können Partnerschaften und Familien zerbrechen, leibliche oder auch Adoptivgeschwister sehr leiden und letztlich das anfängliche Glück der Familie zu einer Tragödie werden. Hier liegt auch immer wieder eine hohe Verantwortung bei den Ämtern, deren Mitarbeiter mitunter in der durchaus löblichen Absicht, möglichst vielen Waisenkindern eine Familie zu geben, die Mitglieder dieser Familien hochgradig überfordern. Man stelle sich eine Mutter vor, die bereits durch die Erziehung eines dieser besonderen Kinder überfordert ist, da auch sie aber vielen Kindern helfen will, bekommt sie vom Jugendamt drei! Jedes einzelne mit einer Vielzahl spezifischer Besonderheiten, jedes auf seine Weise liebenswert, aber auch anstrengend!

4.2 Eltern und Angehörige

Eine wichtige Rolle kommt Eltern und Angehörigen bzw. auch Bezugspersonen von Kindern mit Intelligenzminderung zu, wenn das Patient-Therapeut-Verhältnis aufgebaut wird. Ähnlich wie Kleinkinder reagieren Kinder mit Intelligenzminderung, wenn fremde Menschen zu ihnen in Beziehung treten, und schauen Kinder mit Intelligenzminderung genau darauf, wie sich die Eltern oder Bezugspersonen verhalten.

Wenn Eltern das Gespräch unproblematisch aufnehmen und damit signalisieren, dass es so in Ordnung ist, können Kinder mit Intelligenzminderung sich auf die für sie fremde Person leichter einlassen. Liegt aber gleich zu Beginn der Arbeit eine Interaktionsstörung vor, so kann es sein, dass die Beziehungsgestaltung nicht gelingt.

Jeder Therapeut sollte sich zu Beginn der Arbeit bewusst sein, dass Eltern und Angehörige von Kindern mit Behinderungen und im speziellen mit Intelligenzminderung, seit der Geburt des behinderten Kindes bereits eine umfassende Tragik erlebt haben. Das Ereignis hat so tiefgreifende emotionale, körperliche und soziale Veränderungen mit sich gebracht, dass sich das Leben der gesamten Familie grundlegend verändert hat. Dies geht oft mit zusätzlichen Belastungen, sowohl physisch, psychisch, organisatorisch, praktisch und finanziell einher, dass sich Familien unter diesen Belastungen verändern oder sogar auseinanderbrechen. Darüber hinaus erleben Eltern und Angehörige oftmals diskriminierende soziale Erfahrungen, die oft zu Alltagsthemen werden können (Hennicke & Klauß, 2014). Damit wirken sie sich gravierend auf Kinder aus. Kinder mit Intelligenzminderung verstehen diese Zusammenhänge nicht, sie erleben aber atmosphärische Störungen in Gesprächen und reagieren entsprechend.

Deshalb ist es von großer Wichtigkeit, wie Therapeuten in Erstgesprächen auf Eltern zugehen, wie sie mit ihnen reden und wie viel Wertschätzung sie ihnen für die bisher geleistete Arbeit entgegenbringen. An der Stimme, an der Mimik und der Gestik lesen Kinder mit Intelligenzminderung ab, wie Eltern auf Therapeuten reagieren. Wir möchten dies im folgenden Beispiel verdeutlichen.

BEISPIEL

Silvie

Als Silvie mit ihren Eltern zusammen zum Erstgespräch kam, wusste sie, dass es um ihr Verhalten in der WfbM ging und um die Tatsache, dass sie früh nicht hingehen wollte. Die gesamte Zeit sah sie die Mutter flehentlich an, um zu vermeiden, dass sie mir die Problematik umfassend berichtete.

Ich versuchte, Silvie ins Gespräch einzubeziehen, aber dies scheiterte, da sie den Blick von der Mutter nicht lösen konnte. Silvie erlebte, dass die Mutter hilflos und verzweifelt war, dass es jeden Morgen Kampf gab, damit Silvie in die Werkstatt fuhr. Da sie es schon einige Male geschafft hatte, dass die Eltern sie zu Hause gelassen hatten, war ihre Lerngeschichte davon geprägt, alles zu tun, um es wieder zu schaffen, nicht hingehen zu müssen Damit wurde es für die Mutter, die Silvie früh vor ihrer Arbeit ins Taxi setzten musste, sehr anstrengend.

Gemeinsam mit der Mutter versuchte ich völlig wertfrei die morgendliche Alltagsroutine zu recherchieren. Bei diesen bekannten Ritualen nahm Silvie regen Anteil, ergänzte einige Abläufe, die die Mutter bewusst falsch beschrieb. So kamen wir ins Gespräch. Mit Humor und Augenzwinkern schafften wir es, dass Silvie sich einlassen konnte. Das entstandene Arbeitsbündnis zwischen Mutter und mir erstaunte Silvie so, dass sie am Ende der ersten Stunden die Mutter fragte, ob sie mich schon lange kennt.

Aber ein schöner Nebeneffekt war, dass sie mich damit auch akzeptierte und sich auf die nächste Stunde freute.

Eltern und andere Bezugspersonen kennen ihre Kinder am besten, wissen bereits aus den ersten Lebensmonaten, wie sich welches Schreien anhört und was die Kinder wollen und brauchen. Gerade bei Kindern mit Intelligenzminderung ist diese symbolische Erfassung der Bedürfnisse wichtig, da der Spracherwerb oftmals erst retardiert in der Entwicklung einsetzt. Wenn Eltern professionelle Hilfe einfordern und ihre Kinder psychotherapeutisch vorstellen, kommen ihnen wichtige Rollen als Initiator, Vermittler, Unterstützer, Helfer und oft auch als Co-Therapeut zu. Wie vielfältig die Anforderungen an Eltern und Bezugspersonen sind, kann der Leser in unserem anderen Buch nachlesen (Ettrich & Stodolka, 2014).

Bei Kindern und Jugendlichen mit Intelligenzminderung kommt aber den Eltern zuerst auch eine „Dolmetscherrolle" zu. Deshalb steht die Entwicklung eines gegenseitigen Kommunikationsmusters am Anfang im Mittelpunkt der therapeutischen Arbeit.

Aus der Diagnostik der kommunikativen Fähigkeiten des Kindes ergibt sich, über welche Mitteilungsformen das Kind bereits verfügt: Lautsprache, Gebärden, einfache Gesten, Bildsymbole oder Wortkarten (Sarimski & Steinhausen, 2008). Insofern ist es ratsam, eine Kommunikationsform zu wählen, die den Kindern geläufig ist. Dabei können Eltern und Bezugspersonen helfen und durch ihre Unterstützung Brücken bauen. Eltern und Bezugspersonen haben die grundlegende Aufgabe, durch Tagesstruktur praktische Kompetenzen ihrer Kinder aufzubauen. Gerade in der Arbeit mit Kindern mit Intelligenzminderung sind das Kennen und das Berücksichtigen der Tagesstruktur wichtige Voraussetzungen für die therapeutische Arbeit. Die Terminvereinbarung ist so vorzunehmen, dass andere wichtige Rituale berücksichtigt werden. Sonst kann bereits vor der Therapiestunde ein Störfaktor vorhanden sein, der eine gemeinsame Arbeit unmöglich macht. So kommt es zu Kooperationsproblemen und Verweigerungshaltungen aus Gründen, die in der Arbeit mit nicht geistig behinderten Kindern eine untergeordnete Rolle spielen.

> *„So sind wir alle in der Gefahr Aufforderungen in Frageform zu kleiden oder viele Male zu wiederholen, wenn ein Kind sie nicht beachtet, bevor wir vielleicht resignieren und den Auftrag selbst ausführen oder unser Ton laut und aggressiv wird. Das Kind lernt in solchen Sequenzen, dass das Ignorieren von Aufträgen zunächst ohne Folgen bleibt und diese erst beachtet werden müssen, wenn der Erwachsene und Haltung und Lautstärke deutlich macht, dass es ihm nun sehr ernst ist" (Sarimski & Steinhausen, 2008, S.36).*

BEISPIEL

Jan

Bei der Vorstellung von Jan wurde Jan gegen seinen Willen vom Kindsvater in meine Praxis gebracht. Wir erinnern uns: Jan kam, weil Lehrer und Polizisten dies forderten. Der Vater forderte ihn auf, mir von den Vorfällen in der Schule zu berichten und erzählte seinerseits von den Konflikten mit den Brüdern zu Hause. Jan schämte sich, reagierte bockig und sprach stockend und sehr leise. Als dann auch noch der Vater verlangte, dass Jan von den Vernehmungen bei der Kriminalpolizei berichten sollte, stoppte ich das Gespräch. Ich machte dem Vater klar, dass ich für Jan völlig fremd bin und dass er keinesfalls alles im Erstgespräch preisgeben muss. Ich zwinkerte Jan zu und versicherte ihm, dass er sich so lange Zeit nehmen darf, wie er braucht. Damit war ein erstes Arbeitsbündnis entstanden. Jan fragte mich, ob er sich mein Spielzimmer ansehen könnte. Als ich es ihm gestattete, wirkt sein Hineingehen wie eine Flucht. Jan war froh, dieser entstandenen Situation zu entfliehen. Der Vater bekam dadurch die Möglichkeit, mir vom Alltag mit Jan und dessen Brüdern, von seinen Reaktionen auf die Vorfälle und Jans Verhaltensweisen zu berichten. Wie richtig dieses Vorgehen war, zeigte Jans Verhalten in der nächsten Stunde. Als er mit dem Vater kam, schickten wir diesen weg und gingen gemeinsam in das Behandlungszimmer. Wir vereinbarten erst 20 Minuten über Jans Sorgen und Probleme zu reden und danach ins Spielzimmer zu gehen. So konnte Jan sich auf die Arbeit an seinem Verhalten einlassen.

BEISPIEL

Jenny

Bei Jennys Erstgespräch kam sie, wie bereits vorher beschrieben, allein ohne ihre Eltern. Die Frage, warum sie kam, konnte sie nicht gleich und vor allem nicht zusammenhängend beantworten. Jenny brauchte viel Formulierungshilfe, wobei man sich aber auch vor Suggestion hüten muss. Schließlich war ihren stockenden Berichten zu entnehmen, dass Jenny vom Partner der Mutter körperlich und sexuell misshandelt wurde. So kam es zum Gespräch mit Jennys Mutter. Diese stritt mit Jenny, beschimpfte sie, alles erfunden zu haben. Die Mutter, selbst intelligenzgemindert, nahm ihren Partner in Schutz und war nicht bereit, mit mir oder mit der Mitarbeiterin vom Jugendamt zu kooperieren. Wie sie später sagte, hatte sie Angst, den Partner zu verlieren. Jenny weinte und konnte sich kaum beruhigen, als die Mutter ihr anfangs nicht glaubte. Die Mitarbeiterin vom Jugendamt erläuterte der Mutter die Rechtslage, falls der Missbrauch tatsächlich stattgefunden habe. Meine Rolle war, ihr zu erläutern (Psychoedukation), wie sich die Vorfälle auf Jenny auswirken können. Als die Mutter erfasste, dass das Jugendamt Jenny im Fall der Bestätigung der Misshandlungen durch den Partner aus der Familie nehmen wird, wurde sie kooperativer. Mit viel Geduld und Vorsicht führte ich die weiteren Gespräche mit Jenny und ihrer Mutter. Immer darauf bedacht, dass beide die Zusammenhänge erfassen. Ziel war immer ihre Kooperationsfähigkeit zu erhalten. Es gelang, und wir konnten schließlich gemeinsam mit der Mitarbeiterin der Kriminalpolizei die Anzeige der Mutter gegen den Partner aufnehmen.

Die Herstellung der Kooperationsfähigkeit und Mitarbeit durch Patient oder Eltern / Angehörige ist wichtig, aber nur die Voraussetzung für die kleinschrittige Arbeit in der Therapie, um Kinder mit Intelligenzminderung emotional zu entlasten und zu stabilisieren.

Das folgende Beispiel soll diesen Fakt noch einmal verdeutlichen und unterstützen.

BEISPIEL

Andy

Der 8-jährige Andy wurde mir von den Eltern in meiner Praxis vorgestellt. Anlass war, dass der Junge nicht mehr zur Schule gehen wollte. Bereits seit Monaten gab es schlimme Eskalationen im Verhalten in der Schule und zu Hause. Die Eltern wirkten hilflos und wünschten sich, herauszufinden, was mit Andy los ist und sie wünschten sich Unterstützung.

Der Junge sprach nicht und verweigerte jede Mitarbeit. Bereits als er sich setzte, machte er durch Körpersprache und Mimik deutlich, dass er sich unwohl fühlte. Als die Eltern mit ihrem Bericht über Andys Fehlverhalten begannen, weinte der Junge. Ich unterbrach die Eltern und bat sie, mir von Andys bisheriger Entwicklung zu berichten.

Bis zum Schuleintritt war Andy ein pflegeleichter freundlicher altersgerecht entwickelter Junge. Er hörte auf Eltern und Erzieher und nur selten gab es Anlass zu Klagen über Andys Verhalten. Die Mutter erinnerte sich. Andy sollte bei einer Aufführung eines Weihnachtsprogramms im Kindergarten mitwirken. Er weigerte sich und tobte so lange, bis er endlich in Ruhe gelassen wurde. Ähnliche Verhaltensweisen zeigte Andy nach dem Schuleintritt. Es kam bei Anforderungen sofort zu Verweigerungen.

Da er nicht mitarbeitete, gelang es dem Schulpsychologen nicht, einen Leistungstest mit Andy durchzuführen. Er schlug in der Testsituation um sich und verweigerte sich, indem er sich unter dem Tisch versteckte. Daraufhin entschied die Bildungsagentur, Andy in die Förderschule für Erziehungshilfe einzuschulen. Dort wurde er nach dem Plan der Regelschule beschult und besucht inzwischen die 2. Klasse mit einem Durchschnitt von 5,5! Immer wieder musste Andy aus dem Unterricht genommen werden, da er mit seinen heftigen Reaktionen bei Anforderungen den Unterricht massiv störte. Die Klassenlehrerin führte unzählige Gespräche mit den Eltern, die zu heftigen Reaktionen des Vaters führten, sodass dieser in der Schule Hausverbot bekam. Die Fronten hatten sich so stark verhärtet, dass eine Lösung unmöglich erschien.

Andy verfolgte das Gespräch mit abgewandten Blick und deutlicher Traurigkeit. Als ich ihn fragte, was er sich wünsche, so sagte er laut und deutlich, nicht mehr in diese Schule gehen zu müssen. Ich fragte ihn, ob er in eine andere Schule gehen möchte. Andy überlegte lange und sagte dann, er könne es ja mal probieren. Die Eltern lachten und wirkten erleichtert. Ich machte ihm klar, dass ich ihm dabei helfen kann, aber er müsse vorher mir helfen. Neugierig fragte Andy, wie er mir helfen könne. Ich erläuterte ihm, dass der Weg in eine andere Schule nur möglich ist, wenn ich weiß, was er kann und was er nicht kann. Wenn er bereit wäre, mir das zu zeigen, könnte sein Wunsch, nicht mehr in diese Schule zu müssen, wahr werden.

Gemeinsam mit der Mutter vereinbarten wir einen Termin, zu dem Andy „mir zeigen soll, was er kann." Ich führte mit ihm den HAWIK IV durch, die Mutter war mit anwesend. Jeden Untertest kündigte ich mit Spannungsbogen an. „Jetzt kommt was, da bin ich gespannt, ob du das auch kannst." Oder „Schau mal, hier habe ich etwas, wo du zeigen kannst, ob du das kennst." Oder „Ich frage dich jetzt etwas, überlege mal, was du davon weißt." Und im Gegensatz zu sonstigen Leistungstestungen arbeitete ich mit viel Lob und Rückmeldung. „Gut gemacht, du hast dir viel Mühe gegeben." Oder „Weißt du, man kann schließlich nicht alles wissen." So kamen wir von Untertest zu Untertest. Immer wieder erwartete ich die Verweigerung. Aber es gelang schließlich, den Test in ca. 70 Minuten zu beenden.

Die Auswertung brachte das gesamte Ausmaß der Probleme von Andy hervor. Alle Werte lagen um die 60. Der Gesamt IQ lag bei 61, also im unterdurchschnittlichen Bereich. Andy hatte keine Chance, den Regellehrplan der Förderschule für Erziehungshilfe zu erfüllen. Er musste in die Lernförderschule umgeschult werden, was die Eltern schließlich auch mit viel Mühe schafften. Seitdem geht es dem Jungen deutlich besser, er lernt schwer, aber er lernt und geht gern zur Schule, wie mir die Eltern rückgemeldet haben.

Ohne die Mitarbeit und Kooperation der Eltern hätte auch ich keinen Zugang zu Andy bekommen. Er hatte bereits resigniert und wahrscheinlich alle Hilfen mit Überforderung in Verbindung gebracht. Deshalb wehrte er sich und hatte gelernt, dass mit Verweigerung und Ausrasten ein sekundärer Gewinn, nämlich in Ruhe gelassen zu werden, eintritt.

Oftmals ist es auch wichtig, dass Eltern oder Angehörige erkennen, dass sie selbst therapeutische Hilfe brauchen.

4.3 Therapeuten

Grundsätzliches

Oberste Priorität hat aus unserer hier die Notwendigkeit, dass der Therapeut seine intelligenzgeminderten und mitunter psychisch gestörten Patienten ebenso wertschätzt wie andere Mitmenschen und dass er nicht defizitorientiert, sondern ressourcenorientiert arbeitet. Diese Ressourcen und Stärken der Kinder und Jugendlichen sollte er auch deren Eltern verdeutlichen. Jeder Mensch verfügt über einzigartige Stärken, die es zu entdecken und zu fördern gilt.

Es geht schließlich immer darum, den Eltern wirklich begreifbar zu machen, dass die beste Bildungschance nicht gleichzeitig die beste Gesundheits- und Lebenschance für ihr Kind ist. Dies gelingt sehr häufig bei Elternpersönlichkeiten besser, die selbst eher einfach strukturiert sind: Sie lieben ihr Kind, wie es ist, sie stellen keine überzogenen Anforderungen und freuen sich, wenn das Kind sich wohlfühlt, der Jugendliche ein „anständiges" Leben führt.

Intelligente Eltern haben viel häufiger Probleme, ein Kind mit Intelligenzminderung anzunehmen, es zu lieben, ihm die notwendige Zuwendung zu geben. Man hat als Therapeut mitunter das Gefühl, sie fühlten sich mit diesem Kind betrogen, schämten sich dafür, dass es nicht so intelligent ist wie sie oder wie sie es erhofft haben. Das passiert besonders denjenigen Kindern, die in ihrer Intelligenz nur leicht gemindert sind, denen man ihr „Handicap" also nicht ansieht. Und dann wird das Kind – häufig in allerbester Absicht – „erzogen", „gefördert", „trainiert", manchmal so lange, bis das Kind „aussteigt", sich bewusst oder unbewusst in Krankheit oder abwegiges Verhalten oder beides flüchtet. Die daraus folgende Diagnose ist für viele Eltern eine Erleichterung, „Gott sei Dank, mein Kind ist nicht dumm, es ist krank". Sie verkennen dabei, dass das tagtägliche Spüren der eigenen Unzulänglichkeit über Jahre völlig logisch zu einem Anderssein, einem sich-anders-verhalten oder gar einer psychischen Störung geführt haben.

Am schwierigsten ist die Arbeit mit solchen Eltern, die meinen, ihr Kind solle etwas erreichen, was sie selbst nicht erreicht haben. Da wird an dem Kind – gleichsam als Verlängerung des eigenen Selbst – herumgezogen, herumgebastelt, es wird auf einen Weg gedrängt, den es nicht gehen kann oder will (oder beides), oft alles in allerbester Absicht, aber mit verheerenden Folgen für das Kind.

Hier kommt es entscheidend darauf an, dass die Therapeuten den Eltern auf feinfühlige, aber klare Art und Weise immer wieder vor Augen halten, dass sie als Eltern doch „das Beste für ihr Kind" wollen, was ja in den weitaus meisten Fällen auch stimmt, dass das von ihnen für „das Beste" Gehaltene aber objektiv nicht das Beste ist, weil es das Kind überfordert und über kurz oder lang krankmacht. (Dasselbe geschieht übrigens häufig auch mit den Eltern, die vor dieser Dauer-Überforderung eines Tages kapitulieren müssen).

Wir kennen aus unserer praktischen Tätigkeit sehr gut die Selbstvorwürfe der Kinder, die empfinden, dass sie den Eltern nicht gut genug sind, die verzweifelt versuchen, deren Anforderungen gerecht zu werden, die das aber von ihrer intellektuellen Ausstattung her nicht schaffen und darunter entsetzlich leiden.

„Ich gebe mir doch solche Mühe, weil ich meine Mama liebhabe, aber nie bin ich ihr gut genug. Am besten wäre ich gar nicht da, dann hätte sie die Sorgen mit mir nicht mehr!". Solche Sätze haben wir über die Jahre nur zu häufig von unseren Patienten hören müssen.

Und wir werden nie vergessen, welch geradezu „kathartische" Wirkung hier ein gemeinsames Gespräch zwischen Patient, Eltern(teil) und Therapeut haben kann, wenn hierbei beide Seiten erkennen, dass sie viel zu lange viel zu viel Energie in den falschen Weg investiert haben.

Mitunter erscheint eine eingehende, wertschätzende Elternberatung nach erfolgter umfassender Diagnostik oder manchmal sogar eine stationäre Aufnahme als das „Mittel der Wahl", damit alle Beteiligten wieder Kraft schöpfen und die Weichen neu stellen können.

Dem Therapeuten kommt die oft nicht einfache Aufgabe zu, den Eltern in solchen Fällen „reinen Wein einzuschenken", ohne sie zu verletzen und sie zu einer Mitarbeit in die richtige Richtung zu motivieren. Es muss gelingen, ihnen zu verdeutlichen, dass sie ihrem Kind nicht helfen, wenn sie ihm auf die bisherige Weise „helfen", also immer mehr desselben tun und verlangen (Arbeiten unter Druck, Strafarbeiten, Liebesentzug), sondern ihm dadurch eher schaden und es in seiner Entwicklung behindern. „Ihr Kind will schon lernen, aber es kann nicht immer wollen".

Jedes Kind sollte in der Schule lernen, in der die meisten Erfolge bei ihm zu erwarten sind und es sich trotzdem nicht bis zur Erschöpfung oder gar bis in eine psychische Störung hinein verausgabt.

Jeder Mensch lernt im Verlauf seiner Entwicklung vom Säugling bis zum Erwachsenen eine Menge hinzu, bestimmt man aber seinen Intelligenz-Quotienten (IQ), so bleibt dieser etwa ab einen Alter von ca. neun Jahren über die Lebensspanne auffallend stabil. Das heißt, fördern kann man nur auf der Grundlage des Vorhandenen.

Ein Vater sagte nach mehreren eingehenden Beratungen auf der Grundlage der vorliegenden diagnostischen Befunde: „Dann haben wir unseren Sohn ja bisher über Jahre in bester Absicht regelrecht psychisch misshandelt".

Es gibt aber auch Familien, die mit einer beispielhaften Gelassenheit mit dem „Anderssein" ihrer Kinder umgehen können.

BEISPIEL

Eva

Ich durfte das schwer mehrfachbehinderte Mädchen fast vier Jahre lang betreuen, und zwar nicht wegen ihrer mittelgradigen Intelligenzminderung, ihrer fast völligen Blindheit oder ihrer spastischen Lähmung – das alles hatte sie auch – sondern wegen einer plötzlich zusätzlich aufgetretenen Epilepsie.

Ich war fasziniert von der Mutter, ihrer Art von unsentimentaler, sehr tiefer und aufrichtiger Liebe zu ihrer Tochter und zu dem etwas jüngeren, nicht behinderten Bruder, aber auch vom Wesen des Vaters, der sich über seine berufliche Tätigkeit hinaus sehr um seine Familie bemühte, sodass beide Kinder sich wertgeschätzt und geborgen fühlen konnten. Die Eltern gingen mit beiden Kindern zu Veranstaltungen, in Gaststätten, fuhren gemeinsam in den Urlaub und hatten viel Spaß miteinander.

Wenn Eva im Wartezimmer auftauchte, hörte ich sie im Sprechzimmer schon an ihren fröhlichen Summgeräuschen, dann kam sie mit einem Lächeln herein, ich ging auf sie zu und wir umarmten und streichelten uns zur Begrüßung. Eva war sehr empfänglich für Streicheleinheiten an den

Unterarmen, die sie auch sehr gefühlvoll zurückgab. Eva hat nie herausfordernde Verhaltensauffälligkeiten gezeigt.

Die epileptischen Anfälle bekamen wir nach einigen Anfangsschwierigkeiten gut in den Griff, Eva blieb über mehrere Jahre anfallsfrei, bis ich die Familie durch deren Umzug in ein anderes Bundesland nach Evas 13. Lebensjahr nicht mehr sehen konnte.

Leben außerhalb der Familie

Häufig werden wir als Therapeuten auch um Rat gefragt, wenn es darum geht, dass Angehörige mit dem intelligenzgeminderten und mehrfachbehinderten Kind zu Hause überfordert sind.

In den S1-Leitlinien finden wir dazu folgendes:

> *„Wenn auch empirische Daten fehlen, deutet alles darauf hin, dass die außerhäusliche Unterbringung in diesen Konfliktfeldern zwischen Festhalten und Loslassen, Klammern und Ausstoßung, Ablösung und Abhängigkeit oftmals nur „mit Gewalt" und „notfallmäßig" durchgeführt werden kann, ohne die Konflikte aufzulösen" (Hennicke et al., 2009, S. 54).*

Es steht aber am selben Ort auch:

> *„Eine sorgsam vorbereitete (und evtl. fachlich begleitete) außerhäusliche Unterbringung im Sinne der Unterstützung der Verselbstständigung des intelligenzgeminderten Kindes und der Vorbereitung auf ein (eigenständiges, mehr oder weniger betreutes) Leben außerhalb der Familie wird als Orientierung für die Beratung empfohlen" (Hennicke et al., 2009, S. 54).*

Das Spektrum der Angebote reicht dabei vom Betreuten Einzelwohnen über Wohngemeinschaften, Wohnstätten, Großeinrichtungen bis zum Pflegeheim.

Auch die rein rechtliche Situation sollte nicht außer Acht gelassen werden, denn wenn die Kinder volljährig werden, ist zu klären, ob die Elternschaft formell weiterhin bestehen soll oder ob ein gesetzlicher Betreuer zu bestellen ist. Wird ein Elternteil zum Betreuer des jungen Erwachsenen bestellt, muss klar sein, dass dann der erklärte Wille der betreffenden Person für zu treffende Entscheidungen verbindlich ist. Dies führt mitunter zu erheblichen „Verwerfungen" und Konflikten innerhalb einer Familie, denn da sind die Verselbstständigungsansprüche des jungen Erwachsenen auf der einen Seite und die Sorge der

Eltern aufgrund seiner faktischen Behinderung und damit Abhängigkeit auf der anderen Seite.

Während die Eltern eines intelligenzgeminderten und mehrfachbehinderten Kindes dessen Pflege und Erziehung im Kindesalter häufig trotz großer Anstrengungen und mitunter trotz des Verlustes der bisherigen Familienstruktur unter Aufbietung aller Kräfte eben noch geschultert bekommen, ändert sich dies häufig mit dem Heranwachsen des Kindes und dem Wandel seiner körperlichen Statur in die eines Erwachsenen.

Hier sind oft die Mütter, die bisher „wie eine Löwin" für ihr Kind kämpften, völlig an der Grenze ihrer psychischen, aber vor allem auch physischen Kräfte. Und das daraus resultierende Ohnmachtsgefühl ist überwältigend, das „schlechte Gewissen" ob dieser vermeintlichen Niederlage immens.

BEISPIEL

Steve

Steve kam mit einer schweren Mehrfachbehinderung zur Welt. Später entwickelte sich bei ihm noch zusätzlich eine Epilepsie, wegen der er in meine Behandlung kam, während die sonstige Betreuung in den Händen einer Psychotherapeutin lag.

Ich lernte Steve im Alter von 12 Jahren kennen. Tagsüber besuchte er eine Schule für geistig Behinderte und wuchs in einer vollständigen Familie mit einer jüngeren gesunden Schwester auf. Die Mutter, selbst in einem sozialen Beruf tätig, hatte anfangs große Ängste um den Jungen gehabt, da man ihr gesagt hatte, er habe nur eine geringe Lebenserwartung. Auch hatte sie wie alle Mütter, die plötzlich nach der Geburt mit der Behinderung ihres Kindes konfrontiert werden, zunächst Schwierigkeiten, die Behinderung ihres Sohnes anzunehmen. Aber die Familie hatte bisher alles gemeinsam bewältigt und alle Krisen gemeistert.

Die Behandlung des Anfallsleidens gestaltete sich kompliziert, da Steve unter mehreren Formen von Anfällen litt und diese sich im Verlauf der Entwicklung änderten, sodass auch die Medikamente mehrfach geändert und angepasst werden mussten.

Nachdem Steve die Schule beendet hatte, besuchte er eine WfbM. Er ging gern dorthin, seine Anfälle wurden in den kommenden Jahren seltener und traten schließlich nicht mehr auf. Er blieb allerdings in meiner Betreuung, da ja regelmäßige EEG-Kontrollen durchzuführen waren.

Körperlich war er zu einem jungen Mann herangewachsen, was die eher zarte Mutter an ihre körperlichen Grenzen brachte. Dies sprach sie in der Sprechstunde zwar aus, aber wenn ich ihr die möglichen Wege der außerhäuslichen Unterbringung aufzeigen wollte, lehnte sie das vehement ab und meinte, das käme überhaupt nicht in Frage. Sie sei schließlich eine gute Mutter (was ja keiner bestritt) und werde ihr Kind niemals weggeben. Es hat fast drei Jahre gedauert, bis sie sich auf diese Möglichkeit einlassen konnte, sie hatte in dieser Zeit viele Erfahrungen im Umgang mit Steve, aber auch insgesamt innerhalb der Familie gemacht, viel recherchiert und mehrere Heime angeschaut.

Steve lebte also nun während der Woche im Heim (was er von Anfang an gern tat), besuchte die angeschlossene Werkstatt, und am Wochenende holte die Familie ihn nach Hause. Die Mutter berichtete mir bei gelegentlichen beruflichen Treffen immer wieder, wie dankbar und zufrieden sie sei und alle anderen Familienmitglieder auch.

Kürzlich trafen wir uns zufällig auf der Straße. Sie kam strahlend auf mich zu und rief als erstes: „Steve ist im letzten Monat 40 geworden, der alte Mann!"

Eltern auf die Fremdunterbringung ihres schwierigen und häufig gerade deshalb so geliebten Kindes vorzubereiten, erfordert vom Therapeuten viel Einfühlungsvermögen, Verständnis der anfangs ablehnenden Haltung der Eltern, beharrliche Fürsprache und natürlich auch Zeit. Solche Entscheidungen müssen reifen können, um wirklich gut zu sein. Dabei ist es auch wichtig, den Zeitpunkt nicht zu verpassen, an dem eine Eingliederung in ein neues Lebensumfeld noch relativ reibungsarm vonstattengeht und die Behinderten sich über die gewonnenen Freiheiten und die relative Selbstständigkeit noch freuen können.

BEISPIEL

Oskar

Ich bin auf dem Land aufgewachsen und wir hatten in unserem Dorf eine angesehene Familie aus dem Baugewerbe. Der Vater war Betriebsleiter und nach seinem Tod übernahm der erste Sohn (Emil) den Betrieb. Emil war klug und ehrgeizig, ein weithin gefragter Handwerksmeister. Ganz anders sein jüngerer Bruder Oskar. Dieser war schwer intelligenzgemindert, nur wenig sprachfähig und hatte nie gelernt, ohne irgendein Hilfsmittel frei zu gehen.

In meiner Kinderzeit waren beide Brüder bereits erwachsen, zwischen 30 und 40 Jahre alt. Oskar wurde nach dem Tod seiner Eltern in der Familie des Bruders vor allem durch dessen Frau betreut. Er war selten zu Hause, ging keiner geregelten Tätigkeit nach, selbst zu „Hilfsdiensten“ war er weder fähig noch bereit. Aber er kam im Dorf viel rum, guckte mal hier und mal da, stand stundenlang, wenn es etwas für ihn Interessantes zu beobachten gab. Er wurde nie in ein Haus eingeladen, manche nannten ihn abfällig, aber doch mit einem gewissen Zugehörigkeitsgefühl „unseren Dorftrottel“, aber alle duldeten ihn.

Als meine damalige Freundin (ein Jahr älter als ich) in die Schule kam, wollte sie mir am Nachmittag oftmals gern zeigen, was sie wieder Neues gelernt hatte und schon alles konnte. Also spielten wir im Garten Schule. Meine Freundin schrieb mit Kreide Buchstaben und Zahlen auf die braune Wand unseres Schuppens und ich versuchte, es ihr nachzumachen. Hinterher mussten wir unsere große „Wandtafel“ wieder ganz sauberwischen, aber das war okay. Auch der Sohn unseres Nachbarn kam manchmal dazu, aber dem war dieses Spiel zu langweilig, weil er schon in der 3. Klasse war.

Eines Tages hatte Oskar mitbekommen, was wir da machten, von da an kam er regelmäßig, und wenn wir „Schule“ spielten, stand er still und schmunzelnd, auf seinen Stock gestützt, daneben und schaute und hörte interessiert zu. Er unterbrach uns nie, nur, wenn wir anfingen, um die Richtigkeit eines Wortes zu streiten, lachte er ein seltsames, glucksendes Lachen, als ob ihm gerade unsere Meinungsverschiedenheit besonders gefalle. Meine Mutter schaute ab und zu aus dem Fenster und guckte, ob noch alles in Ordnung war. Und wenn wir fertig waren und sie mitbekam, dass Oskar weiterzog, fragte sie ihn manchmal, ob es ihm gefallen habe und bekam als Antwort: „Ach, Frau T., war das wieder schön, wir hatten so viel Spaß!“

Oskar beeindruckte die Dorfbewohner auch mit seiner „Handwagenakrobatik“: Er setzte sich auf eine Seite des Handwagens, fasste mit der anderen Hand die Gegenseite, damit der Wagen nicht umkippte und lenkte so mit der Deichsel das Gefährt unseren kleinen, kurvigen Dorfberg hinab (Wir haben es als Kinder alle mal probiert, so geschickt wie Oskar konnte es keiner!)

Oskar lebte etwa 50 Jahre in der Familie seines Bruders. Dann wurde seine Schwägerin krank und konnte ihn nicht mehr betreuen. Er kam in ein Heim, von wo er anfangs immer wieder ausriss, und nach acht Wochen war er tot.

Nun kann man sicher sagen, dass die damaligen Heime auch nicht mit den heutigen vergleichbar sind, aber es soll verdeutlicht werden, dass ein abrupter Wechsel des Lebensmittelpunkts, zumal im höheren Lebensalter und bei erschwert umstellbaren Personen, wie es Intelligenzgeminderte allgemein sind, verhängnisvolle Folgen haben kann.

BEISPIEL

Jörg

Ich werde nie vergessen, wie eine Mutter, deren heranwachsenden Sohn ich seit Jahren wegen einer schweren Mehrfachbehinderung betreute, mir eines Tages einen Plüsch-Pandabären mit in die Sprechstunde brachte, in den hinein der Junge hinten ein Loch geschnitten hatte, aus dem sie Zellstoff mit anhaftendem Sperma entfernt hatte! Der Junge war in einer sexuellen Notsituation: Selbstbefriedigung war ihm verboten worden („so etwas tut man nicht!"), er wollte seine Eltern nicht enttäuschen, aber der sexuelle Druck war altersgemäß und ließ sich nicht verleugnen. Wir kamen überein: Selbstbefriedigung ist normal und altersangemessen, aber in der Öffentlichkeit ist sie tabu. Folglich übten wir sowohl in der Sprechstunde als auch zu Hause in den Worten des Patienten: „Ich darf onanieren, aber nur, wenn es kein anderer sieht und hört!". Wenn der Patient dies zu Hause geschafft und es keiner gemerkt hatte, durfte er sich einen Smiley auf seinen Wandkalender kleben. So konnten seine Eltern immer sehen, wie hoch die Frequenz ist. Als sein kleiner Bruder ihn einmal fragte, was die Smilies auf seinem Kalender bedeuten, antwortete er (auch das wurde vorher festgelegt): „Ach, das mach ich, wenn ich mich gerade besonders wohlgefühlt habe".

Mit so einigen Müttern und Vätern haben wir (verbal) üben müssen, wie sie im speziellen Fall mit ihren „Entdeckungen" und daraufhin mit ihrem Kind umgehen sollten, eben damit es nicht zu Perversionen und Gewaltanwendung bei sich selbst oder an anderen kommt, schließlich belegen auch einige unserer Beispiele, wie schnell Personen mit Intelligenzminderung Opfer sexuellen Missbrauchs oder aber selbst zu Tätern werden. Nicht zufällig spielt bei erwachsenen schwer körperhinderten und/oder dementen Patienten das Thema der Sexualassistenz gegenwärtig eine vieldiskutierte Rolle.

Wir führen dies deshalb hier so deutlich aus, weil in unserer heutigen Zeit durch die Nutzung moderner Medien die Patienten noch viel mehr gefährdet (und manchmal auch gefährdend) sind als vor zehn oder zwanzig Jahren, und weil Eltern (und auch Erzieher in Heimen) das einfach wissen müssen.

4.4 Lehrer, Erzieher, Ausbilder und Mitarbeiter von Ämtern und Justiz

Die Personengruppe der Kinder und Jugendlichen mit Intelligenzminderung ist häufig durch komplexe Schädigungs- und Behinderungsbilder, durch eine erhöhte Vulnerabilität und durch eine besondere Häufung von chronischen und akuten Erkrankungen auf ein differenziertes und umfangreiches Hilfesystem angewiesen.

Im Verlauf des Lebens werden demzufolge neben sonderpädagogischen auch medizinische, psychotherapeutische, physiotherapeutische und oft auch pflegerisch Maßnahmen erforderlich. Deshalb ist im Helfersystem eine enge Vernetzung eine optimale Voraussetzung für eine effektive Behandlung und Förderung. Interdisziplinäre Zusammenarbeit, gegenseitiges Respektieren und Informieren sind erforderlich und muss der individuellen Problemlage angepasst werden.

> *„Die Interventionen müssen dem Alter, den kognitiven Voraussetzungen und dem Entwicklungsstand entsprechen, umsetzbar sein und stets mit Blick auf das Ganze erfolgen. Letzteres soll gewährleistet werden, indem eine eigene Perspektiventwicklung der Eltern berücksichtigt wird und die sozialen Kontakte aufrechterhalten werden können. Grundsätzlich gilt, dass es keine besondere Therapie für Menschen mit geistiger Behinderung gibt und die Ziele analog zu denen in der Therapie nicht behinderter Menschen sind" (Hennicke et al., 2009, S. 43).*

Aber wie bereits ausgeführt, müssen die Therapien für die betroffene Personengruppe auf ihre individuellen Möglichkeiten und Fähigkeiten zugeschnitten sein. Das beinhaltet auch die Zusammenarbeit mit und oftmals auch den Einbezug der mit den Kindern und Jugendlichen arbeitenden Fachkräfte anderer Disziplinen.

Dabei kommt der sonderpädagogischen Betreuung eine zentrale Rolle zu, da sie Kinder und Jugendliche mit Intelligenzminderung im Alltag begleitet. So kann die sonderpädagogische Förderung auch therapeutisch wirksam sein, indem sie zum Abbau psychischer Probleme, von Entwicklungsrückständen oder von Lernschwächen beiträgt und sich der Kompensation von Defiziten, dem Aufbau identitätsstiftender Verhaltensweisen, der Verbesserung sozialer Handlungskompetenz und der Erweiterung des Verhaltensrepertoires widmet (Lingg & Theunissen, 2008).

Die Arbeit im Alltag in der Schule oder der Ausbildungsstelle erfolgt im multiprofessionellen Team, welches eine ganzheitliche Sicht in integrativer Zusammenarbeit herstellt. Lehrkräfte, Ausbilder, Sozialpädagogen, Sozialarbeiter, Psychologen, Pflegekräfte, u. a. arbeiten zusammen auf der Basis der Erhebung des Förderbedarfs. Die Förderziele werden miteinander im Team beraten und mit Eltern und Bezugspersonen, z. B. Bezugserziehern besprochen. Dabei ist ein angemessener behindertengerechter Umgang nötig, welcher sich durch Eindeutigkeit, Klarheit, Überschaubarkeit, Geborgenheit, Sicherheit zeigt und durch welchen Akzeptanz und Wertschätzung deutlich wird (Hollenstein, 2010).

Die Sonderpädagogik hat eine Fülle von Förderkonzepten, die sich im Alltag anwenden lassen. Zeitlich begrenzte Förder- und Behandlungseinheiten ergänzen somit den Schul- und Ausbildungsalltag. Förderziele wie Entwicklung sozialer Kompetenzen, Entwickeln eines Verständnisses für eigene Befindlichkeiten, Förderung kognitiver und sprachlicher Fähigkeiten, Förderung der Bereitschaft und der Fähigkeit, eigene Wünsche, Interessen und Bedürfnisse auszudrücken und Förderung eines selbstbestimmten Handelns, sind gut kompatibel mit psychotherapeutischer Arbeit. Die Förderung sozialer Fertigkeiten zur Beziehungsgestaltung mit anderen Kindern ist in vielen Fällen zentraler Bestandteil des Förder- und Behandlungsplanes. Sie kann nur punktuell von Eltern bzw. Bezugspersonen erreicht werden. Sie liegt im Verantwortungsbereich von Lehrern, Ausbildern und Erziehern.

Zu den bedeutsamen sozialen Kompetenzen kann z. B. gehören:

- andere Kinder ansprechen,
- sich an Gesprächen beteiligen,
- Wünsche und Bedürfnisse äußern,
- Ideen und Absichten aussprechen,
- Hilfe einfordern oder anbieten,
- Fragen beantworten,
- Konflikte benennen, Lösungen anbieten,
- sich selbst behaupten (Sarimski & Steinhausen, 2008).

Insofern ist die Zusammenarbeit mit Lehrern und Ausbildern notwendig und stellt eine Bündelung der Kräfte für die Arbeit mit dem Kind dar.

In vielen Familien stellen objektive und subjektive Belastungen durch die Behinderungen der Kinder eine emotionale psychische Belastung für alle Familienmitglieder in unterschiedlicher Ausprägung dar. Eine Verschärfung stellen besondere Lebenslagen wie finanzielle Schwierigkeiten, Trennungen der Eltern, soziale Isolation, körperliche, psychische oder geistige Erkrankung oder Behinderung der Mutter oder des Vaters dar. In diesen Situationen kommt den professionellen Fachkräften bei Unterstützung und Hilfe eine besondere Rolle zu. So können sie nach praktischen Lösungen und Entlastungen suchen und gleichzeitig weitere Hilfen wie z. B. psychotherapeutische Behandlung oder Familientherapie installieren.

BEISPIEL

Alina

Eine Mitarbeiterin vom Hort der Grundschule suchte gemeinsam mit der Lehrerin meine Praxis auf. Sie berichteten über ein 8-jähriges Mädchen der 2. Klasse, die ihnen besonders aufgefallen ist. Die verminderte Leistungsfähigkeit war bereits vom Schulpsychologen diagnostiziert und ab dem kommenden Schuljahr 2014/15 sollte Alina die Förderschule für Lernbehinderte besuchen. In diesem Zusammenhang hatten die pädagogischen Fachkräfte die Befürchtung, dass die Mutter die Informationen, die ihr im Elterngespräch gegeben wurden, kognitiv nicht erfassen konnte. Möglicherweise sei sie auch ihrer Tochter kognitiv nicht gewachsen. In Gesprächen mit Alina sei immer wieder deutlich geworden, dass Alina zu Hause bestimme, was sie wann und wie macht. So besuche sie nicht den Hort, erledige keine Hausaufgaben, komme morgens müde zur

Schule und berichte von Sendungen im Fernsehen, die sehr spät abends ausgestrahlt würden.

Das Gespräch mit Alina und der Mutter zeigte deutlich eine Tendenz der Parentifizierung. Alina hat zu Hause die Rolle der Mutter übernommen. Sie erinnerte die Mutter, die exzessiv im Internet auf Partnersuche war, an die Erfordernisse des Alltages. Alina hat die Essensversorgung, den Einkauf und andere notwendige hauswirtschaftliche Aufgaben übernommen. Die Herstellung des Kontaktes zum Jugendamt wurde dringend erforderlich. Berichte von Alina, z.B. über Fenster putzen in der 6. Etage, wobei sie auf das außenliegende Fensterbrett trat, zeigten deutlich die Kindeswohlgefährdung. Die Mutter freute sich in diesem Gespräch, dass Alina so fleißig im Haushalt hilft.

In der gemeinsamen Arbeit mit der Mitarbeiterin vom Jugendamt wurde entschieden, dass Alina unter der Woche bei der Großmutter mütterlicherseits lebt und am Wochenende mit Hilfe vom Erziehungsbeistand die Mutter besucht. Die Mutter brauchte viel Zuspruch, um dieses Vorgehen mit tragen zu können. Mehrere Gespräche wurden erforderlich, die ich nur mit Hilfe der Lehrerin, der Hortnerin und der Mitarbeiterin vom Jugendamt schultern konnte. Dank ihnen konnte die Kindeswohlgefährdung für Alina abgewendet und günstigere Entwicklungsbedingen geschaffen werden.

Wenn Lehrer und Ausbilder gewonnen werden können und sich aktiv am Unterstützungsprozess für Kinder und Jugendliche mit Intelligenzminderung beteiligen, so kann auch Psychotherapie davon profitieren. Oftmals dachten auch wir an den immensen Arbeitsaufwand, der tatsächlich erforderlich war, um interdisziplinäre Arbeit auf den Weg zu bringen. Aber letztendlich zahlt es sich im Nachhinein vielfach aus, so unsere Erfahrungen! Alle beschriebenen Beispiele sprechen für sich.

5 Kombination von Psychotherapie mit anderen therapeutischen Möglichkeiten – dargestellt an konkreten Beispielen

Haben wir im vorherigen Kapitel dargestellt, wie wichtig interdisziplinäre Arbeit ist, so möchten wir noch verdeutlichen, dass sowohl in der ambulanten als auch in der stationären Behandlung komplementäre Therapien erforderlich sind, die die Arbeit zum Wohle des Kindes erfolgreicher gestalten können. Wie in jedem Aspekt unserer Arbeit gelingt es nicht immer, optimal zu arbeiten. Trotzdem werden wir nicht müde, darauf hinzuweisen!

5.1 Im ambulanten Bereich

BEISPIEL

Andy

Wir erinnern uns, der 8-jährige Andy hat sich in der Förderschule für Erziehungshilfe komplett verweigert, hatte also bereits seit zwei Jahren nicht mehr oder nur noch punktuell mitgeschrieben. Durch die fehlenden Übungen waren seine graphomotorischen Fähigkeiten unterentwickelt. Er hatte kein Gefühl, wie stark er seine Kraft beim Schreiben dosieren muss. Er ermüdete und seine Finger und Hände wirkten immer verkrampft. Auch die Handlungsplanung war unterentwickelt. Wenn Andy begann, eine Hausaufgabe zu machen, so wirkte dies völlig chaotisch. Seine gesamte Herangehensweise war Ausdruck einer vorhandenen Dyspraxie.

So bat ich den behandelnden Kinderarzt in meinem psychotherapeutischen Befund um ein Rezept für Ergotherapie.

Damit konnten seine feinmotorischen Fertigkeiten gut entwickelt werden und die Dyspraxie wurde mit behandelt. In spielerischer und kreativer Form lernte Andy das, was noch unterentwickelt war, aber im schulischen Alltag bereits ständig gebraucht wurde.

BEISPIEL

Tim

Tim hatte durch Überbehütung der Mutter gelernt, dass er – wenn es ihm nicht gut geht – nicht zur Schule gehen muss. Wir erinnern uns, dass es der Mutter sehr schwer fiel, Tim autonom seine Hausaufgaben machen zu lassen und damit sein Selbstbewusstsein aufzubauen. Zur Unterstützung beantragten wir für Tim Lerntherapie im Jugendamt nach §35a Kinder- und Jugendhilfe Gesetz (KJHG) als Hilfe. Tim wäre von seelischer Behinderung bedroht gewesen, wenn die außerschulische Unterstützung nicht bewilligt worden wäre. Es dauerte mit der Beantragung und den Widersprüchen zwei Jahre, aber schließlich wurde die Lerntherapie bewilligt. Bis dahin wurden durch die Mutter andere Finanzierungsquellen gefunden, sodass Tim diese Unterstützung bekam. Es tat ihm gut und war letztendlich auch für die Mutter eine Beruhigung, dass Tim einmal wöchentlich lernte, zu lernen.

Bei Schulkindern ist gerade durch heilpädagogische Förderarbeit eine wichtige Unterstützung zu leisten. Während bei Tim die ambulante Lerntherapie reichte, kann es bei Kindern mit Intelligenzminderung und Verhaltensauffälligkeiten nicht ausreichend sein, bzw. von den Lerntherapeuten nicht geleistet werden.

BEISPIEL

Tom

Wir erinnern uns, dass Tom nach kompletter Überforderung in die Lernförderschule umgeschult wurde. Gleichzeitig wurde er in der Heilpädagogischen Tagesgruppe am Nachmittag integriert. Das war für ihn sehr wichtig, denn eigentlich hatte er das Alter, nicht mehr den Hort besuchen zu müssen und zu dürfen. Seine jahrelange Verweigerung, Hausaufgaben zu erledigen, führte auch im Hort zu heftigen Eskalationen und schließlich zum Hortausschluss. Tom musste erst lernen, sich in der Kindergruppe am Nachmittag seinen Aufgaben zu stellen und dann spielen zu dürfen. Die Heilpädagogen nahmen sich dieser schwierigen Arbeit an und konnten kleinschrittig unter Einbeziehung von Mutter und Oma bei Tom erreichen, dass diese Kompetenzen ausgebildet wurden. Tom profitierte von der heilpädagogischen Begleitung und integrierte sich sehr gut in die neue Kindergruppe. Schule und Lernen machen ihm wieder

Freude, er versteht, was er machen soll, kann das Lernpensum schaffen und hat schließlich Erfolg. Freudig berichtet er in einer Katamnese Sitzung, wie viele gute Zensuren er schon bekommen hat. Die Mutter und die Oma wirken erleichtert.

Wir hatten weiter vorn schon erwähnt, dass es bis zur Wende in den neuen Bundesländern sogenannte „Fördertagesstätten" für geistig behinderte, schulbildungsunfähige Kinder und Jugendliche gab, wo diese vor allem in alltagspraktischen Aufgaben, in der Kommunikation mit anderen Behinderten und Nichtbehinderten und im Hinblick auf eine spätere weitgehend selbstständige Lebensbewältigung unterrichtet und angeleitet wurden. Diese Tagesstätten wurden nach der Wende zu „Schulen", was Kinder und Eltern einerseits sehr stolz machte, andererseits aber auch höhere kognitive Anforderungen an die Schüler stellte. In diesen neuen Schulen wurden nun auch „richtige" Lehrer eingesetzt, und es konnte bei einem Arbeitsplatzwechsel durchaus auch einmal vorkommen, dass eine bisherige Oberstufenlehrerin jetzt an einer solchen Schule mit geistig behinderten Kindern arbeiten musste. Das konnte auf beiden Seiten zum Fiasko werden: Die Schüler konnten in keiner Weise den Anforderungen der Lehrer gerecht werden und die Lehrer wurden zuerst hilf- und mutlos und in vielen Fällen später krank, weil sie sich pädagogisch total insuffizient vorkamen bei den minimalen Fortschritten, die mit diesen Schülern zu erreichen waren.

BEISPIEL

Robert

Gut in Erinnerung ist mir diesbezüglich noch Robert, ein schwer mehrfachbehinderter Patient, der u.a. wegen einer Epilepsie von mir ambulant betreut wurde. Die Anfälle waren nach einiger Zeit medikamentös gut beherrschbar, d.h., der Junge war mitunter drei bis sechs Monate völlig anfallsfrei, zuletzt waren es schon zehn Monate, und alle hatten große Hoffnung, ihn bis zum Eintritt ins Erwachsenenalter völlig anfallsfrei zu bekommen. Ich sah ihn normalerweise in vierteljährlichen Abständen.

Eines Tages aber erschien er mit seiner Mutter unbestellt, und ich hörte ihn bereits im Wartezimmer mit seiner Sprachstörung laut und befehlend auf seine Mutter einreden. Im Sprechzimmer offenbarte sich mir dann ein Bild des Jammers: Während die Mutter unter Tränen beklagte, der Junge habe jetzt wieder gehäufte und schwerere Anfälle und sei sehr schwer führbar geworden, versuchte Robert mit mir Schule zu spielen, indem er stereotyp die Buchstaben A, M und O auf einen Zettel schrieb und mich aufforderte, diese Buchstaben vorzulesen. Er konnte daraus kein Wort bilden, erklärte mir aber immer wieder in seiner Art, das müsse man so machen, denn er gehe ja jetzt in die Schule! Er wirkte dabei sehr aufgeregt und fasste sich immer wieder an die Nase, die vom vielen Anfassen schon ganz rot war.

Hier war ein rasches Unterbrechen des Teufelskreises vonnöten. Da die Verschlechterung des Zustandes meines Patienten ziemlich eindeutig auf die seit einigen Wochen bestehende Überforderung zurückzuführen war, meldete ich mich kurzfristig in der Schule an, die ich als Einrichtung schon seit Jahren kinder- und jugendpsychiatrisch betreute und bekam nun bei diesem Termin zur Verzweiflung der Mutter auch noch die Verzweiflung der Lehrerin über ihr subjektiv so wahrgenommenes pädagogisches Unvermögen zu spüren.

Kurz und wirklich gut: Alle Beteiligten konnten einander verstehen, wir hatten mehrere zielführende Gespräche und konnten Roberts Problematik auf diese Weise über einen relativ kurzen Zeitraum von einigen Wochen gut in den Griff bekommen, ihn zum symptomfreien, fröhlichen Schüler machen und auch das Leben der Mutter und der Lehrerin wieder erleichtern.

„Das Niveau der kognitiven, der sozialen, der emotionalen und der Persönlichkeitsentwicklung ist wesentlich dafür, wie eine Person mit geistiger Behinderung Belastungen und Anforderungen bewältigt“ (Dosen et al., 2010, zitiert nach Hennicke, 2011, S. 10).

5.2 Im stationären Bereich

Um zu erklären, warum die im Buch vorgestellten stationären Patienten sehr oft sowohl psychiatrische als auch neurologische Störungen aufwiesen, sollte an dieser Stelle vielleicht erwähnt werden, dass die spezielle Universitätsklinik, an welcher ich (Christine Ettrich) über zwanzig Jahre tätig war, bis zur Wende „Klinik für Kinder- und Jugendneuropsychiatrie“ hieß und aus diesem Grund die Diagnostik und Therapie von Patienten mit Störungen der Gesamtheit des Zentralnervensystems erfolgte. Diesen Umstand fand ich als Erstfachärztin für Kinder- und Jugendmedizin sehr positiv, da er mir einerseits mit dem Erwerb des Zweitfacharztes eine subjektive Spezialisierung erlaubte, andererseits aber niemals die somatischen, vor allem neurologischen Wurzeln und Querverbindungen psychischer Störungen außer Acht geraten ließ. Dies ist eine unschätzbare Ressource für psychotherapeutisches Arbeiten, wie ich über Jahrzehnte während meiner alltäglichen Tätigkeit und auch heute noch immer wieder vor allem bei Supervisionen dankbar feststellen darf. Auch nach der Wende, als die Klinik in „Klinik für Psychiatrie, Psychotherapie und Psychosomatik des Kindes- und Jugendalters“ umbenannt wurde, erleichterte es jederzeit das kollegiale Miteinander mit den Kollegen der Nachbardisziplinen. Inzwischen wurde die Klinik in das „Frauen- und Kinderzentrum“ der Universität integriert und bietet vom Standort her gute Voraussetzungen für eine kollegiale Zusammenarbeit aller am Kind tätigen medizinischen Disziplinen. Ein anschauliches Beispiel dieser notwendigen kollegialen Zusammenarbeit zum Wohle der Kinder und Jugendlichen ist im Folgenden beschrieben.

BEISPIEL

Marvin

Marvin, ein lebhafter, intelligenter, hübscher achtjähriger Junge, war beim Spielen im Kindergarten unbemerkt vom Spielplatz verschwunden, auf ein nahe befindliches und unzureichend gesichertes Gerüst geklettert und aus vierzehn Metern Höhe abgestürzt.

Resultat waren neben einer nur leichten körperlichen Behinderung eine schwere Intelligenzminderung und eine Epilepsie mit täglich mehreren „großen“ und „kleinen“ Anfällen. Marvin war zunächst in einer Reha-Klinik und einem Epilepsie-Zentrum behandelt worden, der Ausgang war allerdings besonders bzgl. Anfallsleiden für die Familie nicht überzeugend und das Zentrum vor allem auch auf längere Sicht viel zu wohnortfern. Da von vornherein klar war, dass die antiepileptische medikamentöse Therapie schnell greifen musste, damit im Gehirn nicht noch mehr durch die Anfälle zerstört würde, nahmen wir den Jungen stationär auf, um ihn (in Zusammenarbeit mit dem für uns zuständigen Epilepsiezentrum) unter ständiger Beobachtung zu haben und die Wirkungsweise der im Verlauf unterschiedlichen antiepileptischen Medikamente einschätzen zu können und schnellstmöglich die geeignete Medikation zu finden. Das war nicht einfach, da durch den Sturz bei Marvin mehrere Hirnzentren zerstört worden waren. Aber Marvin konnte (wenn auch ungeschickt) wieder laufen, bald auch wieder selbstständig essen und trinken und Ein- bis Zweiwortsätze sprechen. Er war ein äußerst fröhliches und freundliches Kind, das gern mit anderen zusammenspielte und von anderen auch gut angenommen wurde. Seine Eltern und sein großer Bruder besuchten ihn täglich, freuten sich über seine (wenn auch langsamen, aber immerhin stetigen) Fortschritte und waren glücklich, als auch die Anfallshäufigkeit schließlich nachließ (ganz anfallsfrei ist Marvin nie geworden, obwohl er im Verlauf der nächsten zehn Jahre außer in unserer Klinik kurzzeitig noch in mehreren Epilepsiezentren behandelt wurde). Gegen Ende unserer Bekanntschaft hatten sich allerdings die Anfälle auf einen bis zwei im Vierteljahr reduzieren lassen und wir sahen uns vierteljährlich noch einmal. Marvin besuchte eine GB-Schule und war auch dort gut integriert und wegen seines friedfertigen Verhaltens beliebt. Zusätzlich nahm er auf Station an physiotherapeutischen Angeboten, an der Ergo- und Musiktherapie teil, auch die Familie nahm regelmäßig unterschiedliche komplementäre Therapieangebote mit ihm wahr. Am tollsten war er aber in der Maltherapie, wo er zwar feinmotorische Schwierigkeiten hatte, aber grobmotorisch (also mit Fingerfarben, Kreide, großen Pinseln usw.) kleine Kunstwerke schuf und sehr stolz war, wenn diese dann in der Klinik ausgestellt oder fotografiert wurden bzw. das Deckblatt eines Flyers der Klinik zierten. Diese kreative Auseinandersetzung mit seiner Umwelt hat er über all die Jahre beibehalten und davon viel bzgl. seines Selbstwertes profitiert.

Ich möchte mit diesen Beispielen immer wieder zeigen, wie bereichernd die Arbeit mit dieser von vielen so argwöhnisch betrachteten Klientel sein kann.

BEISPIEL

Thoralf

Ich erinnere mich auch noch lebhaft an Thoralf, einen schwer mehrfachbehinderten 17-jährigen Jungen mit spastischer Lähmung und Epilepsie nach Geburtsschaden, den wir nur kurzzeitig stationär betreuen mussten und der später immer ambulant in meine Sprechstunde kam. Er saß auf Grund seiner Körperbehinderung im Rollstuhl, war für sein Alter aber sehr groß und kräftig und hatte besonders an unseren Begrüßungs- und Verabschiedungsritualen viel Freude. Diese liefen so ab: Ich reichte ihm die Hand, er zog mich zu sich hinunter zum Rollstuhl, umarmte mich kräftig, was ihm auf Grund seiner Tetraspastik nicht anders möglich war und ließ erst allmählich wieder los, wenn ich lachend rief: „Thoralf, bitte lass mich leben!“

Auch er hatte eine Familie, die sich rührend, aber unsentimental um ihn kümmerte und wuchs trotz seiner Behinderung zu einem selbstbewussten, fröhlichen jungen Mann heran. Eines Tages berichtete mir seine Mutter, dass das Auto der Familie auf seinen Namen laufe, er also der Eigentümer sei, worauf er laut, strahlend (und sabbernd) ergänzte: „Mercedes! Helles Leder! Sauschnell!“ und mit einer Zeigebewegung auf die Mutter: „Mein Fahrer!“

BEISPIEL

Karsten

Über Karsten haben wir in unserem 2014 erschienenen Buch (Ettrich & Stodolka, 2014) schon einmal etwas berichtet, und zwar, dass Mutter und Großmutter uns und unseren diagnostischen Ergebnissen anfangs sehr skeptisch gegenüberstanden, da sie keinesfalls wollten, dass der Junge in eine LB-Schule umgeschult wird. Unsere Beziehung hat sich im Verlauf sehr verbessert, Karsten brachte in der seinen intellektuellen Möglichkeiten entsprechenden Schule gute Ergebnisse, und alle waren mit der Entscheidung zufrieden.

Einige Jahre später, Karsten war inzwischen 13 Jahre alt, wandte sich die Familie wieder an uns, diesmal mit der Bitte um Psychotherapie, da Karsten eine spezifische Phobie entwickelt hatte.

Auslöser war gewesen, dass er ein dünnes Trinkglas zerbrochen und sich dabei mehrere Schnittverletzungen an der Hand zugezogen hatte. Es hatte mächtig geblutet und Mutter und Großmutter waren daraufhin mit ihm zum Arzt gefahren, der noch einen Splitter entfernt hatte.

Karsten malte sich nun (möglicherweise mit erklärender Hilfe der beiden Frauen) immer häufiger und drastischer aus, was alles hätte passieren können, wenn der Splitter dringeblieben wäre. Das ging so weit, dass er aus keinem Glas mehr trinken konnte und schließlich Gegenstände aus Glas auch nicht mehr anfasste, da in seiner Fantasie ja die Möglichkeit bestand, dass sich auch von einem unversehrten Glas unbemerkt ein Splitter löste und in seinen Körper eindrang, und was dann?

Karsten schilderte diese Ängste in höchster Aufregung und mit hohem Leidensdruck. Mutter und Großmutter gaben an, ihm alles erklärt zu haben, aber er könne oder wolle sie nicht verstehen. Seine Ablehnung allen Glasgegenständen gegenüber mache das familiäre Zusammenleben sehr schwierig, weil er in seiner Angst häufig ausfallend werde und es dann zu heftigen Streitereien komme.

Wir nahmen den Jungen kurzzeitig stationär auf, da uns eine ambulante Therapie nicht schnell genug zielführend erschien. Auf Station konnte er die anderen bei ihren täglichen Mahlzeiten erleben und sehen, wie sie selbstverständlich auch aus Gläsern tranken. Er selbst trank aus Bechern oder Tassen, musste allerdings seinen Mitpatienten oft erklären, warum das so war, was diese nicht verstanden und ihn damit irritierten.

Bereits während der Diagnostikphase, die der Patient nur bedingt brauchte und die auch keine wesentlichen neuen Aspekte brachte, begannen wir mit einer täglichen Einheit Einzel-Verhaltenstherapie.

Karsten fand auf dem Schreibtisch der Therapeutin immer ein mit Tee gefülltes Glas vor, welches die Therapeutin im Verlauf der Sitzung schluckweise austrank. Sie fasste das Glas also sehr oft an und sprach dabei mit Karsten über andere Dinge. Manchmal spielten sie. Am liebsten spielte Karsten Memory und hatte darin erstaunliche Übung. Er wünschte sich auch zu seinem Geburtstag ein bestimmtes Memory, welches er sich schon ausgesucht hatte.

Nun wurde zwischen Therapeutin und Mutter vereinbart, dass die Mutter das Spiel bereits kauft, obwohl es bis zu Karstens Geburtstag noch ein paar Monate dauerte.

In den Therapiestunden wurde nun mit Karsten ein Tokenplan erstellt, bei welchem sich der Patient bei dreimaligem Anfassen eines Glases mit Apfelschorle, das dann für ihn mit auf dem Schreibtisch der Therapeutin stand, jeweils eines der 64 zum Memory gehörenden Kärtchen verdienen konnte. Trotz hoher Motivation des Jungen ging es am Anfang zögerlich voran. Als pro Therapiestunde bereits zwei Kärtchen verdient wurden, wurde der Tokenplan erweitert: Wenn es Karsten gelang, aus dem Glas einen Schluck seiner geliebten Apfelschorle zu trinken, gab es dafür zwei Kärtchen, dafür gab es nach einigen Tagen fürs bloße Anfassen des Glases keine mehr. Es gab aber auch zwei Kärtchen, wenn er auf Station aus irgendeinem Glas trank. Ende der Geschichte: Nach drei Wochen hatte Karsten die 64 Teile des Memorys zusammen und konnte in der verbleibenden Woche bis zur Entlassung jetzt jeden Tag das Gelernte festigen und mit seiner Therapeutin Memory spielen und dabei Apfelschorle trinken, wobei das Spielen zunehmend wichtiger wurde als das Trinken aus dem Glas. Die Therapie wurde ambulant von mir noch über kurze Zeit weitergeführt, längst trank Karsten auch zu Hause und in der Öffentlichkeit aus Gläsern. Beim Abschied sagte er: „Da kann man mal sehen, wie so ein Schreck bei der Schnittverletzung einen durcheinanderbringen kann, natürlich kann kein Splitter eindringen, wenn das Glas nicht kaputt ist, aber zum Glück konnte mir ja geholfen werden".

Das folgende Beispiel soll zeigen, dass permanente Überforderungssituationen über längere Zeit sogar eine stationäre Behandlung erforderlich machen können und sich in diesem Fall auch noch ein Störungsbild entwickelte, welches meist nur durchschnittlich oder überdurchschnittlich intelligenten Patienten zugeschrieben wird und bei diesen im Allgemeinen auch sehr viel häufiger vorkommt.

BEISPIEL

Josepha

Die 12-jährige Josepha war das vierte von vier Kindern einer Pastorenfamilie. Ihre Geschwister waren wesentlich älter als sie. Zwei lebten bereits in eigenen Familien, hatten studiert und wohnten entfernt von der Herkunftsfamilie. Auch das dritte Kind, die zehn Jahre ältere Schwester Josephas, war zum Studium in einer anderen Stadt.

Josepha war ein zartes, häufig kränkelndes Kind, und die Eltern hatten sich um sie immer besonders gesorgt. Da sie im Juni geboren war und demzufolge sehr jung in die Schule gekommen wäre, erwirkten die Eltern ein Jahr Rückstellung von der Einschulung, trotzdem schien eine freiwillige Wiederholung der 1. Klasse sinnvoll, um Josepha überhaupt genügend Sicherheit bzgl. des Lernens und des Schulalltags zu vermitteln.

Danach schien bei ihr „der Knoten geplatzt" zu sein, freudig ging sie jeden Tag zur Schule und brachte auch gute Leistungen. Sie hatte bis zur 4. Klasse auch eine sehr liebe Lehrerin, die beiden mochten sich sehr, und die Eltern konnten endlich aufatmen.

Aber in der 5. Klasse, mit neuen Lehrern und höherem Leistungsdruck, brachte Josepha immer schlechtere Noten nach Hause, obwohl sie nicht auf ein Gymnasium gegangen war. Die gesamte Familie war stark beunruhigt, die Eltern ermahnten zu mehr Lernen. Josepha lernte in jeder freien Minute. Schließlich entwickelte sie im Laufe des Schuljahres eine Magersucht und wurde mit einem BMI von 13,6 stationär in die Klinik eingewiesen.

Einen Zusammenhang zwischen Schule und körperlichem Zustand sah die Familie zunächst nicht. Wenn Josepha sich anstrenge, habe sie doch immerhin mittelmäßige Leistungen, und in der 5. Klasse sei nun mal alles etwas schwerer als bisher. Daran müsse und werde sie sich schon gewöhnen. An außerschulischen Aktivitäten ging Josepha zum Klavierunterricht und sang im Kinderchor der Kirchengemeinde.

Wir nahmen die Patientin zur Therapie stationär auf. Bei der vorhergehenden Diagnostik ergab sich vor allem im intellektuellen Bereich ein Wert, mit welchem Josepha die Regelschule niemals gesund überstehen konnte (dieser Wert wurde mit einem anderen Verfahren im Verlauf der Genesung bestätigt).

Im Auswertungsgespräch der diagnostischen Befunde und in weiteren Elterngesprächen wurde Josephas intellektuelle Minderbegabung immer wieder thematisiert.

Es bedurfte vieler Diskussionen und Erklärungen und vieler Tränen auf Seiten der Eltern, bis diese akzeptieren und verstehen konnten, dass die beste Bildungschance nicht die beste Lebenschance für ihre jüngste Tochter darstellt.

Als sie das verinnerlicht hatten, setzten sie sich allerdings vehement für eine Umschulung des Mädchens ein, was wir mit unseren diagnostischen Befunden im Interesse der Patientin nur unterstützen konnten.

Was allerdings im Verlauf der Therapie auffiel, waren Josephas hervorragenden kreativen Fähigkeiten in der Ergotherapie und der Mal- und Musiktherapie. Dies machte Josepha und ihrer Familie Mut, dass die Talente des Mädchens auf anderen Gebieten als dem schulischen Wissen lagen, und dass es lohnenswert wäre, diese Talente zu fördern.

BEISPIEL

Rudo

Bei Rudo war der Verlauf nahezu umgekehrt. Ich lernte vor Jahrzehnten den damals 3-jährigen, schwer entwicklungsverzögerten Jungen mit Halbseitenlähmung und Epilepsie auf der Kinderstation einer Kleinstadt kennen, und er ist mir bis heute in Erinnerung geblieben, weil er bei der ersten Visite, an der ich teilnahm, den Chefarzt mit bereits vorgeformten Kotbröckchen bewarf. Rudo, der sich damals körperlich und geistig etwa auf dem Entwicklungsniveau eines knapp 1-jährigen Kindes befand, saß in einem Einzelzimmer in seinem Gitterbett, hatte sowohl das Laken abgezogen als auch sich selbst vollständig entkleidet und freute sich sichtlich, als gleich das erste „Wurfgeschoß“ traf. Rudo war nur einige Tage zur Verlaufsdiagnostik in der Klinik, wuchs sonst im Heim auf, da die Mutter ihn nicht betreuen konnte, war aber vom Heim eine doch sehr viel förderndere Umgebung gewöhnt als hier, wo er doch die meiste Zeit des Tages sich selbst überlassen und damit vollkommen unterfordert war. Der Junge wurde später in eine Pflegefamilie vermittelt und entwickelte sich dort, vor dem Hintergrund seiner Vorschädigung, relativ gut.

Manuel

Der 19-jährige Manuel wurde vom Notarzt wegen eines Status epileptikus (Serie von Anfällen, bei denen zwischendurch das Bewusstsein nicht wiedererlangt wird) in unsere Klinik eingeliefert, nachdem er mir bereits seit ca. drei Jahren durch meine Epilepsie-Spezialsprechstunde ambulant bekannt war. Manuel litt unter einem sogenannten Morbus Recklinghausen (s. Kap. 2, „Neurofibromatose“). Er zeigte die für das Störungsbild typischen äußerlichen Merkmale, hinzu kam eine mittelgradige Intelligenzminderung und seit ca. drei Jahren ein medikamentös bis dahin gut beherrschbares Anfallsleiden.

Manuel war seit seinem 4. Lebensjahr beim alleinerziehenden Vater aufgewachsen, da die Mutter mit der neugeborenen, nicht behinderten Tochter die Familie verlassen hatte, weil sie mit Manuels Störung überfordert war. Der Vater hatte auch das alleinige Sorgerecht. Manuel hatte zum Vater ein liebevolles Verhältnis, das der einfach strukturierte Mann herzlich erwiderte. Es war für Außenstehende immer wieder beeindruckend und schön, die beiden in so ehrlicher Harmonie miteinander zu erleben.

Manuel war fröhlich und jederzeit freundlich und arbeitete fleißig und gern in einer WfbM, seine Freizeit verbrachte er mit dem Vater, mitunter auch mit Nachbarn aus dem Wohnumfeld.

Nun wollte es der Zufall, dass der Vater nach vielen Jahren eine bis dato alleinstehende Frau kennenlernte, in die er sich nach einer gewissen Zeit verliebte. Hatte Manuel ihr von Anfang an skeptisch gegenübergestanden, wenn sie zu Besuch kam oder sie zu dritt etwas unternahmen, so war seine Toleranzgrenze überschritten, als die Frau bei ihnen einzog. Der Vater hatte versucht, seinem Sohn mit Engelszungen die eigenen Befindlichkeiten und Bedürfnisse mitzuteilen, aber nichts half. Manuel stand morgens oft nicht auf, vernachlässigte seine Körperhygiene und die Einnahme seiner Tabletten. Er schrie den Vater und auch dessen Partnerin in seiner Verzweiflung an, machte Kleidungsstücke von ihr kaputt, und wenn sie ihn „erziehen" wollte, wurde dies oft für alle drei zum Fiasko.

Der Vater hatte mir das in einer der letzten Sprechstunden bereits mit feuchten Augen erzählt, er konnte und wollte jedoch das Positive der Partnerschaft nicht aufgeben.

Niemand hätte gedacht, dass Manuel bereits einige Wochen später mit dem Notarzt in die Klinik kommen würde … Der Status epileptikus konnte bereits im Krankenwagen unterbrochen werden, bei der Einlieferung schlief der Junge, und als er nach einigen Stunden erwachte, wurde ich zu ihm gerufen und er freute sich sehr, dass ich ihn besuchte. Die WfbM hatte dafür gesorgt, dass er in unsere Klinik eingewiesen wurde, wo er bekannt war, das erleichterte das Vorgehen. Wir verabreichten ihm wieder sein Medikament, das er bereitwillig und regelmäßig nahm, er fühlte sich wohl auf der Station, wo er nur eine Woche bleiben musste, während der „die Frau" ihn nicht besuchte, aber zu zwei Paar-Sitzungen mit erschien. In deren Folge stellte sie fest, sie habe sich das alles anders vorgestellt und ertrage es so nicht länger. In einer Familiensitzung mit allen drei Betroffenen teilte sie offiziell mit, dass sie bei Manuels Vater wieder ausziehen werde, was diesen einerseits sehr traurig machte, andererseits aber auch von ihm akzeptiert wurde. Manuel hingegen nahm es mit Freude auf. Alle Beteiligten konnten einander ein Stück weit verstehen und trennten sich schließlich einvernehmlich.

Bei solchen Konstellationen bleibt dem Therapeuten mitunter nur die Rolle des Vermittlers zwischen den einzelnen Personen, damit sie ihren eigenen Weg gehen können.

Beispiel: Hannes

Hannes litt unter einer Phenylketonurie (PKU, s. Kap. 2). Er war 10 Jahre alt, lernbehindert und zunehmend verhaltensauffällig sowohl in der Schule als auch zu Hause. Die Mutter hatte sich zwar viel Mühe gegeben, die phenylalaninarme Diät bei ihm durchzusetzen, aber die intellektuelle Entwicklung war doch nicht ganz altersgerecht verlaufen, sodass er in der 3. Klasse in eine LB-Schule umgeschult werden musste. Die Eltern, deren einziges Kind er war, begrüßten diese Maßnahme, weil sie bemerkt hatten, dass der Junge in der Regelschule zunehmend überfordert gewesen war. Hannes war ein lebensfroher, aufgeweckter Junge mit zeitweise geradezu überschäumendem Temperament. Ständig war er in Bewegung, fing vieles an, brachte so manches nicht zu Ende, konnte sich schwer auf eine Sache konzentrieren, besonders bei schulischen Anforderungen und Hausaufgaben, sodass er seine vorhandenen kognitiven Ressourcen (IQ 79) nicht ausschöpfen konnte und seine Noten auch in der LB- Schule immer schlechter wurden. Die ambulante Kinder- und Jugendpsychiaterin diagnostizierte eine ADHS und verordnete ein Medikament, riet den Eltern aber auch, Hannes an einem Training der Konzentrationsfähigkeit teilnehmen zu lassen.

Da seine Schule sich in unmittelbarer Nachbarschaft zur Klinik befand, nahmen wir den Jungen für 20 Tage tagesklinisch auf, um nach der Schule jeweils eine Einheit des KTP (Konzentrationstrainings-Programm) zu applizieren. In Absprache mit den Lehrern bekam Hannes während dieser vier Wochen keine Hausaufgaben. Wir verwendeten zum Training, obwohl Hannes bereits in der 4. Klasse war, das KTP für die 1./2. Klasse (Ettrich, 2007a), sodass sichergestellt war, dass die Aufgaben keine kognitiven, sondern lediglich konzentrative Anforderungen an ihn stellten.

Hannes arbeitete eifrig mit und bekam am Ende der Einheit häufig die volle Punktzahl. In der Schule wurden seine Leistungssteigerungen gelobt und mit guten Noten honoriert. Nach dem KTP nahm Hannes noch regelmäßig an der Physiotherapiegruppe der Tagesklinik teil, bevor er nach Hause ging. Als der Entlassungstermin näher rückte, baten er und seine Eltern, die ihn inzwischen bei einer ambulanten Psychotherapeutin angemeldet hatten, um weitere Aufgaben zur Konzentrationssteigerung, weil alle gemerkt hatten, dass das Lernen dem Jungen jetzt viel leichter gelang. Wir empfahlen das Konzentrations-Trainingsprogramm 3./4. Klasse (Ettrich 2007b), welches dann wöchentlich einmal durchgeführt wurde. Im zweiten Halbjahr der 5. Klasse konnte das verordnete Medikament abgesetzt werden, weil der Junge sich inzwischen selbst so gut steuern konnte, dass es nicht mehr gebraucht wurde.

Marlen

Marlen, ein 12-jähriges Mädchen mit einem Down-Syndrom, wurde uns von einem ambulanten Kinder- und Jugendpsychiater wegen schwerer, ambulant nicht beherrschbarer Verhaltensauffälligkeiten stationär eingewiesen. Das Mädchen war ein halbes Jahr zuvor von einer Schule für Lernbehinderte (LB) in eine Schule für geistig Behinderte (GB) umgeschult worden, da ihre Leistungen für einen Verbleib an der LB-Schule nicht ausreichten.

Damit hatte sie ihre gewohnte alltägliche Schulumgebung und fast alle ihre Freunde verloren, was sie sehr traurig und wütend machte. Sie wurde zunehmend aufsässiger und aggressiver, und als in dieser Zeit ihr Vater wegen einer anderen Frau die Familie verließ und die Mutter mit ihr und dem 10-jährigen Bruder allein blieb und in eine andere Gegend der Stadt umzog, eskalierte die Situation.

Marlen bekam bei scheinbar nichtigen Anlässen regelrechte Tobsuchtsanfälle, während derer auch Gegenstände zerstört und Mutter und Bruder körperlich attackiert wurden. Die Mutter erkannte ihre sonst immer friedfertige Tochter nicht wieder und wusste sich keinen Rat mehr. Sie war regelrecht erleichtert, als wir ihr für Marlen kurzfristig einen Platz auf Station anboten. Diese Phase diente einerseits der Verhaltensdiagnostik und der Verlaufsdiagnostik im kognitiven Bereich, andererseits aber auch der Anbahnung einer Verhaltensmodifikation.

Marlen wurde in das multimodale Setting der Station eingegliedert, wobei besonderer Wert auf Gruppentherapien gelegt wurde. Sie fügte sich schnell ein, fand eine Freundin und eine „Lieblingstherapeutin" (Ergotherapeutin), nahm auch begeistert an der Psychomotorik-Gruppe teil, am besten aber gefielen ihr das therapeutische Reiten und die tiergestützte Therapie mit Hunden. In keiner der Gruppen zeigte sie die von der Mutter beschriebenen Verhaltensexzesse.

In der Einzeltherapie offenbarte sie der Therapeutin, dass ihr Papa, an dem sie sehr hing, die Familie sicher nur verlassen habe, weil sie, Marlen, zu dumm sei, und auch die Mutter in letzter Zeit oft traurig sei und manchmal weine, sicher auch wegen Marlens Dummheit. Sie fühle sich als Versagerin, wolle am liebsten gar nicht wieder nach Hause in die neue Wohnung, wo sie ja auch keine Freunde im Umfeld habe.

Da war für das Mädchen in den vergangenen Monaten viel an negativen Eindrücken zusammengekommen, zu viel, als dass sie es (vor dem Hintergrund ihres Störungsbildes) hätte verarbeiten können! Da war nicht nur eine Therapie der Indexpatientin nötig, sondern eine Mitbehandlung des gesamten Umfeldes!

Wir arbeiteten parallel mit der Patientin und ihrer Familie psychotherapeutisch (Einzel-VT zur Selbstwertsteigerung, soziales Kompetenztraining in der Gruppe, Familientherapeutische Sitzungen, an welchen auch der Vater teilnahm!), wir beschulten die Patientin zunächst in der Klinik, nach vier Wochen stundenweise an einer benachbarten Gastschule.

Wichtig waren in ihrem Fall auch die am Wochenende stattfindenden Belastungserprobungen im häuslichen Umfeld, bei denen sie allmählich Kinder aus der Wohnumgebung kennenlernte, auf die sie in der ihr eigenen Weise sehr offen zuging und die sie zu gemeinsamen Aktivitäten einluden (hier hatte am Anfang die Mutter ein bisschen ihre Hände im Spiel).

Im Verlauf der stationären Therapie meldete ihre Mutter sie bei einem in der Gegend befindlichen Verein für therapeutisches Reiten und Voltigieren an, den sie nach Entlassung von Station regelmäßig besuchte. Längst ging sie auch wieder in ihre GB-Schule, wo sie es inzwischen ganz gut fand, denn alle waren mit ihren Leistungen sehr zufrieden. Und an ihrem 13. Geburtstag schenkte ihr der Vater in Absprache mit der Mutter das Meerschweinchen, das sie sich schon so lange gewünscht hatte.

6 Zusammenfassung

Psychotherapeutische Arbeit mit intelligenzgeminderten Kindern und Jugendlichen ist notwendig und möglich. Dieses Thema ist uns so wichtig, dass wir uns für dieses Buch entschieden haben und im Buch manche Sachverhalte an verschiedenen Stellen aufgreifen, um sie unter möglichst vielen Blickwinkeln zu betrachten. Wir ermuntern, dass Vorurteile und Unsicherheiten abgebaut werden und sich Zutrauen entwickeln kann.

Die Arbeit ist notwendig, weil Menschen mit Lernbehinderung und geistiger Behinderung aller Altersgruppen und Schweregrade drei bis vier Mal häufiger psychische Störungen entwickeln als nichtbehinderte Menschen. Vor allem bei Kindern und Jugendlichen sind Lern- und Reifungsprozesse möglich. So können sie von psychotherapeutischer Behandlung profitieren. Sie sind grundsätzlich therapiefähig. Mit unseren gewählten Fallvignetten stellen wir dies dar und liefern dafür Belege. Das heißt aber auch, dass es nichtsdestotrotz auch Grenzen in der Arbeit gibt, wie dies auch bei nichtbehinderten Kindern und Jugendlichen der Fall sein kann.

Wir gehen davon aus, dass ein erheblicher Bedarf an Psychotherapie vorhanden ist. Die Versorgungssituation ist defizitär und in ländlichen Regionen katastrophal.

Ob und dass Psychotherapie für Kinder mit Intelligenzminderung angeboten wird, entscheidet gegenwärtig noch das Vorhandensein von engagierten Bezugspersonen und von Therapeuten, die sich die Arbeit zutrauen.

Es fehlt an grundständigen Inhalten während der Ausbildung, an praktischen Übungsmöglichkeiten und an Weiterbildungsangeboten. Es gilt, die Thematik in die Ausbildungscurricula von Psychotherapeuten und Kinder- und Jugendlichenpsychotherapeuten aufzunehmen. Es bedarf der verstärkten Einbeziehung der Thematik in die Ausbildung von Heilerziehungspflegern und Heilpädagogen. Und es gilt, die Weiterbildung diesbezüglich zu intensivieren.

Schließlich sollten Finanzierungsfragen zu Transport und Begleitperson geklärt werden und die Mehraufwandhonorierung im EBM (Einheitlicher Bewertungsmaßstab) ausgewiesen werden. Es sollte nach Möglichkeiten gesucht werden, Angaben zu speziell qualifizierten Therapeuten, die mit intelligenzgeminderten Menschen arbeiten, über die regionalen Kammern oder Kassenärztlichen Vereinigungen zugänglich zu machen (Hennicke, 2009). Hier besteht Nachholbedarf, den es gilt, zur Kenntnis zu nehmen und von Entscheidungsträgern zu beheben.

Die psychotherapeutische Behandlung von Kindern und Jugendlichen mit Intelligenzminderung weist Besonderheiten auf, die wir sowohl theoretisch als auch praktisch in den einzelnen Fallvignetten beschrieben haben. Dabei sind die Besonderheiten oft zusätzlich Probleme. So ist in den meisten Fällen zumindest der Therapiebeginn „fremdbestimmt", d. h. Eltern und/oder Betreuer üben Druck auf die Kinder und Jugendlichen aus, sich dem Therapeuten vorzustellen. Das gilt oft auch für Kinder und Jugendliche ohne Intelligenzminderung. Es entsteht damit ein erschwerter Beziehungsaufbau und oft erst zögerlich entwickelt sich Compliance.

Die Therapie erfordert aber mehr als im nicht behinderten Bereich in den Abläufen Ritualisierung und bedarf einer „Entschleunigung" in allen Prozessen. Stärker als bei Patienten ohne Intelligenzminderung muss mit möglichst vielen Personen des Lebensumfeldes kooperiert werden.

Die Psychotherapie behandelt die psychischen Störungen und Erkrankungen eines Kindes und Jugendlichen mit Intelligenzminderung. Dabei gilt es Verhaltensauffälligkeiten zu diagnostizieren, auszuhalten und wenn möglich abzubauen. Die Intelligenzminderung impliziert nicht zwangsläufig die Verhaltensstörung. Diagnostische Verfahren sollten angewandt werden, um das eine vom anderen zu unterscheiden!

Wie jede Arbeit kann auch die therapeutische Arbeit mit intelligenzgeminderten Kindern und Jugendlichen misslingen. Das sollte Ansporn sein, genauer hinzusehen und zu analysieren, was nicht funktioniert hat. Deshalb kommt der Diagnostik eine umfassende und wichtige Funktion zu. Beobachtungszeit, ausgewählte Tests und vor allem die Exploration mit Bezugspersonen bilden wichtige Säulen der Diagnostik. Erst nach einer genauen Diagnostik kann ein effektiver Behandlungsplan erstellt werden. Diese Vorgehensweise wird auch bei dieser besonderen Patientengruppe nicht außer Kraft gesetzt.

Psychotherapie ist stets Heilbehandlung und dies gilt auch für Menschen mit Intelligenzminderung. Die Grenzen zur heilpädagogischen Entwicklungsförderung sind fließend. Psychotherapie muss Teil eines multimodalen Behandlungskonzepts sein und in Kooperation mit professionellen Teams und komplementären Therapien angeboten werden.

Das Therapiesetting muss die Besonderheiten intelligenzgeminderter Kinder und Jugendlicher berücksichtigen. Ziele müssen verständlich erklärt und Techniken und Methoden an die besonderen Voraussetzungen angepasst werden.

Deshalb braucht die psychotherapeutische Arbeit mit dieser besonderen Personengruppe die Grundhaltung und Bereitschaft, Wissen individuell zuzuschneiden und anzuwenden. Dies erfordert vom Therapeuten ein hohes Maß an Flexibilität und Kreativität beim Einsatz von Therapiemethoden und -techniken. Es bedarf der Fähigkeit und Bereitschaft zum Verstehen ungewohnter Kommunikationsformen. Schließlich ist auch der Transfer des Gelernten in den Alltag schwieriger als bei Patienten ohne kognitive Einschränkungen

Berücksichtigt man diese Besonderheiten, so kann Psychotherapie auch mit intelligenzgeminderten Kindern und Jugendlichen gelingen und bereichernd sein, wie wir es seit Jahren erleben.

Wir wollten ein Praxisbuch schreiben, welches theoretische Grundlagen aus Medizin (Psychiatrie, Neurologie, Pädiatrie, Sozialpsychiatrie), Psychologie (Entwicklungspsychologie, Sozialpsychologie, Entwicklungspsychopatholgie) und Pädagogik (Sozialpädagogik, Sonderpädagogik, Heilpädagogik, Heilerziehungspflege) enthält und diese in das psychotherapeutische Handeln bei Kindern und Jugendlichen mit Intelligenzminderung und unterschiedlichen komorbiden Störungen einfließen lässt.

Wir hoffen sehr, dass durch die Essenz unser beider unterschiedlichen beruflichen Wege eine sinnvolle theoretische und praktische Legierung zum Wohle intelligenzgeminderter, psychisch kranker Kinder und Jugendlicher gelungen ist.

Uns war und ist dabei jederzeit bewusst, dass ein Buch, welches die große Altersspanne von Kindern und Jugendlichen berücksichtigt, schwierig ist, schwieriger noch, wenn es während dieser Entwicklungsphase die gesamte Bandbreite von Intelligenzminderung in Diagnostik und Therapie beinhalten und die dabei häufig auftretenden psychischen Störungen berücksichtigen will.

Es ist also unvermeidlich, dass dem Leser wichtige, im Buch zu kurz gekommene Dinge auf- und einfallen. Wir wissen das, deshalb sind wir für kritische Rückmeldungen offen und dankbar.

Wenn unser Buch bei einigen Kinder- und Jugendlichenpsychotherapeuten oder auch Angehörigen, anderer mit dieser Klientel beruflich Beschäftigten dazu führt, sich künftig mehr und öfter Gedanken um solche wie die von uns hier beschriebenen Kinder und Jugendlichen zu machen und diese Gedanken in ihr tägliches Handeln einzubeziehen, dann ist dieses Ziel erreicht.

Unser großer Wunsch ist, dass die Leser dem Buch ebenso wie den darin exemplarisch beschriebenen jungen Menschen mit Achtung begegnen.

Literatur

Abels, D. (1974). *Konzentrations-Verlaufs-Test (KVT)*. Göttingen: Hogrefe.
Achenbach, T. M. (1991a). *Manual for the Child Behavior Checklist/4–18 and 1991 Profile*. Burlington: University of Vermont, Department of Psychiatry.
Achenbach, T. M. (1991b). *Manual for the Youth Self-Report and 1991 Profile*. Burlington: University of Vermont, Department of Psychiatry.
Albers, T. (2010). Inklusion und sonderpädagogischer Förderbedarf – Historische Linien und gegenwärtige Anforderungen an ein verändertes Verständnis sonderpädagogischer Förderung. *Heilpädagogik online*, 01/10, 52–73.
Albers, T., Jungmann, T., & Lindmeier, B. (2009). Sprache und Interaktion im Kindergarten. Zur Bedeutung sprachlicher Kompetenz für den Zugang zur Peerkultur in elementarpädagogischen Einrichtungen. *Zeitschrift für Heilpädagogik*, 60(6), 202–212.
Ahrens-Eipper, S., & Nelius, K. (2017). *IRRT mit Kindern und Jugendlichen*. Halle: kjp.
Axline, V. (1947/2016). *Kinder-Spieltherapie im nicht-direktiven Verfahren*. München: Ernst Reinhardt.
Ayres, A. J. (2013). Bausteine der kindlichen Entwicklung. Berlin: Springer.

Bandura, A. (1976). *Lernen am Modell*. Stuttgart: Klett-Cotta.
Bausch, J. (2016). *Knast*. Berlin: Ullstein.
Bellak, L., & Bellak, S. S. (1955). *Der Kinder-Apperzeption-Test*. Göttingen: Hogrefe.
Berger, E. (2006). Psychiatrische Hilfen für Menschen mit intellektueller Behinderung – Diagnostik, Therapie und strukturelle Bedingungen. *bidok-Volltextbibliothek, 1–6*.
Birbaumer, N. (1973). *Neuropsychologie der Angst*. München: Urban und Schwarzenberg.
Birbaumer, N. (2015). *Dein Gehirn weiß mehr, als Du denkst*. Berlin: Ullstein.
Bondy,, C., Cohen, R., Eggert, D., & Lüer, G. (1995). *Testbatterie für geistig behinderte Kinder*. Weinheim: Beltz.
Borg-Laufs, M. (1999). *Lehrbuch der Verhaltenstherapie mit Kindern und Jugendlichen. Band I: Grundlagen*. Tübingen: dgvt-Verlag.
Borg-Laufs, M. (Hrsg.) (2001). *Lehrbuch der Verhaltenstherapie mit Kindern und Jugendlichen. Band II: Interventionsmethoden*. Tübingen: dgvt.
Brem-Gräser, L. (2006). *Familie in Tieren*. Göttingen: Hogrefe.
Brunner, R. M. (2013). *Dissoziative und Konversionsstörungen*. Heidelberg: Springer.
Burgemeister, B. B., Blum, L., & Lorge, I. (1954). *Columbia Mental Maturity Scale. Guide for Administering and Interoreting*. New York: Harcourt Brace Jovanovich

Cattell, R. B., Weiß, R. H., & Osterland, J. (1997). *Grundintelligenztest (CFT) Skala 1*. Göttingen: Hogrefe.
Cierpka, M., & Schick, A. (2005). *Faustlos 1–3*. Göttingen: Hogrefe.
Corman, L. (2013). *Der Schwarzfuß-Test*. Göttingen: Hogrefe.

Deutscher Bundestag (1975). *Bericht über die Lage der Psychiatrie in der BRD*. Drucksache 7/4200. Bonn.

Deutscher Kinderschutzbund (2005). *Starke Eltern – Starke Kinder*. Verfügbar unter www.sesk.de/content/start.aspx, 25.01.2019.

Deutsches Institut für medizinische Dokumentation und Information (DIMDI) (2002). *Internationale Klassifikation der Funktionsfähigkeit, Behinderung und Gesundheit (ICF)*. Genf: WHO.

Dieckmann, F. (2011). Über das Verhältnis von Heilpädagogik und Psychiatrie bei der Unterstützung von Menschen mit Behinderung im Alltag. In K. Hennicke (Hrsg.), *Verhaltensauffälligkeiten, Problemverhalten, psychische Störungen – Herausforderungen für die Praxis*. Materialien der DGSGB, Band 25 (S. 51 – 78). Berlin: DGSGB.

Dilling, H., Mombour, W., & Schmidt, M. H. (1991/2015). *Internationale Klassifikation psychischer Störungen – ICD-10*. Bern: Huber.

Dobslaw, G. (2010). *Teilhabeorientierung bei der Betreuung von Menschen mit schwerwiegend herausforderndem Verhalten. Vortrag auf der II. Berliner Fachtagung zur psychosozialen Betreuung von Substituierten*. Bundesvereinigung Lebenshilfe für Menschen mit geistiger Behinderung e.V. Köln: Psychiatrie-Verlag.

Doll, E. A. (1953). *The Measurement of Social Competence. A Manual for the VSMS*. Minneapolis: Educational Testing Bureau of Circle Pines.

Domes, G. (2008). Autismus und soziale Kognition. *Der Nervenarzt*, 3, 261 – 274.

Döpfner, M., & Lehmkuhl, G. (1998). *Diagnostik-System für psychische Störungen im Kindes- und Jugendalter nach ICD-10 und DSM-IV (DISYPS-KG)*. Bern: Huber.

Dosen, A. (1997). *Psychische Störungen bei geistig behinderten Menschen*. Stuttgart: Fischer.

Eggers, C., Fegert, J. M., & Resch, F. (2004). *Psychiatrie und Psychotherapie des Kindes- und Jugendalters*. Heidelberg: Springer.

Eggert, D. (1972). *Diagnose der Minderbegabung*. Weinheim: Beltz.

Eggert, D. (1974). Eine vergleichende Untersuchung zur Sozialreife geistig behinderter Kinder und jüngerer nicht behinderter Kinder mit der Vineland Social Maturity Scale. *Praxis der Kinderpsychologie und Kinderpsychiatrie*, 23: 139 – 144.

Einfeld, S., Tonge, B., & Steinhausen, H.-C. (2007). *Verhaltensfragebogen bei Entwicklungsstörungen (VFE)*. Göttingen: Hogrefe.

Emerson, E. (2003). Prevalence of psychiatric disorders in children and adolescents with and without intellectual disability. *Journal of Intellectual Disability Reasearch, 47*, 51 – 58.

Emerson, E., & Einfeld, S. L. (2011). *Challenging Behaviour*. Cambridge: University Press.

Erikson, E. H. (2005). *Kindheit und Gesellschaft*. Berlin: Suhrkamp.

Erretkamps, A., Kufner, K., & Schmid, S. (2017). *Therapie-Tools Depression bei Menschen mit geistiger Behinderung*. Weinheim: Beltz.

Esser, G. (2003). *Lehrbuch der Klinischen Psychologie und Psychotherapie des Kindes- und Jugendalters*. Stuttgart: Thieme.

Ettrich, C. (2004). *Konzentrationstrainings-Programm für Kinder: Vorschulalter*. Göttingen: Vandenhoeck und Ruprecht.

Ettrich, C. (2007a). *Konzentrationstrainings-Programm für Kinder: 1. und 2. Klasse*. Göttingen: Vandenhoeck und Ruprecht.

Ettrich, C. (2007b). *Konzentrations-Trainings-Programm für Kinder: 3. und 4. Klasse*. Göttingen: Vandenhoeck und Ruprecht.

Ettrich, C., & Ettrich, K. U. (2006a). *Persönlichkeitsentwicklung verhaltensgestörter Kinder und Jugendlicher. Ergebnisse einer prospektiven Längsschnittstudie*. Hamburg: Dr. Kovac.

Ettrich, C., & Ettrich, K. U. (2006b). *Verhaltensauffällige Kinder und Jugendliche*. Heidelberg: Springer.

Ettrich, C., & Ettrich, K. U. (2009). *Die Anamnese in der Kinder- und Jugendlichen-Psychotherapie.* Göttingen: Cuvillier.
Ettrich, C., & Ettrich, K. U. (2011). *Verhaltensauffällige Schüler: Beeinflussung durch eigene Wahrnehmungen und Einstellungen.* Göttingen: Cuvillier.
Ettrich, C., & Stodolka, E. (2014). *Psychotherapie für Kinder und Jugendliche. – Welche Rolle spielen die Eltern?* (Berichte aus der Psychologie). Aachen: Shaker.
Ettrich, K. U. (2000). *Entwicklungsdiagnostik im Vorschulalter.* Göttingen: Vandenhoeck und Ruprecht.
Ettrich, K. U., & Ettrich, C. (2005). *KHV-VK. Konzentrations-Handlungsverfahren für Vorschulkinder.* Göttingen: Hogrefe.
Ettrich, K. U., & Ettrich, C. (2010). *Verhaltensbeobachtungsbogen für Vorschulkinder (VBB-VK).* Göttingen: Cuvillier.

Fahrenberg, J., Hampel, R., & Selg, H. (2010). *Das Freiburger Persönlichkeitsinventar (FPI-R).* Göttingen: Hogrefe.
Falkai, P., & Wittchen, H.-U. (2015a). *Diagnostisches und statistisches Manual psychischer Störungen – DSM-V.* Göttingen: Hogrefe.
Falkai, P., & Wittchen, H.-U. (2015b). *Diagnostische Kriterien DSM-V.* Göttingen: Hogrefe.
Freud, A. (2010). *Einführung in die Technik der Kinderanalyse.* (8. Aufl.). München: Ernst Reinhardt.
Freud, S. (1991). *Gesammelte Werke.* Frankfurt/M. S. Fischer.
Frost, L. A., & Bondy, A. (2002). *The Picture Exchange Communication System (PECS). Training Manual.* Brighton: Pyramid Educational Consultants.

Grimm, H., & Schöler, H. (1991). *Heidelberger Sprachentwicklungstest.* Göttingen: Hogrefe.

Hahlweg, K. (2001). Bevor das Kind in den Brunnen fällt: Prävention von kindlichen Verhaltensstörungen. In W. Deutsch & M. Wenglorz (Hrsg.), *Zentrale Entwicklungsstörungen bei Kindern und Jugendlichen* (S. 189 – 241). Stuttgart: Klett-Cotta.
Hahn, G. P. (1995). *Hilfen für das Zusammenleben mit geistig Behinderten.* Berlin: Wissenschaftsverlag Volker Spiess GmbH.
Hampel, R., & Selg, H. (1975). *FAF. Fragebogen zur Erfassung von Aggressivitätsfaktoren.* Göttingen: Hogrefe.
Häßler, F. (2014). *S2k-Praxisleitlinie Intelligenzminderung. AWMF-Register Nr. 028-042.* Verfügbar unter www.awmf.org/uploads/tx_szleitlinien/028-042l_S2k_Intelligenzminderung_2014-12_verlaengert_01.pdf, 28.01.2019
Häßler, F. (2011). *Intelligenzminderung.* Heidelberg: Springer.
Heinrich, J. (2008). *Trierer Aggressions- und Sicherheitsprogramm (Tri.A.S.).* Marburg: Lebenshilfe.
Hennicke, K. (2008). Zur Versorgung von Menschen mit Intelligenzminderung und psychischen Störungen in den Kliniken für Kinder- und Jugendpsychiatrie in Deutschland – Ergebnisse einer Fragebogenuntersuchung. *Zeitschrift für Kinder- und Jugendpsychiatrie und Psychotherapie, 36*(2), 127 – 134.
Hennicke, K. (Hrsg.) (2011). *Verhaltensauffälligkeiten, Problemverhalten, psychische Störungen – Herausforderungen für die Praxis.* Dokumentation der Arbeitstagung der DGSGB in Kassel, Band 25. Berlin: Materialien der DGSGB.
Hennicke, K. (2012). *Traumatherapie bei Kindern und Jugendlichen mit geistiger Behinderung.* Marburg: Lebenshilfe.
Hennicke K., Buscher M., Häßler F., & Roosen-Runge G. (2009) *Psychische Störungen und Verhaltensauffälligkeiten bei Kindern und Jugendlichen mit Intelligenminderung. S1-Leitlinie der*

Deutschen Gesellschaft für Kinder- und Jugendpsychiatrie, Psychosomatik und Psychotherapie e.V. (DGKJP). Berlin: MWV.

Hennicke, K., Klauß, T. (2014). *Problemverhalten von Schüler(inne)n mit geistiger Behinderung*. Marbug: Lebenshilfe.

Hillers, F. (1980). *Diagnostikum für Cerebralschädigungen*. Bern: Huber.

Holtz, K.-L., Eberle, G., Hillig, A., & Marker, K. R. (2005). *Heidelberger Kompetenzinventar (HKI)*. Heidelberg: Spektrum.

Hollenstein, S. (2010). *Die psychiatrische und sonderpädagogische Betreuung von lern- bis geistig behinderten Jugendlichen mit Verhaltensauffälligkeiten und psychischen Problemen*. Bern: Bachelorarbeit Züricher Fachhochschule.

Huber, B. (2005). *Psychoedukatives Programm Epilepsie*. Bethel: Blackwell-Wissenschafts-Verlag.

Hungerige, H., & Borg-Laufs, M. (2001). *Rollenspiel*. In M. Borg-Laufs (Hrsg.), S. 247–300.

Hungerige, H., & Borg-Laufs, M. (2006). *Rollenspielmethoden*. In F. Mattejat (Hrsg.), S. 283–290.

Kane, J. F., & Kane, G. (1976). *Geistig schwer Behinderte lernen lebenspraktische Fertigkeiten*. Bern: Huber.

Kastner-Koller, U., & Deimann, P. (1998). *Wiener Entwicklungstest (WET)*. Göttingen: Hogrefe.

Kircher, T. (2012). *Kompendium der Psychotherapie*. Heidelberg: Springer.

Kleber, E. W., & Kleber, G. (1974). *Differentieller Leistungstest – KE (DL-KE)*. Göttingen: Hogrefe.

Koch, I., & Pleißner, S. (1984). *Konzentrations-Handlungs-Verfahren (KHV)*. Berlin: Psychodiagnostisches Zentrum.

Klauß, T. (2006). *„Was bewegt Menschen, deren Verhalten uns auffällt?"*. Vortrag bei der Fachtagung der Fachschule für Sozialpädagogik in Schwarzach.

Kubinger, K. D., & Wurst, E. (1991). *Adaptives Intelligenz-Diagnostikum*. Göttingen: Hogrefe.

Laucht, M. (2001). Antisoziales Verhalten im Jugendalter: Entstehungsbedingungen und Verlaufsformen. *Zeitschrift für Kinder- und Jugendpsychiatrie und -psychotherapie*, 29, 297–311.

Lauth, G., Linderkamp, F., Schneider, S., & Brack, U. (2008). *Verhaltenstherapie mit Kindern und Jugendlichen*. Weinheim: Psychologie Verlagsunion.

Lingg, A., & Theunissen, G. (2008). *Psychische Störungen und geistige Behinderung. Ein Lehrbuch und Kompendium für die Praxis*. Freiburg: Lambertus.

Luria, A. R. (1970). *Die höheren kortikalen Funktionen des Menschen und ihre Störungen bei örtlichen Hirnstörungen*. Berlin: Volk und Wissen.

Maercker, A., & Weike, A. I. (2009). *Systematische Desensibilisierung*. In J. Margraf & Schneider (Hrsg.), S. 507–514.

Margraf, J., & Schneider, S. (Hrsg.) (2009). *Lehrbuch der Verhaltenstherapie. Band 1*. Heidelberg: Springer.

Mattejat, F. (Hrsg.) (2006). *Verhaltenstherapie mit Kindern, Jugendlichen und ihren Familien*. München: CIP-Medien.

Mattejat, F., Quaschner, K., & Remschmidt, H. (2006). *Verhaltenstherapie mit Kindern und Jugendlichen: Definition, Prinzipien, Besonderheiten*. In F. Mattejat (Hrsg.), S. 3–12.

Mees, U., & Selg, H. (1977). *Verhaltensbeobachtung und Verhaltensmodifikation*. Stuttgart: Klett-Cotta.

Meichenbaum, D. (1979). *Kognitive Verhaltensmodifikation*. München: Urban und Schwarzenberg.

Melchers, P., & Preuss, U. (1991). *Kaufman Assessment Battery*. Göttingen: Hogrefe.

Mendes, U., Blank, R., Hasmann, R., Hollann, H., Mickley, M., Peters, H. et al. (2013). *Qualitätszirkel „Psychische Störungen bei Kindern und Jugendlichen mit Intelligenzminderung"*. Berlin: DGSPJ.

Mertens, W. (2014). *Handbuch der psychoanalytischen Grundbegriffe*. Stuttgart: Kohlhammer.

Metaxas, C., Wünsch, A., Simon, T., & Nübling, R. (2014). Ambulante Psychotherapie für Kinder und Jugendliche mit Intelligenzminderung. *Psychotherapeutenjournal, 2/2014*, 122–132.

Mowrer, O. H. (1939). A Stimulus-response Analysis of Anxiety and its Role as a Reinforcing Agent. Psychological Review, 46, 102–148.

Murray, H. A. (1997). *Thematic Apperception Test (TAT)*. Göttingen: Hogrefe.

Neuhäuser, G., & Steinhausen, H.-C. (2003). Epidemiologie, Risikofaktoren und Prävention. In G. Neuhäuser & H.-C. Steinhausen (Hrsg.), Geistige Behinderung (S. 9–23). Stuttgart: Kohlhammer.

Neukäter, H. (1996). *Erziehungshilfe bei Verhaltensstörungen*. Oldenburg: Zentrum für pädagogische Berufspraxis.

Noterdaeme, M. (2006). *Stereotypien und autoaggressive Verhaltensweisen bei geistig behinderten Kindern und Jugendlichen*. In R. Frank (Hrsg.), S. 142–156.

Ocker, A. (2013). *Die Versorgungslage von Kindern und Jugendlichen mit geistiger Behinderung und psychischen Störungen. Eine multidisziplinäre Auseinandersetzung ausgehend von den besonderen Aufgaben Sozialer Arbeit*. Hamburg: Hochschule für Angewandte Wissenschaften.

Olbrich, E., & von Otterstädt, C. (2003). *Menschen brauchen Tiere*. Stuttgart: Kosmos.

Olweus, B. (1996). *Gewalt in der Schule. Was Lehrer und Eltern wissen sollten – und tun können*. Bern: Huber.

Pawlow, I. P. (1973). *Auseinandersetzung mit der Psychologie*. München: Kindler.

Petermann, F., Jugert, G., & Tänzer, U. (1999). *Sozialtraining in der Schule*. Weinheim: PVU.

Petermann, F., Kusch, M., & Niebank, K. (1998). *Entwicklungspsychopathologie*. Weinheim: PVU.

Petermann, F., Niebank, K., & Scheithauer, H. (2004). *Entwicklungswissenschaft*. Heidelberg: Springer.

Petermann, F., & Petermann, U. (1994/2012). *Training mit aggressiven Kindern*. 7. Aufl./13. Aufl. Weinheim: Beltz.

Petermann, F., & Petermann, U. (2007). *HAWIK IV*. Göttingen: Hogrefe.

Petermann, F., & Petermann, U. (2015). *Training mit sozial unsicheren Kindern*. 11. Aufl. Weinheim: Beltz.

Petermann, F., & Petermann, U. (2017). *Training mit Jugendlichen*. 10. Aufl. Göttingen: Hogrefe.

Piaget, J. (1990). *Gesammelte Werke*. Studienausgabe. Stuttgart: Klett-Cotta.

Plück, J., Wieczorrek, E., Wolff Metternich, & Döpfner, M. (2006). *Präventionsprogramm für Expansives Problemverhalten (PEP): Ein Manual für Eltern- und Erziehergruppen*. Göttingen: Hogrefe.

Prothmann, A. (2007). *Tiergestützte Kinderpsychotherapie*. Frankfurt: Peter Lang.

Raven, J. C. (1956). *Standard Progressive Matrices (SPM)*. London: Lewis & Co.

Reuner, G., & Rosenkranz, J. (Hrsg.) (2014). *Bayley-Scales of Infant and Toddler Development. Third Edition – Deutsche Version*. Göttingen_ Hogrefe.

Revers, W. J. (1985). *Thematischer Apperzeptionstest (TAT) von Murray*. Göttingen: Hogrefe.

Rodewischer Thesen (1963). *Internationales Symposium über psychiatrische Rehabilitation 23. bis 25. Mai 1963 in Rodewisch*.

Rogers, C. (1972). *Die nicht direktive Beratung.* München: Kindler.

Sanders, M. (1999). The Triple P-Positive Parenting Program. Towards an Empirically Validated Multi-level Parenting an Familly Support Strategy for the Prevention and Treatment of Child Behavior and Emotional Problems. *Child and Family Psychology Review, 2,* 71–90.

Sarimski, K., & Steinhausen, H.-C. (2008). *Psychische Störung und geistige Behinderung.* Göttingen: Hogrefe.

Sarimski, K., & Schaumburg, M. (2010): Soziale Partizipation in der Freizeit von 3 bis 6-jährigen Kindern mit und ohne Behinderung. *Zeitschrift für Heilpädagogik, 4/2010,* 124–129.

Schanze, C. (2013). *Psychiatrische Diagnostik und Therapie bei Menschen mit Intelligenzminderung.* Stuttgart: Schattauer.

Schirmer, B. (2015). *Herausforderndes Verhalten in der Kita.* Göttingen: Gräfe und Unzer.

Schmidtke, A., Schaller, & S., Becker, P. (1991). *Coloured Progressive Matrices (CPM), Manual 2.* Göttingen: Hogrefe.

Schopler, E. (1972). *TEACCH Autism Program.* University of North Carolina.

Seidel, M. (Hrsg.) (2011a). *Psychopharmaka bei Menschen mit geistiger Behinderung,* Band 25. Berlin: Materialien der DGSGB.

Seidel, M. (2011b). *Psychotherapeutisches Handeln im Spannungsfeld von Autonomie und Beziehung.* Weinheim: Beltz.

Seitz, W., & Rausche, A. (1992). *Persönlichkeitsfragebogen für Kinder zwischen 9 und 14 Jahren (PFK 9–14).* Göttingen: Hogrefe.

Simon, T., & Jäckel, A. (2014). Inhalte zur Psychotherapie bei Kindern und Jugendlichen mit Intelligenzminderung in der Ausbildung zum Kinder- und Jugendlichenpsychotherapeuten. *Psychotherapeutenjournal, 2/2014,* 131–134.

Skinner, B. F. (1974). *Die Funktion der Verstärkung in der Verhaltenswissenschaft.* München: Kindler.

Snijders, J. T., Tellegen, P. J., & Jaros, J. A. (2005). SON-R 51/2–17. Göttingen: Hogrefe.

Spangler, G., & Zimmermann, P. (1999). *Die Bindungstheorie, Grundlagenforschung und Anwendung.* Stuttgart: Klett-Cotta.

Spiel, W., & Spiel, G. (1987). *Kompendium der Kinder- und Jugendneuropsychiatrie.* München: Ernst Reinhardt.

Spitzer, M. (1996). *Geist im Netz: Modelle für Lernen, Denken und Handeln.* Heidelberg: Spektrum.

Staabs, G. v. (1964). *Der Sceno-Test.* Zürich: Rascher.

Stiensmeier-Pelster, J., Schürmann, M., & Duda, K. (2000). *Depressionsinventar für Kinder und Jugendliche (DIKJ).* Göttingen: Hogrefe.

Sulz, S. K. J. (1994). *Strategische Kurzzeittherapie.* München: CIP-Medien.

Sulz, S. K. J. (2011). Einführung in das Verhaltensdiagnostiksystem VDS – Diagnostik für die Psychotherapie. *Psychotherapie, 16*(1). München: CIP-Medien.

Tausch, R., & Tausch, A.-M. (1990). *Gesprächspsychotherapie.* Göttingen: Hogrefe.

Theunissen, G. (2011). *Empowerment und Inklusion behinderter Menschen. Eine Einführung in Heilpädagogik und soziale Arbeit* (3., aktualisierte Aufl.). Freiburg: Lambertus.

UNESCO (1994). *Die Salamanca Erklärung und der Aktionsrahmen zur Pädagogik für besondere Bedürfnisse.* Angenommen von der Weltkonferenz „Pädagogik für besondere Bedürfnisse: Zugang und Qualität". Salamanca: UNESCO.

Unnewehr, S., Schneider, S., & Margraf, J. (1995). *Kinder DIPS – Diagnostisches Interview bei psychischen Störungen im Kindes- und Jugendalter.* Heidelberg: Springer.

Waldschmidt, F. (2015). *Das Angelman-Syndrom. Erscheinungsbild und Entwicklungsstufen einer neurogenetischen Krankheit*. Norderstedt: GRIN.

Warnke, A. (2006). *Lernbehinderung und geistige Behinderung*. In F. Mattejat (Hrsg.), S. 461–474.

Weizsäcker, R. v. (1993). *Es ist normal, verschieden zu sein*. Rede am 1. Juli 1993, Bonn

WHO (2011). *ICF-CY: Internationale Klassifikation der Funktionsfähigkeit, Behinderung und Gesundheit bei Kindern und Jugendlichen*. Bern: Huber.

Wieczerkowski, W., Nickel, H., Janowski, A., Fittkau, B., & Rauer, W. (1981). *Angstfragebogen für Schüler (AFS)*. Göttingen: Hogrefe.

Windheuser, H.-J., & Niketta, R. (1974). Eine deutsche Form der „Reinforcement Survey Schedule" von Cautela und Kastenbaum. In D. Schulte (Hrsg.), *Diagnostik in der Verhaltenstherapie* (S. 264–272). München: Urban und Schwarzenberg.

Wolpe, J. (1977). *Praxis der Verhaltenstherapie*. Bern: Huber.

Ziler, H. (1950). *Der Mann-Zeichen-Test*. Göttingen: Hogrefe.

Fallbeispiele